U0197382

JST 积水潭骨科护理系列教程

积水潭小儿骨科护理

主　　编：高小雁　董秀丽

副 主 编：李燕华　王　楠　覃　倩　李长虹

顾　　问：田　伟　郭　源　张建立

编　　委：（按姓名汉语拼音排序）

曹　晶	陈亚芳	陈艳芳	代少君
董秀丽	段　楠	冯雯卿	高朋飞
高小雁	郭　欣	侯　燕	胡亚楠
贾敬敏	金　薇	李　莉	李　娜
李长虹	李燕华	刘　然	刘翠珠
鲁雪梅	陆　红	彭琳琳	覃　倩
邱芳芳	仇　烨	桑　林	师京叶
宋　住	宋艳敬	孙　沽	孙　蕾
孙胜男	孙婷婷	王　晶	王　楠
王瀛波	邢　娟	杨　楠	杨　雪
杨华丽	叶　蕾	尹翠平	詹　延
张　妍	赵淑珍		

北京大学医学出版社

JISHUITAN XIAOER GUKE HULI

图书在版编目（CIP）数据

积水潭小儿骨科护理/高小雁，董秀丽主编.
—北京：北京大学医学出版社，2014.11
积水潭骨科护理系列教程
ISBN 978-7-5659-0980-1

Ⅰ．①积…　Ⅱ．①高…②董…　Ⅲ．①儿科学-
骨科学-护理　Ⅳ．①R473.72

中国版本图书馆CIP数据核字（2014）第256500号

积水潭小儿骨科护理

主　　编：高小雁　董秀丽
出版发行：北京大学医学出版社
地　　址：（100191）北京市海淀区学院路38号　北京大学医学部院内
电　　话：发行部 010-82802230；图书邮购 010-82802495
网　　址：http://www.pumpress.com.cn
E-mail：booksale@bjmu.edu.cn
印　　刷：北京强华印刷厂
经　　销：新华书店
责任编辑：李娜　郭红燕　　责任校对：金彤文　　责任印制：李啸
开　　本：889mm×1094mm　1/32　印张：11.5　字数：325千字
版　　次：2014年11月第1版　2014年11月第1次印刷
书　　号：ISBN 978-7-5659-0980-1
定　　价：79.00元

本书由
北京大学医学科学出版基金
资助出版

主编简介

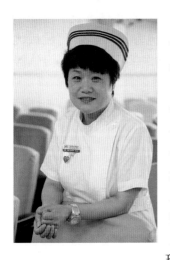

高小雁，北京积水潭医院护理部主任，主任护师。现任中华护理学会骨科护理专业委员会主任委员，中华护理学会理事，中华护理学会管理专业委员会委员；中华医学会创伤专业委员会护理学组委员，中华医学会骨科专业委员会护理学组组长，中华医学会血栓预防专业委员会特邀护理专家，亚太血栓预防委员会委员，北京护理学会管理委员会委员，北京医学会骨科分会护理学组组长，北京医学会创面修复分会护理学组副组长；中国医院协会"单病种质量控制"护理专家组组员，北京护理工作者协会专家库成员。担任《中华护理杂志》《中华现代护理杂志》《中国护理管理杂志》《中国实用护理杂志》《中华损伤与修复杂志（电子版）》编委。

主编《实用骨科护理及技术》《骨科护理必备》《骨科临床护理思维与实践》《骨科用具护理指南》《积水潭创伤骨科护理》《震后骨伤处理》等多部护理专业书籍。参与制订了《医院内静脉血栓栓塞症预防与管理建议》和《亚洲静脉血栓栓塞症预防指南》。在核心期刊上发表护理论文 100 余篇。

曾任病房护士长、总护士长、护理部副主任。曾在烧伤科重症病房及整形病房、手外科、ICU、眼科、脊柱外科、特需病房以及护理部等多个部门工作。曾在科威特 AL-RAZI 骨科医院的创伤病房及 ICU 工作 3 年。在烧伤护理、眼科护理、脊柱外科护理、手外科护理、创伤科护理、重症护理以及护理管理等方面具有丰富的临床经验、扎实的理论基础和较高的学术水平。能够熟练用英语进行国际交流。

曾多次获得市级、局级及院级奖项，其中《TW-5型多功能温度监测仪的研制及临床应用》获得北京市卫生局科技成果一等奖，2007年主创及参演的英语情景剧《急诊室的故事》获北京市卫生局、北京市总工会共同颁发的北京市双语活动一等奖。曾荣获北京积水潭医院"院级优秀共产党员""院级优秀管理干部"及"2014年度北京大学医学科学出版基金"等荣誉。

序 一

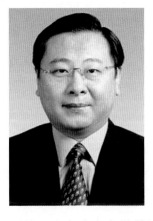

　　由于当代科技的迅猛发展，一些医学信息不断更新，护理理念、护理技术及护理方法也随之更新。"积水潭骨科护理系列教程"由北京积水潭医院护理部组织脊柱外科、手外科、创伤骨科、关节外科、运动损伤科、小儿骨科等科室的护理骨干，查阅大量的医疗护理文献，总结多年工作的经验，将最新的护理理念融汇于本系列丛书中，以详实、科学、先进、实用的理念启迪广大骨科护理同仁。

　　本系列丛书包括：《积水潭脊柱外科护理》《积水潭创伤骨科护理》《积水潭骨科疼痛管理》《积水潭关节外科护理》《积水潭运动损伤科护理》《积水潭小儿骨科护理》《积水潭手外科护理》《积水潭骨科常见并发症的护理》《积水潭手术患者皮肤管理》。本系列丛书从骨科护理专业视角诠释了"专业照顾、协助诊疗、健康指导、心理支持、沟通合作、协调管理"等护理职责，对骨科护理观念的更新和建立、骨科临床护理路径的熟悉和掌握、骨科护理中常见疑难问题均有解答，旨在为骨科护理人员和期望在骨科护理学领域能够深入学习的在校护理学生提供实用、全面、科学的指导。相信骨科护理同仁能够从本书中得到收获。

北京积水潭医院院长
中华医学会骨科学分会主任委员
2014 年 3 月

序 二

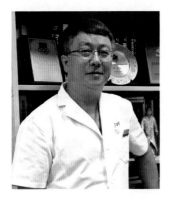

　　在《积水潭小儿骨科护理》一书即将问世之际，我受护理部领导之邀为本书作序，深感荣幸并欣然应允。有幸提前阅读本书内容后，心中有颇多感慨与欣喜，愿与读者分享。

　　提到护士的工作，社会上存在较多误解，认为无非是打针、发药、生活护理等琐碎的事情。稍懂历史的人士会讲述战地医院里护理事业的先驱南丁格尔提灯夜巡的故事，而很少有人会注意到当人们面临灾难时总会出现护士的身影！这里有奋战在"非典"一线病房内护士们多层防护服下发梢上的汗水和疲惫的面容；汶川地震国家救援队伍中护士们坚毅的神情；玉树地震救灾帐篷内护士姐妹们克服高海拔缺氧状态的相互鼓励！她们是"没有翅膀的天使"，她们是时代的精英！

　　作为从事小儿骨科临床工作三十多年的医生，我深知护理工作的艰苦和辛劳。从事护理工作即意味着一种信仰和奉献，她们既是护士，同时也是女儿、妻子、母亲，扮演着不同的社会角色，也承担着不同的社会和家庭的压力，无论工作和家庭都需要做出常人无法想象的巨大付出！唯此，我更应当为这本凝结了积水潭医院小儿骨科全体护理人员心血的书的出版而自豪和欣慰！

　　小儿骨科是特殊的专业科室，其护理工作也兼顾儿童的特点。本书从临床实践经验总结、护理特色、新理论和新进展等诸多方面做出了阐述，相信对小儿骨科的工作会起到极大的帮助，对读者会有积极的教益。

郭源

北京积水潭医院小儿骨科主任
中华医学会小儿外科学分会骨科学组组长
中华医学会骨科学分会儿童创伤与矫形学组组长
2014 年 8 月

前　言

随着经济的快速腾飞，社会的不断进步，科学技术水平的日新月异，医学的蓬勃发展，骨科专业也发生了翻天覆地的变化。新的科学技术、新的诊断方法、新的治疗手段不断涌现，诊治的疾病谱也向着复杂化、专科化转变。现代骨科包涵了创伤骨科、脊柱外科、关节外科、手外科、运动医学科、小儿骨科、骨肿瘤科等多个专业。骨科护理专业也发生了巨大的变化。

传统的骨科护理书籍已经不能满足现代骨科护理人员的需要，他们亟须一系列涵盖了骨科各个专业的大量医疗护理信息，以及最新骨科护理理念的高水平骨科护理书籍。在这样的背景下，北京积水潭医院护理部组织全院骨科护理骨干查阅了大量国内外相关文献，结合我院丰富的临床护理经验，精心编写了"积水潭骨科护理系列教程"。

本系列教程涵盖了脊柱外科、手外科、创伤骨科、关节外科、运动损伤科、小儿骨科等骨科专业的常见疾病诊疗知识及护理要点，并涉及了骨科患者疼痛、血栓预防、压疮管理及创伤后患者常见并发症等护理热点问题，具有较高的学术水平，是骨科护理人员和期望在骨科护理学领域深入学习的在校护理专业学生的良师益友，并对骨科患者的健康教育有指导意义。

本系列教程经过多次推敲、反复论证与修改，直至定稿。不足之处，诚望各位专家和骨科护理同仁批评指正。

高小雁
北京积水潭医院护理部主任
中华护理学会骨科专业委员会主任委员
2014 年 3 月

目　录

第三篇　儿童头颈胸疾病

第四篇　儿童上肢疾病的护理

第七篇　儿童骨肿瘤

第八篇　关爱篇

第一篇

小儿骨科总论

小儿骨科概述 第一章

第一节 小儿骨科发展史

我国古代历史中，东汉末年的大医学家华佗精通内、外、妇、儿、针灸科，尤其擅长外科，医术高明，被奉为我国外科医圣。同时，华佗能医善护，医护兼任，被传为佳话。我国传统医学专著中并无"护理"两字，但医护为一体是古代护理的特点之一。我国传统医学中的"三分治、七分养"正是体现了护理的重要性，它强调改善患者的休养环境和心态，加强营养调理，注重动、静结合的体质锻炼，强调了解、关心患者疾苦，进行针对性疏导的整体观点等。这些观点在近现代护理中仍然举足轻重。

儿童占我国人口的 1/3 左右。小儿骨科疾病是多发病、常见病，尤其是先天性畸形占相当大的比例。随着社会进步，人们生活水平提高，饮食结构随之改变，儿童多发创伤、车祸伤，以及与肥胖、激素水平相关的骨科疾病日益增多，给患儿和家长带来极大痛苦，同时也增加了社会负担。提高儿童健康水平及生命质量，是我们小儿骨科医护工作者的神圣责任。

我国小儿骨科起步较晚，是一门新兴的学科，是在综合医院和儿童医院两种环境中逐渐发展起来的。经过了 50 多年的发展，小儿骨科在不同城市和地区的综合、专科医院中不断壮大，并逐步走向正规化。Ponseti 方法治疗早期先天性马蹄内翻足为患儿和家长解除了痛苦，发育性髋脱位的早期筛查为越来越多的患儿和家长带来福音。为寻求更先进的小儿骨科理论和技术，北京积水潭医院在院长田伟、护理部高小雁主任及小儿骨科主任郭源的支持和倡导下，在每年的中华医学会骨科学术年会、北京骨科年会、积水潭骨科论坛等学术会议上都设立了小儿骨科分会场，为来自全国各地的小儿骨科医生和护士提供了相互交流、共同学习的机会。此外，在积水潭医院内也定期举行各种小儿骨科治疗技术规范化培训、小儿骨科护理用具培训、小儿骨科常见疾病护理讲座等，为致力于小儿骨科医疗及护理事业的同仁创造学习条件。

由于小儿骨骼系统尚处于生长发育时期，其解剖、生理等具有发育期的特点，因此，我们在治疗和护理中只有严格遵循这些规律，才能取得良好的疗效，否则会给患儿造成灾难性的伤害。我们努力将小儿骨科医护人员的智慧、心血和奉献凝聚起来，共同致力于解除患儿痛苦，使其重获身心健康，而这也是我们日日夜夜辛勤工作和默默付出的最大慰藉。

一、世界小儿骨科的发展

早在1924年，英国医生Robert Jones发表了题目为《残疾儿童的照料和治疗》的著名论文。Agnes Hunt（1867—1948年）则开创了小儿骨科护理和石膏技术的先河。美国匹兹堡儿童医院Albert Ferguson于20世纪50年代撰写的《婴幼儿和儿童矫形外科学》为小儿骨科的早期代表性著作，为小儿骨科的建立奠定了基础。美国芝加哥Mihran Tachdjian教授于1971年出版了经典著作《小儿矫形外科学》，本书第3版由John Herring担任主编，更名为《Tachdjian小儿矫形外科学》，被同行们公认为大辞典般的小儿骨科学专著。此外，英国医生Sharrad于1972年出版了著作《小儿矫形外科学及骨折》。1976年，Lovell和Winter出版了《Lovell和Winter小儿矫形外科学》，此后于2001年由Morrissy和Weinstein担任主编，但仍以"Lovell and Winter"冠名，同时联合出版了《小儿矫形外科手术图谱》。美国西雅图的Lynn Staheli作为美国《小儿骨科杂志》的首任主编，为国际小儿骨科的学术交流开辟了广阔园地，并主编了《实用小儿骨科学》。此外，小儿骨科领域杰出的先驱者还有哈佛大学波士顿儿童医院John Hall、加拿大多伦多儿童医院Robert Salter和毕生研究先天性马蹄内翻足的Ignacio Ponseti教授等。这些小儿骨科的先驱和创始人在小儿骨科领域内的丰富经验和宝贵著作对小儿骨科医师的培训和教育、传播小儿骨科知识起到了重要的促进作用，培养了几代小儿骨科人才。20世纪70年代，欧洲和北美洲先后成立了小儿矫形外科学会。小儿矫形外科日趋专业化。

中华人民共和国成立前，我国国内既无小儿骨科建制，也无相关的书籍，小儿骨病和外伤通常由成人骨科医生及小儿外科医生兼治，疗效很不理想。只是在北京、上海、天津、广州、武汉等城市，少数骨科医生受到当时国外理论的影响，根据小儿特点开展了初步的治疗尝试。同时，将1741年法国Nicholas André所用的矫形外科（orthopaedy）的名称概念引入。该命名的主要含义是让孩子（paidos：小儿，orthos：拉直）免去畸形，可视为小儿骨科的萌芽阶段。

二、我国小儿骨科的发展

我国现代骨科先驱和创始人，有北京的孟继懋、陈景云、冯传汉和杨克勤教授，上海的叶衍庆和屠开元教授及天津的方先之教授等。他们在美国接受了现代骨科医学的规范化培训后返回国内，经过几十年的辛勤工作为我国培养出了几代骨科人才。早在20世纪50年代初期，受原国家卫生部（现称国家卫生和计划生育委员会）委托，在天津医院和北京积水潭医院分别开办了全国骨科医师进修班。1953—2014年，全国骨科医师进修班共举办了50期，培养了全国各地骨科医生数千名，其中也包括了专门从事小儿骨科的医生。20世纪50年代初，天津医院正式建立小儿骨科专业和病房，由邸建德任主治医师。此外，开始从事小儿骨科专业的还有上海的过邦辅、吴守义教授，武汉的徐新六和济南的季海平医生等。随后，北京儿童医院在外科中成立了小儿骨科专业。北京积水潭医院的宋献文、崔甲荣、梁栋和王承武医生也相继从事了小儿骨科专业。

我国小儿骨科初期治疗服务内容大致相似，如急性骨髓炎的治疗、骨关节结核的病灶清除、骨关节损伤和小儿麻痹后遗症矫正等。随着抗生素的应用和防痨工作的开展，骨关节感染性疾病日渐减少，脊髓灰质炎的免疫接种使得发病率明显降低。因此，工作内容转向难以预防的外伤和先天性畸形、神经肌肉疾患等。

科研方向逐渐转移到以畸形矫正为重点，如发育性髋关节脱位、先天性马蹄内翻足以及股骨头缺血坏死、先天性胫骨假关节、脑瘫和骨肿瘤的诊治。在《中华骨科杂志》《中华外科杂志》和《中华小儿外科杂志》中发表的这方面的论文逐年增加。1996 年 11 月，中国医科大学成立了小儿先天性畸形重点实验室。1981 年，潘少川主编了我国第一部《小儿矫形外科学》，由人民卫生出版社出版。1998 年，吉士俊、潘少川、王继孟主编了《小儿骨科学》，由山东科技出版社出版。这些都是在学习国际先进经验的基础上，融汇了我国小儿骨科工作者的经验的结晶。

我国小儿骨科是从综合医院和儿童医院两种环境中发展起来的。综合医院的小儿骨科是从成人骨科分出的亚专业，有良好的骨科基础训练，平日有与成人骨科各亚专业协作的条件；而从儿童医院成长的小儿骨科医生，他们经过骨科专业进修、培训后，加之原有的小儿外科基础，热爱孩子，熟悉小儿生理解剖的特点。前者热心于充分运用先进的骨科技术开辟新专业，为儿童患者解除病痛；后者则致力于儿童运动系统疾患疗效的提高，并寻求更先进的骨科理论和技术。

三、北京积水潭医院小儿骨科的发展

（一）小儿骨科的成立

北京积水潭医院小儿骨科源自创伤骨科的矫形专业组。20世纪 50 年代末期及 60 年代初期，骨科的儿童患者分散收治于矫形、创伤、手外等各专业组。矫形组收治的小儿患者主要为先天畸形、骨与关节感染、小儿麻痹及少量骨肿瘤与类肿瘤疾患。早期，王桂生、周同轶、宋献文、崔甲荣、郭兴唐、郭荻萍、梁栋等医生都参与了小儿矫形的治疗。对于患病儿童最为关注的是中国骨科泰斗孟继懋教授。20 世纪 60 年代初期，在孟老指导下由崔甲荣医生主管集中收治过一批小儿麻痹患者，其中大部分为儿童，王承武医生当时作为住院医师参与了此项工作，治疗取得了极好的效果。1962 年，张光铂教授协助梁栋教授在国内最先引进了当时先进的 Zahradnicek 手术治疗先天性髋脱位。1963 年，医院将原北楼一层日光室改为小儿病室，共设 10 张小儿病床，形成了小儿骨科最早的雏形。1964 年 9 月，在时任积水潭医院院长孟继懋教授的积极倡导下以及张彤、郭子恒、徐化民等领导的大力支持下，由崔甲荣、郑允谊等同志经过 1 个月的积极筹备，将门诊楼三层东侧原女医生宿舍改建为小儿骨科病房，共设病床 36 张。新组建的创伤骨科小儿组医生有崔甲荣、梁栋、贾佑民、荣国威、吴仲秀、崔寿昌、范源等，郑允谊、李琇增担任正、副护士长。

（二）小儿骨科的发展

小儿病房成立后立即开始了小儿骨科专业组的第一次创业过程。1965 年，崔甲荣医师率先引进髂骨截骨治疗先天性髋关节脱位（Salter 手术）。此后各种小儿矫形治疗相继开展，并形成了相当的规模。20 世纪 70 年代初期进行了数次骨科人员调整：1971 年，崔甲荣、荣国威调出，程绪西、苏碧兰调入小儿骨科；1972 年，贾佑民、吴仲秀调出，王承武、高国训等调入；1973 年，重新组成的小儿专业组成员有梁栋、王承武、苏碧兰、高国训、范源、郑允谊、范丁安、史颖奇等，李英莲、夏丽英先后担任小儿病房护士长。

随着医院环境的改善，小儿病房也开始了其二次创业的进程。其间，孟继懋院长对小儿病房的工作给予了鼎立支持。孟老虽然年事已高，仍按时参加小儿病房的查房，有问必答，耐心地讲解小儿骨科疾病的发生、发展及诊断治疗诸多方面的疑难问题，分析病情变化，引导大家自己判断并最后做出最合理的治疗方案，为小儿骨科未来的发展打下了坚实的基础。

1983 年，小儿骨科成立独立的科室。1989 年迁入新北楼一层小儿骨科病房，设立病床 46 张。1984—1999 年，王金玉担任小儿骨科护士长。这段时间小儿骨科专业工作的发展包括以下几个方面：对常见的儿童先天性畸形的治疗方法系统化，如对婴幼儿先天性髋脱位的治疗最早提出闭合复位前行髂腰肌松解与有限制动的观点；对适龄患儿较早地引进各种类型的髋臼成型术式，尝试并总结了对学龄儿童手术治疗的规律与利弊关系，极大地提高了儿童先天性髋脱位治疗的水平。此项工作居于国内领先，也引起了国外同行的关注和赞扬。同时对儿童相对少见的先天性畸形例如先天性高肩胛症、先天性垂直距骨、先天性胫骨假关节、先天性尺骨假关节、半肢骨骺异样增殖；复杂的周身多发畸形如多发关节挛缩症、成骨不全等都在国内领先开展治疗工作，并率先发表论文。对一些过去不太认识的软组织挛缩，如臀肌挛缩、三角肌挛缩、股中间肌挛缩、髋外展肌挛缩等也都较早地开始治疗，形成了较为合理规范的治疗方法，在学术会议上报道后起到了指导基层医生工作的目的。对儿童肘关节骨折与骨骺损伤做了较多的工作，特别是较早地开展了陈旧性肱骨外髁骨折与陈旧性孟氏骨折的治疗，探索出成功的系统经验。对儿童股骨头骺无菌性坏死、小儿麻痹的肌力重建、距下关节外融合、类肿瘤疾患、髋内翻等均有论述。在国内较早地开展了肢体延长工作。

自 20 世纪 80 年代初期，医学专业毕业生陆续进入到小儿骨科。郭源、王丽、朱振华、崔泓、俞志涛、安捷等先后来到科室工作，增强了科室的后备力量。1986 年，小儿创伤急诊从成人创伤中独立出来，建立了全日 24 小时小儿创伤急诊。此时的小儿骨科已经形成了既有自己特点，同时又全面发展的特殊专科，在国内具有了较高的知名度。梁栋、王承武先后被选任中华小儿外科学会矫形学组的委员与副组长，王承武被接受为北美小儿骨科学会的通讯会员。

进入 20 世纪 90 年代，小儿骨科的工作量不断扩大。1997年在急诊楼增设 20 张周转病床。2002 年 5 月在北楼正式开设第二个小儿骨科病房，设病床 31 张。至此时小儿骨科共拥有病床数 77 张，成为国内最大的小儿骨科专业科室。董秀丽、李燕华分任病房护士长。1993 年，张建立调入小儿骨科工作，开展了治疗脑瘫的选择性脊神经后根切断术（SPR）。1995 年王承武退休，范源担任小儿骨科主任，范丁安任科室副主任。为适应科研工作的要求，建立小儿骨科资料室，配备专职资料员负责资料的收集工作，代少君等护士担任资料员工作，负责病历文字及影像资料的收集工作。1995 年郭源任科主任助理，1998 年范源退休。郭源接任小儿骨科主任，范丁安任副主任。2001 年朱振华担任小儿骨科副主任。20 世纪 90 年代至 21 世纪初，小儿骨科经历了人员剧烈变动的过程，并逐步趋于稳定。在保持了科室优良传统和临床优势基础上，不断创新，在多发骨折的抢救和治疗、儿童骶损伤的骶开放术、类肿瘤疾患的多种选择治疗、肢体延长、儿童骨折的微创治疗技术、发育性髋脱位的规范化治疗等方面继续保持国内先进水平。

历经几代人的辛勤工作和无私奉献，北京积水潭医院小儿骨科已经发展成为目前国内规模最大的专业科室。2013 年北楼小儿骨科病房搬至南楼，设病床 41 张。目前小儿骨科拥有两个病区共 87 张病床、全日专科门诊和专家门诊以及特需门诊、24 小时全天开放的独立急诊室，形成了特点突出、特色鲜明的专业性极强的科室。

现科室行政主任为郭源，副主任为朱振华，技术职称均为主任医师、北京大学医学部兼职副教授。杨征担任科主任助理工作，叶蕾担任小儿骨科行政主任助理，负责科室日常业务运行及绩效管理工作。同时，郭源任中华医学会小儿外科学分会常委、骨科学组组长，朱振华、张建立任中华医学会小儿外科学分会骨科学组委员。目前小儿骨科职称技术结构趋于合理，正、副主任医师共 11 人，中级职称 12 人，住院医师 4 人（包括轮转医师）。主治医师和住院医师全部为研究生学历，其中具有博士学历 10 人、硕士学历 9 人。高学历人才已经逐渐成为临床工作的主力，具备了广阔的发展前景。小儿骨科现有护士 35 人，主管护师 8 人、护师 22 人、护士 5 人，其中本科学历 9 人、专科学历 27 人。

第二节　小儿骨科常见疾病及新技术应用

一、小儿骨科常见疾病

（一）先天性或发育性疾病

常见的有先天性肌性斜颈、先天性高肩胛症、先天性狭窄性腱鞘炎、发育性髋关节脱位、先天性胫骨假关节、先天性垂直距骨、马蹄内翻足等。

（二）小儿骨折

常见疾病包括肱骨髁上骨折、孟氏骨折、股骨干骨折、股骨远端骺损伤、胫腓骨骨折、跟骨骨折等。"小儿不是成人的缩影"，小儿骨折具有成人所见不到的许多特点，甚至在某些方面与成人截然不同。若不遵循这些特点进行诊断和治疗，会导致不良后果。

（三）小儿常见骨肿瘤及类肿瘤疾病

包括骨肉瘤、尤文肉瘤、骨囊肿、骨软骨瘤、骨样骨瘤、纤维异样增殖症、郎罕氏组织细胞肉芽肿等。

二、新技术在小儿骨科的应用

针对儿童各种骨折的微创治疗方法陆续开展，例如儿童骨干骨折的弹性髓内针治疗技术、大年龄青少年骨折的带锁髓内钉技术；多发创伤合并大面积皮肤剥脱伤一期清创骨折内固定皮肤反取皮游离植皮技术；计算机辅助导航下治疗青少年股骨头骺滑脱的原位空心钉内固定术，以及骨骺损伤导致骨桥形成后畸形的骨桥切除、骨骺再开放技术；先天性马蹄内翻足的早期手法按摩、石膏矫形技术（Ponseti 技术）。

第三节　小儿骨科护理特点

一、小儿骨科收治患儿、疾病以及病房的特点

（一）小儿骨科患儿的特点

由于小儿骨科收治患儿的年龄范围是 0～14 岁，多为各种骨折创伤，先天性及发育性骨骼疾病，骨骼、肌肉肿瘤及运动系统障碍等，因此患儿往往具有以下几方面特点：

1. 患儿生长发育梯度跨越大，分别具有婴幼儿期、儿童期及青少年期各个生长发育阶段的特点。

婴幼儿期患儿年龄小，无生活自理能力。身体各器官组织的功能发育尚不完全，特别是语言表达不清，无法正确地表达需求。因此，日常生活护理方面的内容相对较多，手术后生命体征的观察需要及时。同时，需注意各种外固定的选择和舒适度是否满意。

儿童期患儿具有部分生活自理能力，能够有一定的认知、行为及语言表达能力，但是此阶段儿童的特点是活动能力及好奇心强，喜欢尝试新鲜事物，但安全意识相对弱，极易发生各种意外伤害。

青少年期患儿身体各方面基本发育成熟，生长潜力逐步降低，骨骺开始逐渐融合，运动系统特点逐渐接近于成年人。同时，青少年的认知、行为及语言表达能力也基本与成人相同。社会、心理因素对其影响较显著，对其自身所患疾病的认识不足，可能表现为满不在乎或过度焦虑，护理上需要有针对性的措施。某些疾病在此期表现突出，如股骨头骺滑脱；肥胖也是此期的另一个显著特点。

2．患儿入院治疗以手术治疗为主，安全隐患多。

以骨折创伤入院治疗的患儿，由于入院时躯体已有不同程度的损伤及肢体运动功能受限，因此，活动能力及范围也受影响，日常活动需要协助才能完成。由于创伤、手术、外固定引起的暂时性肢体活动受限使得患儿控制能力下降而易发生跌倒和坠床等意外事故。

以各种先天或发育性畸形入院行手术矫正治疗的患儿，入院时其行为能力可能不受或仅受部分影响，但术后仍然会存在活动能力受限的情况。

以骨骼、肌肉肿瘤入院治疗的患儿，存在发生病理性骨折的可能，需要限制或禁止患儿的部分活动，以免造成院内受伤。另外，恶性肿瘤的患儿往往疼痛剧烈；化疗期间药物不良反应大，全身症状明显；术后并发症多，病情变化快，护理上需要注意的问题非常突出。

3．患儿疾病发生、发展迅速，病情复杂、变化快。由于患儿身体各方面发育不成熟，疾病、创伤及手术均可能对患儿造成各种复杂和不可预知的影响。例如，患儿术后常见体温明显升高，并且短时间内可能升至40℃以上，服药后下降快，但很快又有反复。这种体温变化特点多由于儿童体温调节功能尚不完善所致，并不能说明病情或创伤发生了明显变化。恶性肿瘤患儿病情发展迅速，肿瘤细胞扩散快、控制困难、预后差、生存率低。另外，某些疾病如儿童骨筋膜室综合征发生迅速且症状明显，及时处理后经过积极功能锻炼，肢体功能恢复效果比成人好。发生骨折的儿童由于有骨骺的存在，骨折端可以接受一定范围内的成角及短缩，无须按照成人的对位、对线标准判断，通过儿童所具备的塑形能力可在日后生长发育过程中不断修复、愈合。

（二）小儿骨科患儿的疾病特点

1. 小儿骨科属于手术科室，患儿入院主要以手术治疗为主，另外还有牵引等其他治疗措施，患儿紧张、焦虑、疼痛等情绪感受明显。

2. 积水潭医院小儿骨科收治除脊柱疾病外的所有骨科疾病，因此，科室综合了儿科、创伤骨科、矫形骨科、手外科、骨肿瘤科这几大科室的特点，疾病种类繁多、病情复杂、治疗方法多样、病程长短不一。

3. 小儿骨科治疗器械、护理用具种类多，包括各种石膏、外固定架、牵引、支具等，每种用具的适应证、禁忌证、使用目的、使用方法及并发症各有不同。

4. 儿童恶性骨肿瘤在小儿骨科疾病当中有一定的特点。其病情发展迅速、变化快、预后差、致残致死率高，且在治疗过程中需要经历长时间、多次数的化疗和手术，药物不良反应及并发症常见，患儿及家长受到病痛的持续折磨，精神和身体状态都极为脆弱。

（三）小儿骨科病房的特点

1. 由于患儿年龄小，围术期疼痛明显，因此哭闹严重，不良情绪扩散快，病房环境嘈杂。

2. 中国国情中"独生子女"的存在，以及患儿在家庭中的"宝贝"地位，致使陪护人员数量多、探视人员多、流动性大，管理和宣教工作困难。

3. 患儿尤其是婴幼儿生活用品繁多，如奶瓶、热奶器、尿不湿、尿褥子、代步车等，物品多、占地大，容易摆放杂乱，基础护理难度大。

4. 患儿一人生病，全家紧张。往往患儿轻微的情绪波动直接影响家长的心理变化，可以说家长的情绪完全牵系在患儿身上。家长过度紧张、担心，依从性差，对沟通和心理护理的要求高。

二、小儿骨科护理特点

根据儿童的特殊性和小儿骨科患儿疾病的特点，小儿骨科护理重点包括以下内容：

（一）护理管理

1. 病房的管理 根据小儿骨科病房的特点，小儿骨科病房管理要求如下：

（1）规范病房物品摆放，床单位外只能摆放公共物品。

（2）暖水壶等危险物品远离床单位并妥善固定，闲置的输液架、床档统一放置。

（3）医疗用电、生活用电分开使用，以免发生火灾等不良事件。

（4）每个床单位要求：每日查房前，按备用床准备（卧床患儿可盖被），床下可放置脸盆一个、鞋一双，床头桌上三件物品整齐靠墙摆放，其余所有物品放置于床头柜内，床单位及四周禁止放置尖锐危险物品，椅子统一放置于床头柜一侧的床旁。严格禁止患儿及家长将水果刀、削铅笔刀、餐刀、餐叉等物品放置于病床及床头桌上。

（5）陪护人员禁止躺卧于病床上，可坐在椅子上看护患儿。

（6）每日责任护士加强病房管理制度宣教，强化家长参与病房管理的意识，提高其配合度。

2. 家长的管理 针对小儿骨科陪护人员多、杂，探视人员多，人员流动性大的特点，小儿骨科探视及陪护制度如下：

（1）工作日期间，每日8：00—11：00，3岁以下（含3岁）的患儿、恶性骨肿瘤患儿、有精神疾患或意识障碍等无认知能力的患儿、完全无生活自理能力的患儿，限制陪护人员1名。其余3岁以上的患儿在此期间限制陪护，由责任护士负责患儿的生活护理。11：00以后每床陪护1名家长，其余家属探视时间为15：00—20：00。节假日不限制探视时间。

（2）每名患儿限两位家长探视，责任护士向探视人员宣教、耐心解释，取得家长理解、配合，为患儿创造良好的住院环境，避免交叉感染。

3. 患儿的管理　由于小儿骨科患儿的认知行为能力高低不等，自理能力低于正常同龄儿童，病房内患儿哭闹情况多见。对于患儿的管理，重点在以下几个方面：

（1）对于有陪护人员的患儿，责任护士做好陪护人员的宣教工作，与陪护人员一同做好患儿的管理，防止各种意外事件的发生。

（2）对于没有陪护的生活自理能力较好的术前患儿，责任护士规范患儿日常行为，及时制止有安全隐患的不良行为，耐心、仔细做好患儿的安全宣教，加强患儿安全意识。

（3）对于没有陪护的生活自理能力差的患儿或术后、卧床的患儿，责任护士将可能造成伤害的物品远离患儿，在患儿伸手范围内准备安全的日常生活用品，以便患儿取拿；同时加强宣教，规范患儿安全行为；做到患儿不离视线，如需离开，提前告知其他陪护人员，并拉上床档，保护患儿。

（4）责任护士规范患儿的活动范围及活动内容，并反复向患儿及家长宣教；协助患儿做好日常生活护理，满足患儿生活需求。

（二）交流沟通

做好交流沟通是为了使护士与患儿及家长之间能够建立良好的相互信任关系，共同努力为患儿创造良好的治疗及护理氛围，同时避免与家属之间产生不必要的误会，使患儿在住院期间能够获得优质的治疗及护理服务，早日康复。

1. 与家长的沟通

（1）在与家长进行交流沟通时，注意语音、语速，应用浅显易懂的语言，并且随时提出反馈，及时调整沟通方式。

（2）及时系统地做好入院安排，详细介绍病房环境、注意事项，并向家长全面了解患儿的生理、心理和社会情况，耐心解答家长提出的各种问题。

（3）每次进行护理操作前详细向家长告知护理操作的目的、意义、流程以及可能发生的问题，并教会家长如何协助、配合。

（4）手术前详细向家长解释术前准备、术后护理常规以及注意事项，耐心倾听家长提出的问题，并给予解答和适时的安慰，减轻家长对手术的疑虑和紧张情绪。

2．与患儿的沟通

（1）在与患儿进行沟通前，了解患儿的认知能力，并在建立良好的信任关系后进行沟通。

（2）针对患儿的年龄，应用与患儿认知相符的语言耐心与其交流，运用眼神、手势等非语言交流方式灵活、多样、恰如其分地与患儿沟通。

（3）在护理操作前告知有认知能力的患儿操作方式及目的，如何减轻疼痛、紧张等情绪感受，如何配合等，争取患儿最大程度的配合。如患儿无法配合，与家长沟通后取得家长的协助，共同完成护理操作。

（4）在进行护理操作时，随时告知有认知能力的患儿操作进程及可能出现的不适感受，使患儿有所准备，并时刻鼓励患儿坚强渡过难关。

（5）在护理操作结束后，给予患儿表扬及适时的奖励，以安抚患儿情绪。

（三）安全管理

由于患儿行为、自理能力有限，创造安全、良好的住院环境显得尤为重要。

1．环境安全管理

（1）为患儿创造安全舒适的住院环境。科室走廊安装护栏带，厕所安装扶手，病床刹车完好。

（2）检查室、换药室、病房前设有明显标志，走廊、室内、通道无障碍，病房内、转弯处有充足的光线。

（3）地面平坦，清洁人员拖地后立即擦干，保持地板清洁、干燥，防止患儿滑倒。

（4）危险环境及有台阶的地面有醒目的标识。

（5）床头挂"防止坠床、跌倒"的提示牌，教会家长正确使用床档，避免坠床、跌倒的发生。

2．围术期安全管理

（1）严格执行手术患儿查对确认制度，确认手术信息，确保手术安全。

（2）认真做好术前患儿全身状况及手术肢体的检查和准备工作，保证手术顺利进行。

（3）指导家长配合监督患儿的术前准备，避免发生禁食水期间进食、跌倒、感冒发热等意外事件。

（4）随患儿进手术室的物品，如病历、影像资料、术中带药等，严格查对，避免错漏。

（5）接手术前再次检查患儿，确认患儿术前准备一切妥当。

（6）患儿返回病房后妥善安置患儿及各种管路，做好标记，分类放置，避免管路滑脱；需抬高肢体的患儿准备气垫，截肢患儿准备长止血带等抢救物品。

（7）告知家长术后注意事项，并指导家长正确看护各种管路、输液肢体及观察患儿情况变化。

（8）责任护士密切观察患儿情况，出现问题及时处理。

3．康复期安全管理

（1）在患儿康复期进行功能锻炼时需有医护人员在一旁保护和协助。

（2）指导患儿正确进行功能锻炼，循序渐进，防止再骨折、骨化性肌炎等并发症的发生。

（3）指导家长监督患儿正确主动锻炼，告知家长被动锻炼的方法及注意事项，避免暴力锻炼。

（4）指导家长正确应用各种护理用具，告知应用期间的注意事项及处理方法。

（四）宣教管理

1．宣教对象　由于患儿家属众多，探视人员流动性大，责任护士进行宣教的主要对象是患儿的长期陪护人员。如长期陪护人员由于各种原因无法进行正常的交流沟通，可建议更换长期陪护人员，或与另一名主要家属取得联系，进行间接沟通，但一定确保沟通渠道通畅，长期陪护人员能理解宣教内容，并能有效执行。

2．宣教内容

（1）入院宣教：主要包括病房环境、设施用品、制度规范、主管医生、责任护士等。

（2）术前宣教：主要包括各种检查、术前准备流程、饮食、注意事项等。

（3）术后宣教：主要包括陪护指导、术后观察要点、饮食禁忌、功能锻炼等。

（4）出院宣教：主要包括出院流程、复查时间、院外注意事项等。

3．宣教方式　宣教方式可根据宣教对象的理解力和实际情况，灵活选择多种多样的宣教方式，如口头宣教、书面宣教、影音宣教等，有条件时可制作患儿喜闻乐见的漫画形式的小册子，寓教于乐地开展疾病的防治、宣教、知识普及等。反复通过不同的方式获得家长的良好反馈，以便提高家长的依从性，从而更好地为患儿提供高质量的护理服务。

第四节　小儿骨科护士应具备的素质

护士的"素质"即从事护理专业必须具备的条件，是对职业态度和职业行为的规范，包括道德素质、心理素质、科学素质、业务素质和身体素质等。这些素质是护士能顺利适应社会和护理工作，又能充分实现个人价值和创造力的一种能力、心境和技巧。小儿骨科具有专业特殊性，兼备了骨科和儿科的全部特点，服务对象为 0～14 周岁各个年龄段的所有婴幼儿、儿童和青少年。疾病和创伤种类繁多，病情复杂且变化快。与其他骨科专业相比，小儿骨科医疗与护理工作的学习曲线明显延长。因此，小儿骨科护士除应具备护士的基本素质之外，还必须具备某些特殊的素质。她们应有强烈的责任感和关爱之心，爱护并尊重患儿，具有丰富的专业知识和熟练的技术操作能力。同时还必须熟练掌握沟通技巧，具备管理能力以及特殊紧急情况的应变能力等。

一、小儿骨科护士的基本素质要求

（一）道德素质

根据护士的职业特点需要，也就是和患者建立关系的需要，每个护士必须具备职业道德行为与品质。护士良好的素质

17

是依据职业道德准则从言论、行动、态度等方面所反映出来的一系列行为和风格。伦理学指出道德认识、道德情感与道德行为三方面是相互联系、相互促进的。行为是判断道德品质的标准，道德素质通过道德行为反映出来。

作为医护人员，面对的是一个个鲜活的生命，我们的工作就是让这些生命得以更好的延续，重放光彩。因此，道德是首先要具备的基本素质。从护理这个神圣职业的起源，慎独即是它的特点。对患者有高度的责任心、同情心和爱心，关心患者疾苦，想患者所想，急患者所急。除此以外，诚实的品格、高尚的思想情操、一定的文化修养等，有了这些积淀，才能很好地将我们的护理技能和护理程序应用到工作当中，解决患者存在或潜在的健康问题。因此，注重自身道德修养是每一位小儿骨科护士入职前的基本要求，并应贯穿于整个护理工作过程中。

（二）心理素质

小儿骨科护理工作日复一日、年复一年，面对的大部分是患儿痛苦的面容、家长焦急的询问甚至一些不当的言行，加上工作琐碎、繁忙，护士承受着巨大的心理压力，护理行为必然受其心理因素的影响。情绪随认知过程产生，并影响认知活动的进行，需要得到满足才能产生积极情绪；反之，则产生消极情绪。因此，良好的心态会带来恰当的举止，努力做情绪的主人，培养良好的性格，保持乐观的心情。只有这样，我们才有健康向上的精神和对工作的全身心投入，不把消极情绪带入病房，在任何情况下都能做到不急不躁，做到心中有数，工作忙而心不乱。小儿骨科护士是一个奉献和付出的职业，正是由于我们选择了这份沉甸甸的责任，为了能让每一个青春的面庞重新绽放笑颜，我们每一天上岗之前必须调整好心态，保证在护理工作中高度集中注意力，严格执行每一项护理操作，为患儿提供优质的护理服务。

（三）科学素质

护理专业，从职业的起源，就被定义为一门以自然科学和社会科学理论为基础的研究维护、促进、恢复人类健康的护理理论、知识、技能及其发展规律的综合性应用科学。作为一门应用科学，它的形成和发展无不围绕着"科学"二字，而临床护理活动即是科学实践的过程。这就要求护理人员在了解疾病客观规律的基础上，掌握医学、护理学的基础及专科理论知识，运用科学的方法学指导临床护理、教学及科研等工作，而不能仅凭主观和经验而为之。这就需要系统地学习小儿骨科护理的基本理论知识和专业技能，培养敏锐的观察力、综合分析和判断能力，熟练掌握专业技能技巧。只有切实理解、掌握这些技能，才能沉着果断地应对护理工作中出现的种种情况，解决患儿和家长的问题及疑虑，造福患儿，使患儿通过我们的护理达到最佳的健康潜能状态。

（四）业务素质

《护士条例》对于护士工作内容的描述包括六大方面，这是对于一名普通护士的要求。由于小儿骨科是一门从事预防和治疗小儿肌肉、骨骼疾患的学科，作为骨科的一个分支，它又具有与成人骨科疾病完全不同的治疗及护理理念，因此，不能简单地用治疗成人骨科疾病的理论和方法来治疗小儿骨科疾病，护理上亦是如此。对于小儿骨科的患儿和家长来说，护士是促进患儿康复的直接护理者，是患儿的代言人，亦是患儿和家长的指导者、教育者和协调者。因此，除了护士的基本业务素质以外，小儿骨科的护士们还必须具备特殊的专业素质。这就要求从事小儿骨科的护理人员要在掌握儿童各年龄阶段生长发育的基础上，对小儿骨科各种常见疾病的病因、病理、诊断和治疗等方面比较熟悉，进而能够将小儿骨科专科护理知识和技能熟练运用于临床实践，协助医生共同完成治疗全过程。另外，作为小儿骨科护士，应能熟练运用常用的小儿骨科护理用具，掌握其原理、方法、适应证、禁忌证以及并发症；能够观察和处理小儿骨科常见的急性术后并发症；能够熟练掌握常见小儿骨科疾病的围术期功能锻炼方法等；通过故事、游戏、倾听、触摸和陪伴等轻松且易被患儿接受的方式为患儿提供优质的护理服务，帮助患儿将他们生理及心理的痛苦减少到最低限度，为患儿及家长提供支持和协助。

（五）身体素质

良好的身体素质是护理工作的基础，是护士做好护理工作的保证，它包括健康的体魄、文雅大方的仪表和饱满的精神状态。护理工作既是脑力劳动，也是体力劳动，小儿骨科更是如此。由于小儿骨科各项护理工作繁杂琐碎、工作量大，不仅要协助患儿手术、检查时的搬运，还要为有石膏固定的患儿翻身、叩背，进行功能锻炼。另外，患儿的看护、家属的管理，无一不对小儿骨科护理人员的身体素质提出更高的要求。具备充沛的精力、健康的体格、乐观开朗的性格，才能将饱满的热情投入到护理工作中，及时有效地应对各种护理问题，将护理工作做好。

（六）关爱之心

护理先驱南丁格尔说："护士必须要有同情心和一双愿意工作的手。"即以圣洁、仁爱的心灵，视患者为亲人，急患者所急，想患者所想，帮患者所需。以救死扶伤的人道主义精神和高度的同情心对待每一位患者。随着经济的发展、社会的进步，"生理-心理-社会"医学模式已转变为整体的、人性化的护理服务体系，护理服务的内涵也发生了深刻的变化。护理人员既要重视"生物属性"，更要重视"人文关怀"。俗话说：金眼科，银外科，哭哭啼啼小儿科。由于面对的是只会哭闹而不懂配合的稚幼患儿，他们躯体饱受病痛折磨，且无法准确表达自身需求，敏感易哭闹，对治疗和护理不合作。因此，作为小儿骨科的护理人员，应具备强烈的责任感和慈母般的爱心，根据不同年龄阶段的小儿心理特点和患病小儿不同的心理反应，仔细观察患儿病情变化，关注患儿的心理需要，耐心细致地照护患儿，并给予其同情，努力消除患儿的恐惧、紧张情绪，增加亲近感，鼓励患儿积极接受治疗和护理，战胜病魔；同时要顾及患儿家长的感情需求，耐心为他们提供心理支持和帮助，与他们一同参与制订患儿的护理计划，共同促进患儿早日康复。

二、小儿骨科护士的专业知识技能

（一）具有小儿骨科专业理论知识

1. 掌握小儿骨科常见疾病的相关知识（如发育性髋关节脱位、马蹄内翻足、肱骨髁上骨折、儿童股骨干骨折等）；了解疾病病因及治疗；掌握小儿骨科常见疾病护理常规、围术期护理方法，常用小儿骨科护理用具的原理、使用方法、注意事项等。

2．掌握小儿骨科一般检查及常用的专科检查的目的、基本流程和意义，以便在检查前后与患儿和家长进行沟通和宣教，使其理解检查的重要性和必要性，提高他们的依从性。

3．病情观察需要小儿骨科护士掌握丰富的专科知识，识别关键病情变化，如早期发现骨筋膜室综合征的初期症状、石膏综合征等，及时通知医生进行处理，避免并发症的发生。

4．小儿骨科护士要对患儿及家长进行正确的健康教育，包括疾病围手术期功能锻炼，髋人字石膏的翻身方法，各种石膏及外固定架的维护，康复训练指导，出院注意事项宣教等。

5．小儿骨科护士应熟练掌握儿科常用药物的剂量、作用及用法，药物不良反应、配伍禁忌、急救方法等。

（二）具有小儿骨科专科技术技能

1．小儿稚嫩、幼小，接受护理操作的耐受力差，不熟练的操作会给患儿带来痛苦，增加他们的恐惧和对护理人员的不信任。相反，娴熟的操作技能不仅能保证医疗质量，争取抢救时机，同时也能给患儿以安全感，减轻患儿恐惧心理，使其配合治疗。因此，小儿骨科护士要勤学苦练，熟练掌握护理操作技术，熟能生巧，使护理工作有条不紊、忙而不乱。

2．小儿骨科疾病种类繁多，各类疾病检查方法不一。护士应能掌握常用的体格检查和专科检查方法，以便更好地观察患儿，及时发现问题。

3．护理用具在小儿骨科应用广泛，常用的有各种石膏、支具、牵引、外固定架等。护士应熟练掌握各种护理用具的适应证、禁忌证、使用方法及流程，指导患儿正确应用，以保证治疗效果，减少并发症的发生。

4．儿童疼痛管理、儿童经外周中心静脉置管（PICC）的应用等新的护理技术在小儿骨科也逐渐开展起来，对减轻患儿治疗痛苦、提高护理质量起到积极作用，这也提示了小儿骨科护士不能固步自封，而要紧跟先进的现代护理的步伐，灵活、创新性地将各种护理方法应用到小儿骨科临床护理中去。

三、小儿骨科护士的管理能力

小儿骨科病房具有患儿多、生长发育阶段跨度大、疾病种类繁多且病情复杂等特点。同时，存在着陪护及探视人员多、人员流动性大，患儿及家长物品多而杂乱、卫生状况差等一系列问题，给护理管理带来了很大困难。护士作为病房的管理者，应在日常工作中逐渐培养自身的管理能力，通过与患儿、家长、探视人员以及其他工作人员之间的交流、沟通和协调，从而达到共同管理病房，改善患儿住院环境，避免偷盗、火灾等不良事件发生，提供高效护理服务的目的。

四、小儿骨科护士的交流沟通技巧

沟通是人与人之间、人与群体之间思想与感情的传递和反馈的过程，以求思想达成一致和感情的通畅。沟通是孩子成长过程中传递爱与教育，促使其健康成长的重要的、不可或缺的重要环节，尤其是在孩子生病住院期间，有效的沟通能够安抚患儿和家长的情绪，提高患儿和家长的依从性，从而保证护理操作高质量的实施。

1．小儿骨科护士面对的是文化层次不同、年龄不同、语言不同、经济状况不同的各种患儿及家长，有效的沟通是建立良好护患关系的基础。其中最重要的是建立一种相互尊重的良好氛围。与患儿和家长初次接触时应评估他们的教育程度和理解力，以便选择合适的语言将信息准确传达，使沟通顺畅；在与家长交流时态度真诚、语言严谨，面对患儿时语言、情感丰富，多赞扬夸奖孩子，以强化其自觉配合护理操作的反应。

2．注意调整有效沟通的距离。在与家长沟通时，距离以0.8～1m为宜。而面对孩子时，保持什么样的身体距离得根据各年龄段孩子的特点来定。年龄小的幼儿喜欢与人亲近，我们可以将孩子抱在怀里，轻轻抚触，会使孩子有一种安全感，同时也能传递一种爱的情感；对于大一些的学龄期的孩子，我们可以坐在孩子身旁，温柔地将手放在孩子腿上、肩膀上或者背上，微笑地注视孩子，尽量选择孩子的语言和他们交流；面对青春期的孩子，他们开始在乎"个人空间"，此时则需要在交流时保持一定距离，我们可以搬个小凳子坐在孩子对面，与孩子平视或稍仰视孩子，以倾听、接纳的方式和态度与孩子交流，并注意和孩子商量。

3. 非语言沟通是相对于语言沟通而言的，是指通过身体动作、体态、语气语调、空间距离等方式交流信息、进行沟通的过程。非语言交流对患儿和家长的心理护理非常重要，对于有沟通障碍的人群，如聋哑人士、边远地区无法用普通话沟通者等，可以应用灵活多变的非语言沟通技巧，或通过他人协助，间接传递信息。保持面部表情柔和，交谈中运用目光接触的技巧，视线大体在对方的嘴、头顶和脸颊的两侧范围活动，给对方一种恰当的、有礼貌的感觉，并且表情要轻松自然；恰当地运用眼神，交流时不能左顾右盼，而应凝神聆听，使患儿和家长意识到自己被重视、被尊重；合理运用触摸可缩短护患之间的距离，尤其对于患儿，抚触是一种很有效的沟通方式，可以表达关心、体贴、理解、安慰和支持，对患儿及其家长起到很好的安抚作用。

4. 察觉和理解患者的非语言暗示，往往与语言的察觉和理解同样重要。可以借助患儿的肢体语言来了解其心理需求及病情变化，同时也能够稳定患儿情绪，改善患儿不良的心理状态，使护患沟通更为顺畅，也有利于治疗及护理的实施。

五、小儿骨科护士的特殊应变能力

小儿骨科是手术科室，急诊、创伤、感染、手术患儿病情变化随时发生。护士应具备各种特殊应变技能，在发生重大创伤、抢救、感染隔离、术后病情变化等情况时，能够敏锐地观察、捕捉到患儿的病情信息，预知患儿和家长的需求及病情的发展；能够正确、迅速地判断患儿病情程度，及时正确地采取各种应对措施，且反应灵敏、动作麻利、操作熟练；能够保持镇定，迅速担负起组织和指挥患儿及家长的任务，灵活且合理利用病区资源，协助医生控制各种突发事件的发生，将各种损害降到最低水平。

第二章　儿童骨骼概述

第一节　儿童生长发育各阶段的特点

一、婴幼儿期

婴幼儿期一般指从出生到 3 岁左右的时间段，是出生后生长发育最快的一个阶段。

（一）身体比例

身体不同部位的生长各不相同。上肢生长早于下肢，足部发育比下肢其他部位早。儿童时躯干生长最快，青春期下肢生长最快。在整个生长期，身体比例逐渐接近成人外形。

（二）生长

婴幼儿早期生长最快，儿童期减慢，在青春期生长高峰时又有短暂的增快。2 岁时的身高约相当于成人时的 1/2，9 岁时约相当于成年时的 3/4。

不同骺板的生长速率不同。上肢肩和腕的生长最快，而下肢胫骨近端和股骨远端的生长最快。

不同组织的生长速率也随年龄而异。皮下脂肪生后第 1 年发育，有贮存营养、防寒冷和减轻外伤的功能。脂肪使足的纵弓不明显，故婴儿有平足外观。肌肉的百分比随年龄增加，但神经组织的百分比会随年龄增长而降低。

（三）调控生长的因素

调控生长的因素既有全身性的，也有局部性的（表 2-1、2-2）。

全身性因素起主要作用，内分泌、营养和代谢异常使生长明显改变。

局部因素可以延缓或加速生长。曾试用加速生长的方法延长脊髓灰质炎后遗短缩的肢体，但增加的长度不能预测，而且

表 2-1　影响生长的全身性因素

全身性因素	对生长的影响	全身性因素	对生长的影响
骨、软骨营养障碍	延缓	大多数代谢疾患	延缓
神经、肌肉异常	延缓	垂体肿瘤	加速
营养缺乏	延缓	马方综合征	加速

表 2-2　影响生长的局部因素

局部因素	对生长的影响	局部因素	对生长的影响
物理压力	延缓	剥离骨膜	加速
去神经	延缓	骨干骨折	加速
缺血性损害	延缓	异物反应	加速
去迷走神经	加速	慢性骨髓炎	加速
动、静脉瘘	加速		

也达不到临床需求。物理压力的大小与延缓生长呈正比。用大鼠做实验，截去前肢造成直立行走，结果会使下部腰椎前方呈明显楔形变。这可能是椎体前部承受压力所致。

每个生长板中生长调控因素都有遗传性。将幼鼠的肢体移植到成年大鼠身上后仍继续生长。

（四）粗大运动发育

评价运动发育的标准是学会粗大运动能力的年龄。这种能力容易测定，在评价发育时很有用。婴儿在约 3 个月时能控制头的动作；6 个月时能坐；8 ～ 12 个月时能扶着站立；12 ～ 14 个月时能独立行走。这些指标在筛查时有评价的作用。

二、儿童期

儿童期泛指生后第 3 年直到青春期前，亦可细分为学龄前期和学龄期。这个时期生长和发育虽然一直在继续，但比婴儿期慢。总的来说儿童期时间长，所以生长发育主要还是在这个时期完成的。

（一）步态

婴幼儿期步态不如儿童和成人平稳。早期步态的特点是基底宽大、不规律、欠稳定，而且能量利用效率低。婴儿期不稳定步态是由于重心低、肌肉 / 体重比低，以及神经系统和姿势控制机制的不成熟所致。

（二）发育的个体差异

婴儿及儿童期会有发育的个体差异。这些差异可被误认为是畸形。这些差异包括平足、足尖内指、足尖外指、O 形腿和 X 形腿。这些情况随着时间推移多能自然消失，属于生理性变化，很少需要任何治疗。

（三）预测成人后身高

预测成年后身高对处理某些畸形非常有用，特别是对肢体不等长的肢体延长手术。

三、青少年期

青少年时期又称青春期，是从青春发育开始至骨骼成熟。有些疾病如脊柱侧凸和股骨头骺滑脱均常见于这个时期。社会、心理因素对青少年的影响要较儿童期显著，越来越重视体形变化。儿童原先不注意的畸形、残疾会造成很大烦恼。青春期女孩会对以前未注意的手术瘢痕十分关注。

（一）肥胖

肥胖在青少年更加常见。体重超标是某些矫形外科问题的病因，如股骨头骺滑脱和胫骨内翻。

（二）确定成熟程度

生长潜力和骨骺融合的时间对纠正下肢不等长也很重要，对处理脊柱侧凸的患儿同样重要。

第二节　儿童骨骼损伤

一、骨与关节的解剖与生理

运动系统由骨、关节和骨骼肌组成，约占成人体重的

60%。骨和关节是运动系统的被动部分，骨骼肌则是其主动部分。

骨是一种器官，主要由骨组织（骨细胞、胶原纤维和基质）构成，具有一定形态和构造，外为骨膜，内为骨髓，含有丰富的血管、淋巴管及神经，不断进行新陈代谢和生长发育，并有修复、再生和改建能力。基质中有大量钙盐和磷酸盐沉积，是钙、磷的储存库，参与体内钙、磷代谢。骨髓具有造血功能。

（一）骨的形态

成人有 206 块骨，可分为颅骨、躯干骨和四肢骨三部分。骨的形态有四类：

1．长骨　呈长管状，分布于四肢。

2．短骨　形似立方体，多成群分布于连接牢固且稍灵活的部位，如腕骨和跗骨。

3．扁骨　呈板状，主要构成颅腔、胸腔和盆腔的壁，起保护作用，如颅骨和肋骨。

4．不规则骨　形态不规则，如椎骨。有些不规则骨内有腔洞，称含气骨，如上颌骨。

骨根据其生成方式，可分为膜化骨和软骨化骨。有的骨由膜化骨和软骨化骨组成，则称复合骨，如枕骨。发生在某些肌腱内的圆形小骨，称籽骨，如髌骨和第一跖骨头下的籽骨。

（二）骨的构造

1．骨质　由骨组织构成，分密质和松质。骨密质质地致密，耐压性较大，分布于骨的表面。骨松质呈海绵状，由相互交织的骨小梁排列而成，分布于骨的内部。骨小梁的排列与骨所承受的压力和张力的方向一致，因而能承受较大的重力。

2．骨膜　除关节面的部分外，新鲜骨的表面都覆盖有骨膜。骨膜由纤维结缔组织构成，含有丰富的神经和血管，对骨的营养、再生和感觉有重要作用。骨膜可分为内、外两层。外层致密，有许多胶原纤维束传入骨质，使之固着于骨面。内层疏松，有成骨细胞和破骨细胞，分别具有产生新骨质和破坏骨质的功能，幼年期功能非常活跃，直接参与骨的生成；成年时转为静止状态。但当骨发生损伤，如骨折，骨膜又重新恢复功能，参与骨折端的修复愈合。

3．骨髓　充填于骨髓腔和松质间隙内。骨髓内含不同发育阶段的红细胞和某些白细胞，呈红色，称红骨髓，有造血功能。5岁以后，长骨骨干内的红骨髓逐渐被脂肪组织代替，呈黄色，称黄骨髓，失去造血活力。但在慢性失血过多或重度贫血时，黄骨髓可转化为红骨髓，恢复造血功能。而在椎骨、髂骨、肋骨、胸骨及肱骨和股骨的近端松质内，终生都是红骨髓。因此，临床常选髂后上嵴等处进行骨髓穿刺，检查骨髓象。

（三）骨的血管、淋巴管和神经

1．血管　长骨的动脉包括滋养动脉、干骺端动脉、骺动脉及骨膜动脉。滋养动脉是长骨的主要动脉，一般有1～2支，经骨干的滋养孔进入骨髓腔，分升支和降支到达骨端，分支分布到骨干密质的内层、骨髓和干骺端，成年人可与干骺端动脉及骺动脉的分支吻合。干骺端动脉和骺动脉均发自邻近动脉，从骺软骨附近穿入骨质。上述各动脉均有静脉伴行。不规则骨、扁骨和短骨的动脉来自骨膜动脉或滋养动脉。

2．淋巴管　骨膜的淋巴管很丰富。

3．神经　神经伴滋养血管进入骨内，分布到哈佛管的血管周围间隙中。以内脏传出纤维较多，分布到血管壁；躯体传入纤维则多分布于骨膜。骨膜对张力或撕扯的刺激较为敏感，故骨脓肿和骨折常引起剧痛。

（四）骨的理化特性

骨主要由有机质和无机质组成。有机质主要是骨胶原纤维束和黏多糖蛋白等，作为骨的支架，赋予骨以弹性和韧性。无机质主要是碱性磷酸钙，使骨坚硬、挺实。两种成分的比例随年龄的增长而发生变化。幼儿有机质和无机质各占一半，故弹性较大、柔软，易发生变形，在外力作用下不易骨折或折而不断，称青枝骨折。成年人骨的有机质和无机质比例约为3：7，因而骨具有很大的硬度和一定的弹性，较坚韧，其抗压力约为 $15g/mm^2$。老年人的骨无机质所占比例更大，脆性较大，易发生骨折。

（五）关节的解剖与生理

关节是骨连接的高级形式，其特点是两骨之间借膜性囊互相连接，其间存在有腔隙及滑液，有较大的活动性。

1. 关节的结构　关节包括主要结构和辅助结构。其中主要结构包括关节面、关节囊和关节腔。辅助结构有韧带、关节内软骨及关节唇等。

2. 关节的运动　关节运动的形式和范围与关节面的形态有密切关系。一般的关节是围绕一定的轴做运动的，其运动的形式基本上可依 3 条轴而分为 4 组。

（1）屈和伸：指关节沿冠状轴的运动。运动时两骨互相靠拢，角度缩小为屈，反之角度增大为伸。在髋关节以上，前折为屈，反之为伸；膝关节以下，后折为屈，反之为伸。

（2）内收和外展：指关节沿矢状轴的运动。运动时骨向身体正中矢状面靠拢称内收，反之离开身体正中矢状面为外展。

（3）旋内和旋外：骨环绕其本身垂直轴的运动称为旋转。骨的前面转向内侧称为旋内，反之称为旋外。

（4）环转：双轴关节（如腕关节）或三轴关节（如肩关节）可做环转运动，即关节头原位转动，骨的远端做圆周运动，全身描绘出一个圆锥形的轨迹。环转运动实为屈、展、伸、收的依次连续运动。

二、儿童骨骼的生物学

儿童骨折生物学包括骨骼的生物力学，机体对外伤的反应，软骨、骨、软组织修复过程，骨折后的再塑形，骨折与生长发育的关系。

（一）骨骼的生物力学

儿童骨骼在生长发育过程中会承受形式很复杂的力，有很多相应的生物力学反应，表现了软骨到骨发育的不断改造过程。没有正常的生物力学反应，骨骼不会完成正常的发育，特别是对骺生长板和二次骨化中心尤为明显。其所能承受力的限度受该组织吸收能量的能力、弹性模量、疲劳强度、结构密度等因素的影响，当作用力超过此限度，就会发生断裂、骨折。

Hirsch 检测 2 个月以下婴儿骨骼的抗拉强度和弹性模量，发现其明显低于 14 岁儿童的骨骼。在儿童骨骼发育过程中抗拉强度和弹性模量是随着生长发育过程逐渐增加的。Currey 对比儿童与成人股骨皮质标本的三点折弯试验，结果显示儿童的弹性模量和抗折强度均较成人低。当然从另一方面看，儿童骨骼可吸收较多的能量，更具有弹性，发生儿童青枝骨折所需的能量往往比成人骨折所需的单位面积能量还要多一些。

产生骨折断裂的负荷与胶原纤维的排列方向有关。骨骼的抗拉强度与受力平面内胶原纤维的数量有关，胶原纤维越丰富抗拉强度也越大，二者之间呈正比。骨骼力学上的非均质性主要依赖于胶原纤维的分布与方向。儿童骨骼的多孔与易折性之间关系不显著，但儿童骨骼的多孔性与骨折线的延伸有一定的关系。一般而言，纵向排列的胶原纤维抗拉应力能力比较强，而横向排列的胶原纤维抗压应力能力比较强。儿童皮质骨抗压应力能力大于抗张应力能力，抗扭曲、抗剪应力能力小于抗张应力能力。

（二）机体对外伤的反应

骺生长板骨折容易发生在软骨成熟带的肥大细胞层，与该细胞层胶原纤维数量减少、胶原排列不规则有关。

儿童骨折的发生也与软组织有密切的关系。相对而言，小龄儿童肌肉发育要比大龄儿童差，软组织对骨骼的保护作用也差一些，所以儿童下肢骨干骨折发生年龄的峰值一般偏小。

研究已证实，儿童肌腱、韧带的强度比骺生长板的强度高 2 ~ 5 倍，当作用于关节部位的暴力尚不足以造成肌腱、韧带断裂之前，已超过了骺生长板的抗折强度，这也是为什么儿童很少出现单纯韧带损伤的原因。

生长发育阶段的骨折可累及骨、软骨及纤维组织。不同类型的损伤、不同生长发育阶段的损伤、不同严重程度的损伤，愈合修复可以有所不同。但就总体而言，儿童骨折的修复期要比成人短，再塑形生物反应也比成人更活跃，再塑形能力远远超过成年人。

（三）骨折的愈合过程

骨折愈合过程可分为炎症反应期、修复期、再塑形期三个阶段。

1. 炎症反应期　骨折后，损伤的骨膜和骨折的骨、软组织开始出血，出血来自哈佛系统和骨内外表面微循环的小血管，以及该部位软组织血管的吻合支。干骺端一般出血较为广泛，这是因为干骺端存在滋养血管与周围血管的吻合支，出血形成了髓腔内、骨膜下及骨膜外的血肿，儿童的骨膜比较厚且易从表面剥离，因此，血肿容易沿骨表面扩大，肿胀的范围较广，但同时也有利于修复期大量新骨的形成，有利于修复期的缩短。接近 Ranvier 区的骨膜附丽比较致密，骨骺软骨膜的附丽也很致密，且当骺生长板骨骺骨折后，出血进入关节腔不形成血肿，因此不利于修复过程。

骨折后，折端两侧几毫米范围会出现暂时性的供血中断，可导致松质骨和皮质骨的缺血，在干骺端甚至可以发生骨内区域节段性血供完全断流，缺血骨可通过以后的骨吸收、新骨形成而被活骨所取代。

无移位骨折出血来自断裂的滋养动脉或骨膜壳的分支，血肿只局限于骨折端。有移位的骨折，骨膜被剥脱血肿进入周围软组织，形成大的血肿。被剥脱的骨膜虽对成骨细胞造成一定的损伤，但不会完全破坏骨膜的成骨潜力，且儿童骨折时骨膜壳总会有一部分不受破坏，因此，修复潜力不太可能受到不可挽回的破坏，这也是儿童骨折很少出现骨不愈合的原因。

而炎症所致的病理骨折则不同，儿童急性血源性骨髓炎病理骨折后，极容易出现骨吸收、骨不愈合、骨缺损，这是因为炎性组织广泛、环形破坏了骨膜的成骨机制。

暂时失血致供区骨骼内的微损伤与坏死，也会诱发局部的炎性反应。儿童骨骼血液供应比成人更为丰富，因此，有更为明显的炎症反应能力，可以诱发产生更多胶原组织，有利于骨痂的形成与成骨修复过程，这一现象在儿童干骺端骨折时表现尤为突出。

血肿机化是骨折后最初的修复过程，由纤维血管组织、胶原纤维与基质取代血肿的凝血块，然后矿化，形成编织骨骨痂。血管侵入和细胞分裂开始围绕骨折端发生，并从骨折部位离心性扩展，越靠近骨折部位越成熟。

在某些区域，特别是在骨痂周边，早期形成的软骨最终将转化为骨组织，这种转化必须有微血管供应足够的血运。如果血供不足，则不能完成转化，此种现象在儿童骨折中并不常见，但常见于成人骨折，这可能是成人骨折不愈合的一个原因。

骨折后，髓内血管反应速度低于骨膜侧的血管反应速度，血管越丰富的部位其反应速度也越快；相反，骨皮质越成熟、骨单位越多的部位，其血管反应速度也越慢。所以骨内新骨形成的量取决于损伤的部位与损伤骨成熟的程度。骨内新骨愈合是儿童干骺端与骨骺松质骨骨折愈合的主要方式。由于儿童骨干生长过程中横径不断增大塑形，在骨干内、外骨膜下也会有少量的松质骨，所以儿童骨干骨折后也存在骨内新骨愈合的现象。如果骨折移位，骨折一端的反应性骨内新生骨可与对侧骨膜下新生骨愈合，当骨折重叠时，此种是主要的愈合方式。

2. 修复期　修复期实际上就是从骨痂出现、连续到成熟的过程，也是细胞转化组合的过程。血肿机化以后形成最早的纤维性支架，炎症反应与骨膜的增殖改变了骨折部位的内环境，改变了局部的酸碱度，增加局部磷酸酶的含量；多功能间充质的干细胞，加上水解有机磷酸释放的磷酸盐与钙结合产生磷酸钙，形成原始编织骨骨痂。多功能的间充质干细胞具备转化为软骨细胞、骨细胞、纤维细胞的能力。

儿童骨折后，膜成骨很活跃，骨内反应性成骨也很活跃，因而大大补充了血肿内细胞增殖性骨化的过程。

血肿激化只是修复期开始的一个中间媒体，网状纤维血管为成骨提供了一个原始的基地。与来自外骨膜的成骨细胞形成外骨痂，少量来自内骨膜的成骨细胞形成内骨痂，最终达到骨折愈合。如果受伤时骨膜已被严重损伤，那么血肿内未分化的间充质细胞就成了修复骨折的主要细胞来源。此种情况下，骨折修复会明显延缓，且修复的编织骨质量比较差，有很大的生物学可塑性，如果不加保护，很容易发生畸形。

当骨折部位不再活动，局部没有压痛、没有轴心叩击痛时，骨折已达到临床愈合，但绝不意味此时骨已恢复原有的强度。随着时间的推移，原始骨痂逐渐被替代，原始编织骨骨痂、软骨骨痂逐渐为骨板所替代，此时骨折才完成其修复过程，并恢复其生物力学原有的强度，这一修复过程在儿童尤为明显。在骨生长增粗过程中将骨折处完好地包裹起来，这也是儿童骨折修复过程的一个特点。

在骨折修复过程中，应力与微循环起着重要的作用。压应力与张应力会促进纤维组织的形成，氧张力低时形成软骨，氧张力高时则形成骨组织。形成的软骨最终会经过一个与软骨内成骨类似的过程，最终形成骨组织。

修复期直接从间充质分化而形成的骨痂，与由软骨骨化所形成的骨痂，X线片影像有所不同。膜成骨的骨痂即骨折后的骨膜反应成骨，不论早期还是晚期其密度比较均匀，边缘光滑整齐；软骨内成骨的骨痂呈现斑片状，密度不均匀。

骨折端连接骨痂形成的过程中，X线片中骨折线逐渐变得模糊。随着髓腔内骨痂的不断增多，骨折线两端可逐渐致密，这种现象是骨折修复过程中成骨活跃的表现。

骨折后骨痂出现时间的早晚取决于骨折部位、骨折时的年龄、骨折时软组织损伤的程度。一般而言，软组织丰富的部位骨痂形成早、数量大，而缺少软组织的部位骨痂形成晚、数量少。年龄越小，骨折后骨痂出现时间也越早，生长期儿童的成骨远远比成年人要活跃得多。软组织损伤严重，如开放性骨折，骨痂出现时间明显晚于闭合骨折。骨痂的多少并不直接与骨愈合时间有关，主要是看骨痂是否连接，连接的骨痂才是完成修复临床愈合的有效骨痂。当然，如果骨折后骨痂迟迟不出现，肯定会影响骨折的临床愈合，此种情况一般只见于成人骨折，很少见于儿童骨折。当骨痂已将骨折连为一体，骨痂不再长大，边缘变得光滑，密度也逐渐增高时，说明骨痂已经成熟，骨折已达到可靠的临床愈合。

儿童干骺端、骨骺二次骨化中心、手足短骨及肩胛骨、骨盆等扁平骨骨折后，很少出现明显的大量骨痂，这是由于该部位骨小梁有丰富的血供，由骨内成骨完成骨折的修复，所以只有很少量的外骨痂呈现。

骨折两端修复早期形成的骨痂必须在一定时间相互连接，才能达到骨折修复愈合。如果骨折端两侧的骨痂两周仍不能连

33

接，就有退化的可能，即使通过手术取出折端嵌入的软组织，骨膜的成骨反应也难以再活跃起来，这也是为什么一旦出现骨不愈合以后，儿童有时比成人更难以处理的缘由。

综上所述，修复期的特点就是骨折部位较快地形成杂乱的骨环、形成不成熟的纤维骨组织，达到维持骨折端稳定的目的。随着骨痂逐渐成熟，梭形骨痂中骨组织成分不断增加，完成修复过程。

3．再塑形期　　再塑形期是骨折愈合三个阶段中最长的一个时期。由于骨生长发育造成的持续变化应力的作用，此期可持续到骨骼发育成熟，甚至持续到成人。例如新生儿股骨干骨折后，虽然骨愈合后存在 $50° \sim 60°$ 的成角，但在生长发育过程中可通过再塑形，最终获得完全或接近完全的矫正。

（四）骨折与生长发育的关系

儿童有很强的生长再塑形能力，是因为儿童在生长发育过程中骨痂本身就存在不断塑形的能力，与骨折后再塑形的机制是一样的。当然也并非所有的儿童骨折愈合后都可以获得满意的再塑形。儿童骨折愈合后其塑形能力取决于三个方面：首先是年龄因素，年龄越小，再塑形能力越强，年龄已接近生长发育成熟的大龄儿童因缺乏足够的生长塑形时间，骨折愈合后的再塑形能力也有限；其次是骨折部位越靠近干骺端，骨折愈合后再塑形能力也越强，原因很简单，因为儿童骨的干骺端是骨组织形成转化最活跃的部位；最后取决于成角畸形的严重程度与方向，与关节运动轴方向一致的成角容易再塑形，而与关节运动轴方向不一致的成角畸形如内外翻畸形则很难再塑形。成人骨折愈合后的再塑形能力则很低。成人骨折愈合后骨膜反应消失，骨痂逐渐缩小，骨折端密度逐渐均匀，并逐渐出现骨小梁纹理并形成皮质骨，髓腔慢慢完成沟通，根据应力方向骨小梁重新排列，有一定的但很有限的再塑形能力。儿童则不同，骨折愈合后随着骨干和干骺端的生长反应性增粗，骨折修复的新生骨完全编入皮质骨内，并随生长获得良好的再塑形。

研究表明，骨承受应力时，沿骨的凸面出现正电，沿骨的凹面出现负电。成纤维细胞的分化受机械因素的影响，很可能是通过生物电进行调整，正电有利于骨溶解，负电有利于骨形成。这种现象正好可以解释 Wolff 定律的自然律反馈机制。

　　临床上，儿童干骺端骨折可以见到三种不同的愈合方式：第一种是干骺端骨折直接通过骨内成骨获得愈合；第二种是靠干骺端骨膜的膜成骨愈合，骨折愈合后干骺端骨折线还会存在一段时间；第三种是前两种愈合方式的混合。第一种方式多见于干骺端的不完全骨折，或没有移位的骨折；第二种方式多见于有移位的干骺端部分骨折；第三种方式多见于有移位的干骺端完全骨折。不同的愈合方式对骨折愈合后的再塑形有一定的影响：第一种愈合方式再塑形最快，第二种愈合方式再塑形最慢。

三、儿童骨骼损伤概论

　　儿童骨骼的关节解剖、生物学特征、对创伤的反应、损伤类型、修复过程、处理原则都与成人有所不同。儿童骨折不等同于成人骨折，正确认识与处理儿童骨折必须要熟悉儿童的特点，否则会出现很多不应当发生的医源性并发症，造成严重的后果。

　　与成人相比，儿童骨骼更容易造成骨折，但同时也具备了更大的应变塑形。儿童的骨膜厚，生物学行为活跃，骨折后往往一侧骨膜尚保持连续性，这也是为什么儿童开放骨折远比成人要少的一个原因。

　　儿童管状骨端存在骨骺和骺生长板，是骨骼结构力学上的薄弱区。骺生长板肥大细胞层的强度明显低于关节囊与韧带的强度，这也是为什么儿童骺损伤明显多于关节囊韧带损伤的原因。骺损伤是儿童骨折特有的问题。

　　儿童骨折后 6 ~ 8 个月内，因骨折刺激修复反应会出现过度生长，所以有些儿童骨折如肱骨干骨折、股骨干骨折，只要对线好，没有不可接受的成角与旋转畸形，轻度的短缩是可以接受的，不要求解剖复位。

　　儿童骨折愈合后生长再塑形能力是很明显的，年龄越小、骨折越靠近干骺端，成角与关节运动轴方向一致，其再塑形能力越强。侧方成角、旋转畸形靠生长再塑形就难以矫正，如肱骨髁上骨折后肘内翻，不能期望通过生长塑形而获得矫正。

哪些是可以接受的整复后位置，哪些是不能接受的位置，并没有统一标准，需根据每个病例的骨折部位、年龄、局部与周身总体情况，具体情况具体分析。总的原则是力争解剖复位但不强求解剖复位。强求解剖复位、反复整复会造成软组织、骺生长板的继发损伤，往往会造成难以挽回的不良后果。

骺生长板、骨骺、生长板软骨周围环 Ranvier 区的损伤等，都有造成生长机制损伤，引起生长发育停滞、肢体变形的可能。骺损伤不同于骨干与干骺端骨折，要求更为准确的复位。对骺分离与带干骺端三角骨块的骺分离解剖复位的要求稍低一些，而对经关节面、骨骺、骺生长板的骨折必须准确地解剖复位，而且复位后需要内固定维持。

对复位失败或复位后难以维持复位的病例，手术切开复位内固定是必要的。随着近年来影像技术的飞速发展，可以准确地观察复位位置是否满意，允许闭合复位后经皮穿针，允许在不显露骨折端的情况下应用弹性髓内钉或外固定架达到解剖复位和稳定固定的效果，此类微创手术技术已越来越多地应用于儿童骨折的治疗中。

总体而言，与成人骨折相比较，需要切开复位内固定治疗的儿童骨折只占很小的比例。尽管家长对骨折复位的要求越来越高，经济承受能力越来越大，但仍应强调指出，不必要的切开复位必须禁止。儿童骨干与干骺端骨折自然修复愈合能力是很强的，此种自然修复过程极少发生骨折不愈合。儿童骨折后骨不连绝大多数发生在切开复位、应用不恰当内固定之后，多是医源性并发症。此种情况一旦出现，其治疗往往比成人更困难。

生长塑形与发育畸形是儿童骨折后所特有的现象，充分地利用生长塑形能力，时刻警惕发育畸形的出现是儿童骨折治疗中至关重要的一个环节。

四、儿童骨骼的特征

骨骼的形成有两种模式，即膜内成骨与软骨内成骨。由凝聚的间充质细胞先转变成为纤维细胞模型继而骨化称为膜内成骨。锁骨是人体内最早膜内成骨的骨骼,此外还有顶颅骨、面颅骨。由凝聚的间充质细胞先形成软骨模型继而骨化成骨称为软骨内成骨,软骨内成骨包括除锁骨以外躯干的骨骼,以及四肢和颅底的骨骼。以其出现顺序又分为一次成骨与二次成骨,原始骨化中心完成一次成骨,二次骨化中心完成二次成骨。凝聚的间充质细胞先形成软骨的原基,当软骨细胞增殖至一定体积时,胞核固缩、陷窝增大、基质变薄、血管侵入,形成原始柱状骨网,原始血管、骨膜相继形成,软骨骨化成骨。

管状骨在出生时区分出骨干、干骺端、骺生长板及骨骺四个部分,除个别骨骺出生时二次骨化中心已出现外,骨骺与骺生长板还都是软骨组织。骨骺二次骨化中心在生长发育过程中逐渐出现,出生时骨干主要为编织骨成分,尚未发育成为完好的哈佛系统。在整个管状骨生长发育过程中,继发于骨膜的膜内成骨与继发于骨骺及生长板的软骨内成骨同时存在。

从胎儿、出生至骨骼发育成熟,骨骼有一个复杂的变化过程,其生长发育塑形主要受基因组合、激素变化与机械负荷三种主要因素的微观控制。骨骼的弹性、强度、对外界应力的反应都在不断地发生变化。

(一)骨干

骨干是长骨皮质骨组织的主要部分,新生儿骨干是由板层胎骨、编织骨所组成。随着骨外膜不断地膜成骨形成骨胶原与骨基质,骨内膜不断地成骨、破骨、再塑形,髓腔逐渐扩大,2岁时板层胎骨为哈佛系统骨单位所取代。

在新生儿、幼儿发育过程中,骨干有更丰富的血运,横断面有更多的孔隙,骨干更富有弹性。青少年以后,哈佛系统更为成熟,细胞间质量增加,横断面孔隙相对减少,骨干的硬度增加、弹性减少。

(二)干骺端

干骺端是骨干两端的膨大部分,其主要特征是皮质骨厚度减少,由继发松质骨组成的骨小梁增多。干骺端是破骨、成骨最活跃的区域,是血运最丰富的区域,通过同位素 ^{99m} 锝扫描可以得到证实。干骺端皮质骨变薄,越靠近骺生长板越明显。

该部位皮质骨具有多孔性，小孔内有纤维血管软组织，连通骨膜下与髓腔内的血运，此小孔称为"小梁窗孔"，越靠近骺生长板，窗孔越明显增大。骨膜在骨干上附着较松，而在干骺端上附着则较牢固，与小梁窗孔的纤维血管软组织结构有密切的关系。直到骨骼成熟的最后阶段，干骺端才形成哈佛系统，这种结构上的特征可以说明为什么大龄儿童可以出现干骺端的隆突骨折。

干骺端的软骨内成骨与周缘的膜内成骨均很活跃。在生长过程中，干骺端松质骨不断地再塑形，逐渐转化成为骨干的皮质骨。极强的再塑过程有利于骨折后修复。干骺端初级松质骨的排列也因不同部位、不同的生长速度而有所不同。在生长较快的骨端，如长管状骨的干骺端初级松质骨以纵向排列为主；而生长较慢的骨骼，如大龄儿童掌指骨短管状骨的初级松质骨则以横向排列为主。此种解剖结构上的差异可以解释为什么大龄儿童掌指骨骺损伤的骨折线并不像一般骺损伤一样通过生长板的肥大细胞层，而是通过干骺端的初级松质骨。在某些病理情况如地中海贫血、维生素 C 缺乏症，由于干骺端初级松质骨形成不良，其排列虽然仍以纵向为主，但质地很差，也是骨折易发生的部位。

轻微的干骺端骨折在原始的 X 线片上往往难以识别，只能在随诊 X 线片上根据骨折修复的成骨反应方可确诊，如幼儿 Todller 骨折（初学步至 3 岁以下幼儿的胫骨远端螺旋形或斜形不全裂纹骨折，外伤后负重不稳、局部疼痛、皮温增高、踝关节背伸时疼痛），早期 X 线片有 13% ~ 43% 为阴性表现，往往在随诊 X 线片才能做出诊断。此种损伤虽然少见，但很容易漏诊。

在干骺端可以看到与骺生长板轮廓相似的横行致密的骨小梁，称为骨生长停滞线（Harris 线），多见于生长潜力大的长管状骨干骺端，如股骨远端、胫骨近端、桡骨远端。一般生长停滞线是双侧对称的，常见于全身性疾病或骨局部病变，也见于单侧如骨折制动以后、股骨干骨折牵引治疗以后。生长停滞线的产生是由于某种原因生长放慢，初级海绵状松质骨从纵向排列变成横向排列，一旦纵向生长速度恢复后，初级松质骨又恢复纵向排列，而横向排列的骨小梁留在原位并随生长逐渐向骨干方向推移，形成致密的生长停滞线。

尺骨近端干骺端的解剖非常独特，除了尺骨鹰嘴二次骨化中心以外，在鹰嘴与喙突之间的关节软骨下只有很薄的一层骨骺和生长板，没有二次骨化中心，而喙突主要由干骺端形成，因此，该部位小的骺损伤往往难以诊断，需要通过随诊观察到骨折后反应性成骨才能确诊。

（三）骺生长板

骺生长板为软骨组织，在 X 线片上不显影，因此，只能根据干骺端的轮廓来推断其形状。干骺端的轮廓可以通过现代三维准确描绘，骺生长板的轮廓与干骺端的轮廓是一致的，磁共振成像可以准确地描述骺生长板的轮廓与变化情况。骨骺二次骨化中心的出现也有助于判断骺生长板的轮廓。二次骨化中心有一个逐渐骨化扩大的过程，用骨骺二次骨化中心判断骺生长板的轮廓应当是一个动态发展的过程。当骨骺的二次骨化中心增大至接近骺生长板时，骨化中心由球形变为扁圆形，其轮廓也逐渐发育与干骺端平行。骨骺二次骨化中心靠近骺生长板侧形成软骨下骨板，骺血管穿过骨板到达骺生长板。此时骺生长板的干骺端面可以见到有一些小的突起扩展至干骺端骨质中，此骺生长板的小突起称为乳头状突。乳头状突可增加骺生长板在干骺端上的稳定性，有一定的抗剪式应力作用。

生长发育过程中骺生长板的形态改变直接影响到骨折后复位，如股骨近端骺生长板在新生儿时相对位于横置方向，2 岁时股骨颈形成，股骨头骺与大转子骺之间在股骨颈上侧有一层薄的骺生长板相连。4 岁时股骨头骺生长板扩大，呈波浪状外观，大转子骺生长板也开始具备大转子的外形，而连接二者之间股骨颈上侧的骺生长板变薄退变，该处骨折后，肥厚的骨膜（实际上包括骨膜与退变的骺生长板）有时会嵌入骨折端，使得股骨颈骨折闭合复位失败。

骺生长板从胎儿至骨生长发育成熟之前基本保持不变的细胞组织结构，只是其厚薄和细胞的数量有所不同，个体基因、内分泌差异、生物力不同的作用会有微观的差异。骺生长板直接或间接的损伤、局部或全身健康状态也会对骺生长板的细胞结构产生直接或间接的影响。

骺生长板可分为 3 个带：生长带、软骨成熟带与软骨变异带。在生长带与软骨成熟带的前半部分，软骨细胞基质很丰富，内部结构比较坚固，有矿化的能力。而软骨成熟带的后半部分肥大细胞层与软骨变形带细胞基质减少，是骺生长板的薄弱区，是容易发生损伤的部位。与骺生长板交界处的下骺端初级松质骨，其强度要大于软骨变形带与肥大细胞层，但比生长带与软骨成熟带的前半部分强度差，因此也容易被损伤。

（四）骨与软骨的血运供应

未发育成熟的骨与软骨有丰富的血液供应。骨膜有很丰富的小血管，对骨干、皮质骨形成哈佛系统起很重要的作用。骨干的滋养动脉与干骺端的滋养动脉是比较大的血管，供应整个骨干与干骺端的血运。进入骨骺的血管有两种方式，多数通过关节囊与肌肉的附丽进入骨骺，血管可有很多条，进入骨骺后形成连接的血管网，此种骨骺的血供方式在骺损伤后血运总有部分存在，不会造成完全的血供中断；另一种为关节内骨骺的血供方式，骨骺上没有软组织附丽，骺动静脉进入关节囊后走行于关节内滑膜下，然后进入骨骺，这种方式的血供极易被外伤所阻断，甚至外伤后关节内的血肿、渗出压迫也可能造成血运的阻断，因此，损伤后极易出现缺血坏死。某些不完全的骺血运损伤，炎性反应修复后还会出现骨骺膨大。

骨骺二次骨化中心未出现前，骨骺的滋养血管进入软骨骨骺后，除了供应骨骺与骺生长板生发层细胞血运外，在较大的骨骺，甚至可以看到来自骨骺的血管与来自干骺端的血管在骺生长板周缘的毛细血管吻合支。当骨骺二次骨化中心增大后，此种毛细血管吻合支不再存在。

在胚胎形成过程中，软骨细胞的形成是由软骨管内的毛细血管周围的间充质分化形成的，出生后软骨细胞的增长同样要靠进入软骨的血管。骨骺二次骨化中心出现后，软骨内血管变为骨内血管，直至发育成熟后，在关节软骨的深层仍保留有无数小的毛细血管襻，供应关节软骨面深层的血供。

最初软骨管内的毛细血管都是终端，没有吻合支。当骨骺二次骨化中心形成后，软骨内的终末毛细血管开始形成吻合支。

骨骺的血管损伤后，该血管供应区的骨骺软骨会因缺血而坏死、退变、凋亡，以后出现骨骺形态的改变。骺生长板的相应血液供应也会出现类似的改变，造成生长停滞、骺早闭。

干骺端血运 4/5 来自滋养动脉，1/5 来自穿过干骺端周围"小梁窗孔"的血运供应干骺端周缘 1/5、Ranvier 区及 Lacroix 环的血运。两系统血管末端相吻合。

由于干骺端血运很丰富，因此干骺端损伤造成血运完全破坏的概率很低。部分的血管供应障碍一般 3～4 周后可以重建。某些严重软组织损伤可完全破坏 Ranvier 区和干骺端周边部分血运，可以导致边缘型未发育成熟前骺早闭。

骺生长板 3 个供血系统不同的损伤后，可出现不同的结果。来自骨骺供血系统的损伤，可导致骺生长板软骨细胞的生长停滞；来自干骺端滋养动脉供血系统的损伤，可出现软骨矿化骨化的障碍；来自干骺端周围"小梁窗孔"的供血系统的损伤，可导致骺生长板横向生长的停滞，甚至出现未发育成熟前边缘型骺早闭。

五、儿童骨折的发生率

儿童骨折的发生率与年龄、性别、生活环境、文化背景、季节等多方面因素有关，不同地区、不同国家可有很大差异。

Landin（1983）总结了瑞典 Malmo 30 年间有登记的儿童骨折 8682 例后发现，从出生至 16 岁，42% 的男孩、27% 的女孩发生骨折，骨折发生的峰值为 12 岁。英国 Worlock 和 Stower 统计每年有 16% 的儿童发生骨折。根据 Beekman、Garrick 和 Iqbal 等的综合统计显示，长骨骨折的发生率为：桡骨 45.1%，肱骨 12.4%，胫骨 15.1%，腓骨 13.8%，股骨 7.6%。骺损伤的发生率为 14.5%～27.6%，开放性骨折的发生率为 1.5%～2.6%，多发骨折发生率为 1.7%～9.7%，再骨折的发生率为 1%。

北京积水潭医院郭源教授统计了本院儿童创伤急诊自 1992 年 1 月至 1998 年 12 月 6 年间有登记记录的儿童骨折资料，共 8958 例，其中男性 6228 例，女性 2729 例，男女比例为 2.28：1，共计 9070 处骨折、骺损伤与关节脱位。多发骨折 65 例，占 0.73%；病理骨折 15 例，占 0.17%。本统计不包括爆炸伤、截肢与截指（趾），不包括桡骨头半脱位与环枢椎旋转移位，因为后两种损伤很多患者在门诊就诊。

9070 处骨折、骺损伤与关节脱位中，骨折 7234 例，占 79.76%；骺损伤 1791 例，占 19.74%；关节脱位 45 例，占 0.5%。按部位统计：上肢骨折、骺损伤与关节脱位 7350 例，占 81.04%；下肢骨折、骺损伤与关节脱位 1716 例，占 18.42%；脊柱骨折 4 例，占 0.04%。

骨折发生率从 1 岁开始至 6 岁逐渐增加，发生率最高年龄为 12 岁。其中不同部位骨折好发于不同的年龄段，如胫骨骨折的峰值在 3 岁；股骨骨折的峰值在 5 岁；肱骨髁上骨折、腓骨骨折、胫腓骨双骨折、孟氏骨折的峰值在 6 岁；肱骨外髁骨折、桡骨头骨折的峰值在 7 岁；肱骨骨折的峰值在 10 岁；肱骨近端骺骨折、桡骨骨折、前臂双骨折、尺桡骨远端骺骨折、尺骨鹰嘴骨折、掌指骨骨折的峰值在 12 岁；肱骨内上髁骨折、肱骨内髁骨折、肱骨髁间骨折、桡骨颈骨折、桡骨远端骺骨折、胫骨远端骺骨折、腓骨远端骺骨折的峰值在 13 岁；锁骨骨折有两个发生年龄高峰，分别为 7 岁与 12 岁。肱骨小头骨折与尺骨冠状突骨折都发生在学龄以后，本组材料中肱骨外髁骨折、盖氏骨折与舟骨骨折发生年龄大于 12 岁。

性别与骨折的发生率也有一定的关系，男孩与女孩发生率有明显差异的有：尺骨鹰嘴骨折 7.55：1，肘关节脱位 6.5：1，肱骨内上髁骨折 4.09：1，肱骨远端骺分离 3.89：1，前臂双骨折 3.57：1。结果显示以下骨折仅发生于男孩，如股骨髁上骨折、髌骨骨折、尺骨冠状突骨折、舟骨骨折。唯一女孩多于男孩的骨折为桡骨头骨折，4 例中 3 例为女孩。

第三节　儿童骨折的分型、特点及类型

一、儿童骨折的分型

儿童骨折总体上分两大类，一类骨折只涉及骨干与干骺端，另一类涉及骺生长板及骨骺。前者具有儿童生长塑形的优势，后者则有可能出现发育畸形。

儿童骨折的分型尚不统一，也难以完全一致。比如儿童胫、腓骨远端骺骨折与踝关节骨折，一般的观点是：如骨折涉及胫、腓骨远端干骺端，骨骺生长板，但不影响踝关节的稳定，称为胫、腓骨远端骺损伤；而影响踝关节稳定的胫、腓骨远端骨折与骺损伤称为踝关节骨折。踝关节与腕关节不同，踝关节是一个负重关节，是一个在小的范围内负重应力集中的关节，所以造成骨折的应力也往往是复合的应力。因此难以用Salter-Harris 骺损伤分型来说明，Diaz-Tachdjian 提出的按损伤应力分型似乎更为合理，即分为旋后内翻型、旋前外翻外旋型、旋前跖屈型与旋后外旋型。这四种类型的损伤根据损伤应力的强度又可以表现为不同类型的骺损伤。但是这种分型方法也不能完全包罗所有的踝关节部位骨折，如内、外踝骨折等。1985 年以后又增加 4 型：轴向压缩骨折、青少年 Tillaux 骨折、三平面骨折与其他骨折。总之，儿童骨折的分型仍不统一，认识上仍较混乱。

（一）按解剖部位区分骨折

1. 骨干骨折 涉及骨干板层骨和骨膜。哈佛系统不成熟的骨干容易出现青枝骨折，不同年龄、不同类型的骨折会对骨成形产生不同的影响。

2. 干骺端骨折 涉及骨端膨大部分。该部位由大量的再塑形新形成的软骨内成骨骨小梁和周缘膜成骨多孔板层皮质骨所组成，可能因压缩而出现隆突，特别是在干骺端与骨干交界处。干骺端也是容易发生裂纹骨折的部位，此种骨折很容易漏诊，特别是在婴幼儿。干骺端是损伤时容易累及的部位，容易在骺损伤时部分干骺端连同骺一并骨折。干骺端骨折的骨折线也可以扩展延至骺生长板，造成骺损伤。

3. 骺生长板 骺生长板损伤累及软骨内生长机制。分不同的类型，有不同的预后，可导致生长延迟或停滞，甚至可影响正常关节的发育。

4. 骨骺骨折 可累及二次骨化中心或仅仅为骨骺软骨骨折。当二次骨化中心未出现前，该部位骨折的诊断往往非常困难。很多骨骺骨折类似于成人的韧带损伤，如儿童胫骨近端骨骺的胫骨棘骨折在成人往往为前十字韧带损伤。如果损伤只累及骨骺软骨，从普通 X 线片上难以识别，此种情况也可见于内、外踝的尖端。骺损伤少数只累及骨骺，可以有多种形式的表现，有可能影响关节的发育。骨骺内轻微骨小梁骨折可导致骨化中心内出现血肿、水肿，容易漏诊，此时 MRI 有助于明确诊断。

5．关节面骨折　可只累及透明软骨或同时也累及软骨下皮质骨，造成软骨的剥脱，此种损伤只能从 MRI 影像上识别。

6．上髁骨折　只累及肱骨远端，即内上髁骨折与外上髁骨折。该部位为屈肌或伸肌总腱的附丽处，特别是内上髁骨折不仅会影响肘关节的稳定性，还会影响尺神经沟的形态与平滑度，可因骨折而导致继发的尺神经症状。

7．头下骨折　累及干骺端和骨骺，如股骨颈头下骨折、桡骨颈骨折。

8．髁上骨折　骨折位于髁与上髁上方，该部位稳定性最差，骨折整复后维持复位比较困难，如最常见的肱骨髁上骨折，以及大龄儿童比较少见的股骨髁上骨折。

9．经髁骨折　骨折部位经过髁部，如肱骨远端通髁骨折，某些肱骨远端全骺分离带有一薄片干骺端的松质骨，实际上是经髁骨折。

10．髁间骨折　骨折累及骨骺二次骨化中心，将其一分为二，改变了关节面的形状，有些还会累及骺生长板和干骺端。

11．单髁骨折　骨折累及关节面软骨、骨骺、骺生长板及干骺端，骨折块内可以包括很多的成分，如儿童肱骨外髁骨折，骨折块通常包括滑车外柱、肱骨小头、干骺端与外上髁。

（二）按骨折线区分骨折

1．纵形骨折　骨折线沿骨干纵轴方向，可一条或数条，多见于大龄儿童及青少年。多为直接暴力损伤，骨折线可延伸至骺生长板。

2．横形骨折　骨折线与长骨纵轴垂直，常见于婴儿及小龄儿童，常位于干骺端区域，也可见于儿童病理骨折。

3．斜形骨折　骨折线与骨干纵轴呈不同的角度，一般多

为 $30° \sim 45°$，多见于青枝骨折。

4．螺旋形骨折　骨折线与骨干纵轴呈螺旋走向，多见于儿童与青少年的骨干骨折，如胫骨骨折、肱骨骨折，也常见于刚开始学步幼儿的股骨干骨折。

5．嵌入骨折　损伤时两侧的皮质骨与管状骨同时被挤碎，多见于干骺端与发育中的椎体。

6．粉碎骨折　骨折线扩展至多方向形成多个碎块，很少见于婴儿及小龄儿童，多见于青少年胫骨骨折。

7．弓形弯曲　骨经受强烈的弹性反弹所致的畸形，多见于小龄儿童。桡骨或胫骨不完全骨折时，尺骨或腓骨出现弓形弯曲。也见于儿童孟氏骨折，桡骨头脱位时尺骨未骨折，而表现为轻度弓形弯曲，正常尺骨嵴轻度向后侧的弧形外观消失。双骨肢体一根骨的弓形弯曲往往影响另一根骨骨折的整复。

8．青枝骨折　儿童常见，特别是板层骨哈佛系统尚未成熟时。青枝骨折是一种不完全的骨折，受压应力一侧的部分皮层骨与骨膜仍保持连续。青枝骨折多有成角畸形，有时整复纠正成角比较困难，整复后外固定过程中又会出现成角畸形，此种情况需要把青枝骨折先变成完全骨折，才能达到并保持解剖复位。

9．隆突骨折　多见于发育期骨的干骺端，是骨受轴向冲击挤压应力所致的一种特殊的骨折，是一种相对稳定的骨折。

10．病理骨折　见于儿童骨肿瘤及骨病变，特别是类肿瘤疾患、骨髓炎、骨感染、代谢或遗传性疾患、神经肌肉紊乱。病理骨折的骨折线多为横形，少数为短斜形骨折。骨折后骨折端移位不明显，局部反应也比较轻。

11．应力骨折　并非所有的骨折都有暴力损伤史，反复作用于骨某个固定部位的应力，同样也可以造成皮质骨的损伤。应力骨折多见于青少年，特别是下肢，如胫骨上端内侧干骺端处，某些从事特殊技能训练的儿童与青少年，偶尔也可见到上肢的应力骨折。应力骨折的诊断往往颇为困难，极易与恶性骨肿瘤相混淆，需要特殊检查、随诊观察才可确诊。

12．潜伏骨折　或称隐状骨折，是指发育中的骨小梁或骨骺的二次骨化中心，或腕骨跗骨骨化中心的显微骨折。往往于检查中发现局部 X 线片有局限性透光区，追问又有明显的外伤史，在除外其他原因后方可诊断。损伤即刻的 X 线检查往往不能判断，MRI 可以及早发现这种显微骨折。

二、儿童骨折的特点

儿童不是成人的缩影，其特性影响着儿童外伤的治疗。这些特性包括对应力有较强的弹性、肥厚的骨膜、很强的塑形潜力、愈合时间短以及骨骺的存在等。

（一）骨折愈合快

儿童骨折比成人愈合快，厚的骨膜和丰富的血运使骨折后很少有不愈合者。

（二）可塑性强

根据儿童的年龄，长骨骨折后的成角畸形，从干骺端到骨折部的距离和成角的度数，可有一定的自行矫正。年龄越小、越接近干骺端的骨折，越能接受较大的成角。接近屈成关节运动平面的成角更可能被矫正，其他方面的成角矫正难一些，旋转畸形常不能自行矫正。

（三）再塑形和过度生长

不仅儿童的骨折愈合较成人快，而且愈合以后残留的畸形还可能通过塑形而得到不同程度的减轻。影响畸形重塑的因素包括：生长潜力和畸形与相邻关节的关系。这些因素决定骨折重新塑形的潜力，而患儿的骨龄是最重要的因素。其他因素包括畸形是否接近骨骺板，不同部位的骺板的生长潜力也不同。例如，肱骨的生长 80% 来自近端的骺板，肱骨近端骨折较肱骨远端骨折畸形重新塑形的可能性更大。

在处理儿童骨折时还要注意的是，肢体骨折后有加速生长的潜力。临床上最常见的是在股骨干骨折牵引治疗时，骨端重叠 1.5cm 以内不仅可以接受而且是理想的。

（四）骨骺滑脱

骨骺滑脱多见，韧带断裂少见。因儿童处在生长发育期，具有骨骺和骺板等结构，而骨骺的连接没有韧带的连接坚强，故造成成人的韧带断裂或外伤性关节脱位的暴力，在儿童多造成骨骺撕脱、骨骺滑脱等骨骺损伤。

三、儿童骨折的特殊类型

（一）青枝骨折

多见于 10 岁以下的儿童，成角的外力作用于骨干，可以使一侧骨皮质和骨膜发生断裂，而对侧尚完好，形状如折断树枝的表现。因为未发育成熟的骨骼较成人骨骼有较大的弹性和更厚的骨膜，因此青枝骨折是儿童独有的骨折。

（二）隆凸状骨折

隆凸状骨折也称竹节样骨折，多为纵向的外力，特别是在干骺端，可表现为压缩性的挤压骨折，在 X 线片上可见两侧骨皮质出现喙嘴样改变。如果外力有一定成角的话，则这种喙嘴样表现出现在一侧骨皮质，一般骨膜没有断裂。

（三）弯曲型骨折

实际上也是另一种青枝骨折，多发生在年龄更小的婴幼儿。

（四）产伤骨折

包括颅骨凹陷性骨折、神经损伤和四肢骨折。产伤骨折是几乎不需手术而且预后最好的一种骨折，多见股骨干骨折、肱骨干骨折、近关节部位的骨骺滑脱以及锁骨骨折等。

（五）虐待骨折

多为幼小患儿，约 66% 是在 3 岁以下。患儿一般健康状态极差，身体瘦小，营养和发育差。

（六）病理性骨折

各种原因造成骨质异常而发生的骨折，可称为病理性骨折。儿童较为多见。如成骨不全、严重的维生素 C 缺乏症、佝偻病、甲状旁腺功能亢进、垂体功能亢进、废用性肌萎缩、脊髓灰质炎后遗症、脑瘫、多发关节挛缩症等。此外，炎症、肿瘤和先天性疾病等均易并发骨折。

第四节　儿童骨折的治疗原则

近年来，骨科治疗水平的迅速提高与影像学技术的进步和内固定材料的改进密切相关。随着患者对治疗要求的提高，治疗方法也越来越趋向于多样化。在小儿骨科领域中，不恰当地套用成人骨折的治疗方法，违反原则地扩大手术治疗适应证，也带来了很多新问题，医源性并发症层出不穷。因此，强调儿童骨折的基本治疗原则是非常必要的，有非常重要的现实意义。

本节仅讨论不涉及骨骺、骺生长板的儿童骨干和干骺端的闭合与开放性骨折。涉及骨骺、骺生长板（包括干骺端）的骨折及软骨周围环 Ranvier 区的损伤，将在第六节骺损伤中讨论。

一、儿童骨折的复位要求

儿童骨折并非不要求解剖复位，而是不强求解剖复位，因为儿童骨折后有很强的生长再塑形能力与过度生长现象。通过闭合复位石膏制动或牵引复位达到骨折愈合，绝大多数可以得到满意的最终结果。相反，不恰当的切开复位内固定往往是造成骨折不愈合等严重并发症的原因。对于某些闭合复位后维持复位位置很困难的骨折，如肱骨髁上骨折、股骨颈骨折，闭合复位经皮穿针内固定也是一种很好的治疗方法，其效果远远优于切开复位内固定的病例。对某些闭合复位后又移位的病例，只要骨折后不超过 1 周，再次闭合复位仍有成功的希望，不应放弃再次努力尝试而切开复位。只有对非手术难以达到可接受复位位置的病例，或者大龄儿童、已接近发育成熟、没有更多的自身再塑形能力的病例，才考虑切开复位。

二、儿童骨折内固定材料的改进

为缩短住院时间，又能达到满意的解剖复位，对某些大龄儿童长管状骨骨干骨折如股骨干、胫骨骨折，在双向 X 线（G 形臂）监视下，应用弹性髓内针固定是一种可以考虑的生物学内固定方法。内固定针不需穿过骨端的骺生长板，不切开骨折端，从而不损伤骨折端血运，既可达到骨折端可靠的内固定，又允许骨折端有轴向微动，但是要求一定的设备条件与技术。

　　钢板螺丝钉内固定仍是目前广泛采用的内固定方法。钢板是偏心固定，抗桡屈应力强度差，钢板过短稳定性差，钢板太长又破坏骨血运太多，对于儿童骨折最好采取内固定与外固定或牵引联合应用的办法。儿童外固定后关节功能的康复要比成人快，过度追求牢固内固定而废弃外固定的做法对儿童并不可取。钢板内固定骨折临床愈合后一般骨痂很少。由于存在钢板的应力遮挡作用，骨折的牢固愈合需要比较长的时间。去除外固定或牵引后，仍需对骨折部位加以保护，很多治疗失败的病例都发生在此阶段。

　　近年来，为了减少对骨折端骨皮质血运的影响，提出应用有限接触动力加压钢板、点接触钢板内固定取代传统的动力加压钢板。但是不管如何改进，不能完全消除切开复位钢板内固定对局部血运的破坏影响，非手术方法可以治疗的儿童骨折，绝对不要随意不恰当地扩大手术适应证范围。

　　外固定架治疗儿童骨折也是近年来开展的一项治疗方法，特别是对粉碎骨折、多发骨折，以及软组织条件比较差的病例。在现代影像学的帮助下，可以通过调整外固定架达到比较满意的骨折复位。在应用外固定架的过程中，可以进行一定的康复治疗，有其可取的一面。但是也必须清楚地认识到，外固定架一样有应力屏蔽的作用，去除外固定架后必须有可靠的保护，否则很容易发生再骨折。

　　儿童骨折闭合复位最好在麻醉下进行，肌肉不能松弛往往是整复失败的原因。整复时必须熟悉骨折的创伤解剖，合理地利用骨膜残留连续部分的合页，维持复位后的稳定，切忌暴力整复。

　　儿童骨折同时会合并关节脱位（如儿童型孟氏骨折），拍摄 X 线片一定要包括上下关节，以防漏诊。

　　因闭合复位后肿胀、外固定物压迫导致的 Volkmann 缺血挛缩，在儿童骨折的治疗中屡见不鲜，其后果往往造成终生残疾，必须引起充分的重视。医生与患儿家属要严格观察骨折闭合复位后肢端的血运情况，持续疼痛（pain）、摸不到脉搏（pulselessness）、苍白或青紫（pallor）、感觉异常（paresthesia）、麻痹（paralysis），这种所谓的"5P"征一旦出现，必须及早松解外固定，必要时还需减压，以减少肌肉间隔的压力。一旦发生 Volkmann 缺血挛缩，早期康复治疗是很有帮助的。

三、儿童骨折的复位位置及手术指征

至于哪些骨折复位后，什么位置是可以接受的，什么位置是不能接受的；哪些必须立即切开复位，哪些则可以等到骨折愈合后再二期矫形更为可取，需要根据发生骨折时不同的年龄、不同的部位、不同的类型而有所不同。比如锁骨骨折，除了个别大龄儿童锁骨肩峰端类似骺分离，骨折后近心端高撬起插入肌肉中，手法难以使骨折端接触之外，根本不需要任何手术治疗，8 字绷带制动 3 周，骨折很快愈合，通过生长再塑形不会残留任何问题。相反，锁骨骨折不愈合几乎无一例外地发生在切开复位内固定的病例，特别是发生在应用克氏针不可靠固定的病例中。再如儿童肱骨近端干骺端骨折，虽然其解剖部位类似于成人的肱骨外科颈骨折，但其结果却不相同。只要患儿还有生长发育再塑形时间，40°～50° 成角畸形 3 年后可以完全再塑形至正常。儿童股骨干骨折 2 岁以下 20° 内外翻成角、30° 前后成角；5 岁以下 15° 内外翻成角、20° 前后成角、2cm 以内短缩；10 岁以内 10° 内外翻成角、15° 前后成角、1.5cm 以内短缩，均可接受。10 岁以下儿童前臂骨折整复后成角不超过 10°、旋转畸形小于 10°，也是可以接受的位置。但是如果同时合并同侧肱骨髁上骨折即"漂浮肘"，或已出现间隔综合征，为稳定骨折便于处理伤口，或者是对位对线不可接受的再骨折，则应手术切开复位。儿童桡骨颈骨折也只有闭合整复失败、成角大于 30°、移位大于 30% 时才考虑切开复位。

肘内翻是肱骨髁上骨折很常见的并发症，特别是伸直尺偏型骨折，原因是肱骨髁上内侧皮质的嵌压与肢体重力所造成的远骨折端内旋应力。闭合复位经皮穿针可以大大减少肘内翻的发生，但并不能完全避免，整复后或复查中发现 Baumann 角（肱骨外髁骺生长板两端连线与肱骨纵轴线在正位 X 线片的交角称为 Baumann 角，正常为锐角，约 75°）已成钝角，骨折复位的位置又基本上可以接受，骨折还没有纤维愈合前，就不宜为了防止肘内翻的并发症而再次整复，更不宜不恰当地切开复位内固定。因为，等骨折愈合肘关节功能恢复后再二期截骨矫形并不会影响最终的结果。相反，再整复失去原来可以接受的位置或手术切开复位，往往会造成关节僵直活动受限等永久性的残疾。同样的情况也见于桡骨远端干骺端骨折，但处理则不尽相同，此型骨折多发生在年龄偏大的儿童，生长再塑形能力已很有限，积极一点切开复位内固定对腕关节的功能恢复影响不是很大。如果发生在年龄小的儿童，则可以保守一些，先让骨折愈合，观察生长再塑形的变化，如有必要再二期截骨矫形，也可避免因手术暴露损伤桡骨远端骨骺。

四、儿童骨折合并神经损伤

儿童骨折后合并神经损伤并不一定是切开复位探查神经的适应证，如孟氏骨折合并桡神经损伤（骨间背侧神经损伤）。桡神经深支经桡骨头前侧向前外侧走行，穿过旋后肌深浅层及 Frohse 肌弓经桡骨颈的前外侧绕过至骨间膜的背侧，当桡骨头向前或向前外侧脱位时，桡神经深支可受到牵拉损伤。有 10% ~ 20% 的病例发生桡神经损伤，特别是桡骨头向前外侧脱位的所谓Ⅲ型（儿童型）孟氏骨折。神经受损伤部位往往位于 Frohse 弓处，多数为 Sunderland Ⅰ度损伤（神经轴束传导中断，轴束并未断裂），少数为 Sunderland Ⅱ度损伤（轴束损伤，Schwann 细胞鞘尚保持完整）。多数病例只要桡骨头复位，数周至 3 个月后神经麻痹可以自行恢复，根本不需要任何手术处理。只有对伤后已经 3 个月仍无任何恢复迹象的病例，才考虑手术探查。当然这并不排除对闭合复位失败或首诊漏诊及合并桡骨骨折的Ⅳ型孟氏骨折，为了处理骨折脱位、争取早期环状韧带修补，行切开复位的治疗方法。肱骨髁上骨折也是容易并发神经损伤的一种骨折，发生率大约为 7%，以桡神经损伤最多见，多见于远骨折端向后内侧移位的病例。远骨折端向后外侧移位时易出现正中神经损伤，而屈曲型骨折则易出现尺神经损伤。多数神经损伤是牵拉伤，多可自行恢复，真正的神经嵌压断裂并不多见。对于这种病例，最适当的治疗是严密观察

（包括临床检查与肌电监测），极少数 3 ~ 6 个月仍无恢复迹象者，才考虑手术探查。

五、儿童骨折合并血管损伤

儿童骨折合并血管损伤是骨折最严重的合并损伤，必须积极处理，不能延误，否则会危及肢体的存活。对任何严重的直接或间接暴力损伤都应想到有血管损伤的可能，要注意检查肢体的颜色、温度、感觉、脉搏是否存在或减弱，特别是易合并出现血管损伤部位的骨折，如胫骨近端骨折与股骨远端骨折、肱骨髁上骨折、骨盆骨折等。血管损伤后可能是血管破裂，也可能是血管挫伤后继发血栓形成并逐渐完全梗阻。骨折闭合复位后外固定过紧，或因骨折局部血肿炎性反应造成筋膜间隔内高压，是造成继发血管损伤的主要原因。此种情况一旦出现，必须即刻处理。松解所有的外固定物，如果 30 分钟以后情况仍无改善，应迅速全面对伤情做出评估，及早做出处理决定，包括血管探查术。

六、开放性骨折的治疗原则

清创、消毒创面、抗感染、稳定骨折、创造骨愈合条件是开放性骨折的治疗原则，这一点对儿童与成人没有区别。

Gustillo-Anderson 将开放性骨折分为三型。①Ⅰ型：伤口清洁，小于 1cm，伤口是由里向外骨折端刺穿所致，彻底消毒后可按闭合骨折处理。②Ⅱ型：伤口大于 1cm，没有广泛的软组织损伤，多见于横形或斜形骨折，骨折端外露。对这种类型的开放性骨折清创后，采用内固定有利于软组织创伤的处理，有利于保持骨折复位的维持，外固定架也适用于此种类型的骨折。③Ⅲ型：广泛的软组织损伤，伤口污染，骨折不稳定，甚至骨折块游离，损伤血管。此种又分为三个亚型，ⅢA 型：清创后有皮肤覆盖骨折端；ⅢB 型：清创后需要做皮瓣才可以关闭创口；ⅢC 型：不仅软组织严重损伤，同时合并肢体主要血管损伤，此型处理最困难。

交通事故高能量损伤近年来呈上升的趋势，其中约 10%为开放性骨折，25%～50% 合并颅脑、胸腹脏器损伤。对于此种类型的损伤，在抢救生命、处理致命脏器损伤的同时，特别要注意某些骨折的漏诊，做到及时、恰当地处理骨折。

第五节　儿童骨折的功能锻炼

骨科疾病治疗的最终目的是使患儿尽早地、最大限度地恢复功能，实现生活自理，重归社会正常活动。因此，指导患儿正确进行功能锻炼是骨科疾病治疗护理中的一项重要工作。

一、骨折肢体的功能锻炼

功能锻炼是受伤肢体肌肉和关节的活动锻炼。适当的功能锻炼可避免肌肉组织萎缩，预防组织粘连和关节僵硬，改善局部血液循环，消除肿胀，促进骨折愈合，恢复肢体功能。

（一）功能锻炼对骨折愈合的作用

骨组织是由骨细胞和骨基质组成，并含有胶原纤维和钙盐。它与身体的其他组织一样，不断地进行新陈代谢，这种代谢与肌肉组织的活动和血液循环有密切关系。肌肉活动多、血液循环旺盛，则能及时带走骨折局部的代谢产物，增加组织所需的氧、蛋白质、钙盐及其他物质，可促进骨折愈合；反之，如果肌肉组织得不到适当活动、血液循环不良、骨的代谢不能正常进行，则会引起骨质疏松，骨折愈合减慢。另外，肌肉组织的活动对骨折端产生的应力刺激是骨折再塑形的重要因素，对增强骨质强度起到极其重要的作用。

（二）功能锻炼对关节活动的作用

骨折后，由于创伤的反应和肢体被固定，静脉和淋巴回流障碍，局部组织将有浆液纤维性渗出物和纤维蛋白沉着，骨折肢体的关节会发生不同程度的关节内、外组织的粘连，并与关节囊和周围肌肉的挛缩共同导致关节僵硬。如果患肢关节能够得到及时和适当的活动，则可减轻这种粘连和挛缩，从而改善和避免关节僵硬，恢复软骨的正常代谢，使关节恢复正常活动。

（三）功能锻炼对肌肉组织的作用

功能锻炼有主动锻炼和被动锻炼。主动锻炼是肌纤维本身的收缩和舒张，通过这样的收缩和舒张可改善血液循环和肌肉组织营养，避免肌肉萎缩，增强肌肉的力量。而被动锻炼由于肌纤维都处于松弛状态则没有上述的作用，即使有，也是极其微小的。因此，通常所采用的锻炼方式应以主动锻炼为主，且贯穿于骨折愈合的全过程。即使在骨折早期，关节被固定的情况下也必须进行主动锻炼。而被动锻炼一般只是用在肌肉瘫痪或肌力很微弱，不能使用主动锻炼的情况下才采用，或作为配合主动锻炼来进行，以防止关节的僵硬，扩大关节的活动范围。

二、功能锻炼的基本要求

1．锻炼的主动性　除失去神经支配或患者处于昏迷状态外，均应主动进行功能锻炼。

2．锻炼的适应性　外伤后的患者，尤其是伤情较重而复杂者，其精神与体力状态均不同于正常人。因此，在安排功能锻炼时，应考虑到伤情的特殊性，切勿要求过高、过急和过快。

3．锻炼的计划性　即按患者不同骨折、不同年龄、不同特点进行功能锻炼。每日分数次循序渐进地按预定计划进行。

4．锻炼的科学性　各种关节具有不同的活动范围、不同的固定方式。因此，对各关节及其附近组织的功能锻炼有不同的要求，这些要求均是以运动生理学的基本原则为出发点。按照各部位的生理特征，科学制定和合理安排后才可实施锻炼计划。

5．锻炼的时间性　骨折的不同阶段其锻炼方式不同，一般分为早、中、晚期 3 个阶段。

第六节　儿童骨骺的生长发育及骨骺损伤

一、儿童骨骺的生长发育

儿童骨骼的生长发育规律目前尚不十分清楚，如基因是通

过何种方式调控生长的？激素对生长调控的过程是怎样的？ 24
小时纵向生长的节律是什么？胶原携带基因的程序等，虽已有
很多研究，但都没有揭示出规律。

（一）激素与骨骺生长发育的关系

甲状腺素与骺生长板和骨骺软骨的早期发育有着很重要
的关系。甲状腺素缺乏可导致软骨的整体丢失，软骨内血管过
度增生，细胞基质黏多糖的异常分布。其中，骺生长板的肥大
细胞层尤为明显，骺生长板体积小，且厚度变薄。甲状腺素对
骨化的影响比较小，其对骨骼生长的影响主要表现为与生长激
素的协同作用。生长激素主要作用于骺生长板的生长区，对
软骨细胞的分裂合成通过硫酸酯因子第二激素产生作用。雄
性激素睾酮有刺激生长板、加速细胞分裂合成的作用。雌激
素可通过抑制硫酸酯因子的间接作用增加基质的矿化，为生长
发育成熟以后骺的生理闭合创造条件。这一点可以解释为什么
女性的生理骺闭合要早于男性 1 ～ 2 年。甲状旁腺激素对控制
体内钙磷代谢平衡有重要作用，有调节成骨细胞与破骨细胞平
衡的作用。甲状旁腺可刺激破骨细胞的活动而增加骨吸收，抑
制磷的回收而增加钙的吸收。儿童骨骼生长发育过程中需要不
断的成骨与破骨才能完成骨骼的生长塑形，完成软骨内成骨与
膜内成骨的生长塑形。甲状旁腺激素分泌过多必然造成干骺端
的骨吸收，造成纤维增生及囊性改变；甲状旁腺激素分泌过少
则由于破骨细胞的活动能力降低，不仅生长发育的骨骺不能完
成生长塑形，而且会因血钙降低而影响骺生长板软骨变形区
的矿化。肾上腺皮质激素包括少量的性激素和大量的皮质激
素，骺生长板缺乏甾体激素受体，所以甾体激素对骺生长板没
有直接影响。但甾体激素会影响骨骺的血运供给，医源性库欣
（Cushing）综合征导致骨骺缺血坏死、骺早闭并不罕见。

（二）膳食结构与骨骺生长发育的关系

蛋白质、维生素、矿物质、微量元素的摄入均与儿童骨生
长发育有关，营养不良可造成发育不良。维生素 A 与骺软骨生
长密切相关，维生素 A 不足可减慢软骨细胞成熟过程，维生素
A 过多则加速软骨成熟、退变、成骨，可导致骺早闭。维生素
D 是影响钙磷代谢的一个重要因素，直接影响发育过程中干骺

端矿化成骨，缺少时由于干骺端不能正常矿化成骨，造成生长发育障碍。微量元素锌、锰、铜对多种酶的合成与激活有一定的影响，骺生长板酶的含量大大高于骨骺和其他软骨组织，说明该部位是聚糖蛋白硫酸软骨素合成最活跃的部位。微量元素缺乏时，通过其对酶合成激活的影响，影响聚糖蛋白硫酸软骨素的合成，影响骺的生长潜力。

（三）生物应力与骨骺生长发育的关系

生物应力对儿童骨骺生长发育至关重要，合理的负载会促进发育，不合理的超负荷会影响骨骼的发育。

骨骼系统的软骨、骨与纤维组织在生长发育过程中均在不断地改造、再塑，以使其最终发育成熟后达到结构坚固、机械性能优良，既起到对人体的保护支持作用，又符合最佳的生物力学要求。软骨更能适应可塑性的生长需要，关节面的软骨为了更好地承受压应力，发育成为透明软骨。而在承受剪式应力部位，如胫骨结节则发育成为纤维软骨。股骨近端的发育，出生时骺生长板为横向水平，以适应快速生长的需要。儿童开始站立行走以后，骨小梁逐渐按所受的压应力进行排列。随着儿童逐渐发育，股骨颈上部股骨头骺与大转子间的软骨变薄，外侧拉应力骨小梁开始形成，5～7岁时干骺端的骨小梁已很好地排列，8岁以后干骺端内侧的骨小梁形成骨矩。骺生长板的方向也随着颈干角的逐渐减小而逐渐改变，从水平方向变为有一定倾斜度的半球形形状，此时骨骺二次骨化中心已基本骨化，出现按压应力方向排列的骨小梁，在股骨头骺逐渐生长发育的过程中逐渐改建以更加符合生物力学的要求。

出生时骨干主要由胎儿的编织骨所组成，其特征是没有哈佛系统。此时胶原排列不规则，呈交叉状排列，胶原短且粗细不均匀，胶原间有很多的腔隙，柔韧性大，弹性模量低。出生后，由于骨外膜迅速地贴附成骨，骨内膜活跃的破骨、成骨再塑形，骨干皮质不断增厚、增粗，骨髓腔逐渐扩大。此时胶原逐渐变为有序排列，在小血管周围呈多层同心排列，逐渐形成经过生物力学塑造的骨板。根据胶原束和连接骨板的排列方向，可表现不同类型的骨单位。一种类型是胶原束沿骨单位纵向走行，在骨单位的中心和外围有少量环绕骨单位走向的纤维。另一种类型是胶原束大多环绕骨单位纵轴呈同心圆走行。不同类型的板层骨有不同的生物力学性能，前者抗拉力，后者抗压力。婴幼儿骨皮质血管丰富，在生长发育过程中允许更多的塑形，其致密度也低于大龄儿童与青少年，这也说明为什么轻微损伤在儿童更容易发生骨折，以及为什么会出现青枝骨折。青少年期可生长发育出更多、更复杂的哈佛系统，发育出更多的骨细胞与细胞间基质，骨质更为致密、硬度增加，此时期是骨单位形成的重要阶段。不同发育阶段、不同部位、不同的骨组合方式，与不同类型的骨折有密切的关系。

在皮质骨发育至成熟的过程中，皮质骨内存在着一套繁杂的管道系统，血管经过这些管道到达骨的各个部位，这些管道基本上是在骨内膜或骨外膜生长期间随着新骨沉积接合而构成的。原发管是指原发于形成过程的管道，继发管形成于原发管吸收新骨沉积的塑形过程。在膜成骨的皮质中，多为纵向走行。在软骨内成骨的皮质骨中，与骨干走行纵向排列的称为哈佛管，横向排列的称为伏克曼管。此管道即哈佛系统或伏克曼系统的中央管，骨细胞环绕于此管周围，形成哈佛系统或伏克曼系统。骨单位通常多是沿着血管方向排列，或呈螺旋状排列。在皮质骨中央，同心圆骨板均以哈佛系统形式存在。

儿童干骺端松质骨不同于成人的松质骨，它具有形成初级松质骨、发育成三维空间网络结构的二级松质骨，到逐渐形成规则板层排列、成为哈佛系统皮层骨的能力。这是儿童的一大特征，反映了骨组织在负荷下的改造过程，符合骨组织由形成而发育成为以最少量骨材料提供最大强度的过程。在此形成过程中，骨组织完成不断的改造与塑形。

在生长发育过程中，骨骺、骺生长板、干骺端、骨干受各种复杂生物力学作用力影响，作用力对软骨和骺软骨生长的影响目前还不完全清楚。在生理范围内压应力与拉应力的增加，会起到促进生长的作用。相反，超过生理范围极限的应力，会减慢或停止其生长。此种法则称为软骨生长的 Heater-Volkmann 原理。

二、骨骺损伤概述

骺板也称生长板（growth plate），是儿童特有的结构，由软骨细胞组成，故具有橡胶样韧性，有减震作用，保护关节面避免遭受在成人中常见的严重粉碎骨折。

骨骺分离常发生在临时钙化区骨骺一侧的肥大软骨细胞层，因此，生长细胞仍附着在骨骺上，这些细胞可从供给骨骺的血管获得血液供应，若骨骺血管损伤，则会影响生长细胞。如果血管从距生长板远的部位进入骨骺，比经生长板边缘进入骨骺在骨骺分离时的损伤小，股骨上端和桡骨上端骨骺就是因此而易受到损伤的。

骺板的直径至少为同骨骨干直径的 2 倍，甚至高达 3 ~ 6 倍，这可以减少软骨板的压力。它也不是简单的平板，其表面凹凸不平，增加了与干骺端的接触面并有大的隆起，如肱骨上端呈帐篷状，股骨下端有四个大的凹陷，周边软骨变厚形成强的软骨膜环与关节软骨相连，近侧覆盖在骨骺上，远侧强有力地附着于骨膜。

骺板的连接比正常的肌腱、韧带或关节囊弱，所以引起成人韧带撕裂或关节创伤性脱位的损伤，在儿童多产生骨骺分离。当骨折时，骨骺移位的凹侧骨膜仍完整，起绞链作用，当骨骺复位时则变得紧张，可防止整复过度。

骨骺损伤占儿童骨折的 15% ~ 30%，发生率随年龄而发生变化，在青春期达到高峰，男孩较女孩多见，约为 2：1。有报道指出骺板损伤占所有骨骺骨折的 30%。虽然骺板损伤较为常见，但却很少发生生长畸形，其发生率仅占所有骺板损伤的 1% ~ 10%。

由于骺板损伤而引起的问题并不多见，这些问题常可以预见，有时是可以避免的。了解骺板的解剖和生理以及它们对损伤反应的基础理论知识，对临床医师正确处理骺板损伤非常重要。

（一）骺板的解剖

骺板（又称骨骺板、骨骺生长板、骨骺软骨板）与骨骺或第二骨化中心不同。骺板经由 Ranvier 区域和 LaCroix 软骨周围带连接骨骺和干骺端。Ranvier 区是由楔形的原始细胞群组成，它与骨骺相连续，有助于局部或周围的骺板生长。Ranvier 区包括三种细胞：成骨细胞、破骨细胞和成纤维细胞。LaCroix 软骨周围带是一个纤维结构，它与 Ranvier 区域的成纤维细胞相连续，为生长板的骨 - 软骨连接区提供了强有力的支持。

骺板包括细胞外基质的软骨细胞，软骨细胞和基质都优先沿着长骨的纵向轴线发生。传统上骺板被划分为四个区域：静止细胞层或原始区、增生细胞层、肥大细胞层和软骨内成骨层。前者与骨骺相连接。前两个区域有丰富的细胞外基质，大量的机械结构的整体，特别是对抗剪切力。第三层肥大层，包含很少的细胞外基质，机械结构也是较弱的。在肥大区的干骺端侧，有一个临时的钙化区导致该区域软骨内成骨，在这些区域的钙化对抗剪力提供了额外的抵抗力。因此，在临时钙化区上部的肥大区是骺板最薄弱的区域，骺板的大多数损伤发生在这里，通过骺板的断面一定通过肥大层。这个事实暗示：在大多数损伤后，骺板的静止细胞层保持完整并黏附于骨骺，如果该层没有血液供应的损害或骨折线通过，这种损伤将会恢复。

骺板的血液供应有三个来源：骨骺血管供给骨骺的增殖细胞层；Ranvier 区软骨膜血管经过并供应软骨膜环；干骺端血管不供给骺板或其增殖细胞的营养，但可影响软骨细胞的转化功能。

（二）骺板损伤的分类

许多年过去了，骺板损伤的许多分类方法已经被描述，目前应用最为广泛的是 Salter-Harris 的分类方法（图 2-1）。

1. Salter-Harris Ⅰ型　单纯骨骺分离。多发生于婴幼儿，占骨骺损伤的 15.9%。骨骺沿全部骺线从干骺端分离，发生在生长板肥大细胞层，不伴有任何干骺端骨折。如骨膜仍完整，则无移位或很少移位。除了骨骺线可轻微增宽外，在 X 线片上很难做出诊断。分离较大则会有骨膜破裂，如已经部分或完全自行复位，容易漏诊。损伤常由于剪切力、扭转力或撕裂所引起，尤见于产伤和幼儿较大的骨骺。

2. Salter-Harris Ⅱ型　骨骺分离伴干骺端骨折，是常见的类型。骨骺分离沿骺板延伸到不同距离，骨折线通过肥大细胞

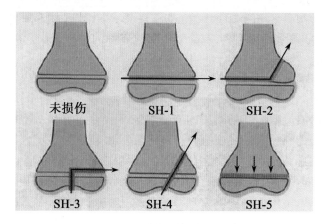

图 2-1　骺板损伤分型

层，然后斜向干骺端，累及干骺端一部分，产生一个三角形的干骺端骨块。更常见于 7 ～ 8 岁以上的儿童，并受到一个外向侧移位的外力，骨折端成角的凸侧有骨膜撕裂，而在三角形干骺端骨块处的骨膜完整，骨折容易整复，而完整的骨膜防止过度复位。

3．Salter-Harris Ⅲ 型　骨骺骨折，属于关节内骨折。关节内的剪切力可产生垂直劈裂从关节面延伸到骺板，然后沿骺板平行横越部分骨骺肥大细胞层的边缘，骨块可能移位或无移位。这种骨折 - 分离的类型不常见，最多见于胫骨远端内、外侧，肱骨远端外侧。

4．Salter-Harris Ⅳ 型　骨骺和干骺端骨折，属于关节内骨折。骨折线从关节面延伸斜行贯穿骨骺、骺板及干骺端，此型骨骺损伤易引起生长障碍和关节畸形，常见鱼尾状畸形。常见于肱骨下端、肱骨小头骨骺（外髁）和较大儿童的胫骨远端，需切开整复及内固定，防止愈合不良或骨骺早期闭合。多见于 10 岁以下儿童，占骨骺损伤的 30.2%。

5．Salter-Harris Ⅴ 型　骺板挤压性损伤，发生于严重暴力情况下，相当于骺板软骨压缩骨折，不常见但很严重。多发生在单项活动关节，非常少见，仅占骨骺损伤的 1%。骺板软骨细胞严重破坏，骨骺营养管严重损伤。多见于膝关节、踝关节。其结果导致骺板早闭、生长停止、骨骼变形、关节畸形。因该种骨骺损伤难以发现，故常常属于回顾性诊断，即已经出现畸形时才做出诊断。

6．Salter-Harris Ⅵ型　骺板边缘切削伤导致的软骨环（Ranvier）缺失；也可发生于股骨远端侧副韧带撕脱伤，由Rang补充的一种类型，多合并皮肤软组织损伤。

（三）骺板损伤的治疗

因儿童处在生长发育期，具有骨骺和骺板等结构，而骨骺的连接没有韧带的连接坚强，故造成成人的韧带断裂或外伤性关节脱位的暴力，在儿童多造成骨骺撕脱、骨骺滑脱等骨骺损伤。虽然损伤情况不同，但一般情况下骺板损伤的治疗原则相同。与其他的创伤性损伤一样，在处理损伤前，患儿必须经过ABC创伤评分，当病情稳定，全身及肢体损伤情况查明，就可确定治疗计划。需要注意的是，骺板损伤经常合并有血管、神经和开放性损伤。恰当处理软组织损伤后，再处理骺板损伤。处理骺板骨折的目的是获得和维持整复后的位置，避免受到进一步的损伤。当估计不能做到解剖复位时，应确定可以接受的功能复位的最低限度，并考虑日后可能引起残留畸形的程度、受伤的部位以及患儿的年龄等其他因素。受伤的部位和患儿的年龄是骨折重新塑形潜力的决定性因素。

Rang和Salter都强调了在复位中避免破坏骺板静止细胞层的重要性，他们认为Ⅰ型、Ⅱ型损伤在7～10天后的任何错位都是可以接受的，并认为后期施行截骨术矫正畸形，要比骨折当时冒着损伤骺板的危险去做有损伤性的复位结果要好得多。因为血管供应的关系，移位的Ⅲ型和Ⅳ型骺板损伤尽管伤后的时间较长，也都必须要复位。骺板骨折复位后，应用克氏针、其他内固定物和石膏等来维持整复后的位置。

（四）骺板损伤的并发症

几乎所有的骺板骨折都有可能并发骨不连、感染、神经血管损伤或骨坏死，即使处理得很好，这些并发症也是不可避免的。

骺板骨折的独特并发症是生长紊乱。创伤是生长紊乱最常见的原因，也可在Blount疾病、感染和X线辐射等情况下见到生长紊乱。

虽然骺板损伤占全部骨折的 15% ～ 30%，但生长停滞的发生仅占骺板骨折的 1% ～ 10%。许多因素都能影响出现生长停滞的可能性，最主要的是骺板损伤的严重程度，高能量引起的粉碎性骨折更能导致骺板生长停滞，通过静止细胞层的骺板损伤（Salter-Harris Ⅲ 型和 Ⅳ 型损伤）更可能与生长紊乱有关。幸运的是，并不是所有出现骺板生长阻滞的患儿都需要处理，这是因为骺板损伤在青少年中是最为常见的，而他们经常只有有限的生长空间。

骺板骨折后的生长紊乱通常在损伤后的 2 ～ 6 个月出现，但可能要 1 年后才明显。因此，不仅要告知患儿的父母关于生长潜力的问题，而且要让患儿本人认识到骺板骨折后生长停滞要有足够长的时间，是非常必要的。早期认识到创伤生长紊乱，以便处理相对较为容易，此时，处理的唯一目的是解决生长停滞而不是对生长停滞和生长畸形同时处理。穿过骺软骨的骨折或连接部分可导致生长紊乱，而生长紊乱可发生在创伤后却无骨桥的形成。这可能是因为损伤减慢了骺板部分的生长而非完全停滞，这种非对称生长可导致明显的成角畸形。

骺板骨桥可产生骺板完全或部分生长停止，如骨桥的区域巨大，可使骺板的生长完全停滞。最常见的是骺板在骨桥的区域生长停止，而骺板其他区域继续生长，这可导致肢体短缩或进行性的成角畸形，或两者同时并存。为了准确地处理骨桥，应该确定骺板中骨桥的位置和程度，以及剩余生长部分的数量。骺板中骨桥的情况可用 X 线、X 线体层摄影、CT、MRI 来确定，目前最常用的是 CT。部分骺板生长停止通常被分为周围型（A 型）和中央型（B 型、C 型），由其在骺板内的位置所决定。

周围型（A 型）骨桥位于骺板的内侧或外侧。有两种中央型骨桥：B 型，被周围健康的骺板所环绕，这种骨桥可能具有绞链的作用，嵌入骺板中产生关节畸形；C 型，从前向后横穿整个骺板或从一侧到另一侧，这种类型在内踝损伤中最为常见。

骨桥的范围和程度一经确定，就可判断骺板生长区域的数量，可通过患儿的骨龄和使用 Creen 及 Anderson 生长模式信息装置来完成。骨龄可通过左手和腕部 X 线片与标准的骨骼年龄图谱相对比来确定，通常女孩可判断到骨龄 14 岁，男孩骨龄 16 岁。股骨远端与胫骨近端将来生长的情况，可依 Anderson 等出版的图谱或通过每年骺板生长的近似值进行估计。

骺板生长停止的治疗包括观察、部分生长阻滞或骺板骨桥的切除。假如骺板中的骨桥出现在整个骺板，两侧肢体不等长或成角畸形尚可接受，对侧几乎没有生长软骨保留，最好的选择是观察一段时间。如果原来可接受的成角畸形没有处理，而将来有可能变成临床上不可接受的畸形，则可使用生长阻滞术。骨科医生必须充分估计肢体不等长的可能性，如预计两侧肢体不等长可能超过 20 ～ 25mm，则对侧肢体骨骺也应同时行部分生长阻滞术。

Langenskiöld 率先施行了骺板中的骨桥切除术，在人体和动物模型中都进行了研究。骨桥切除术包括去除连接骨骺和干骺端的骨桥，并用自身的脂肪等内植材料填补空缺以防重新形成骨性连接，剩余的骺板必须足够大且没有受到破坏，应在生理性骺板闭合、骨骺成熟之前能够继续生长，有一定的生长潜力时施行。大量研究表明，骺板的骨桥超过 50% 的范围，则切除后的效果不理想。关于需要多少生长余量，目前尚未统一：Langenskiöld 建议至少应有 1 年的生长余量，而 Kasser 认为成功的骨桥切除需要至少 2.5 年的生长余量，Birch 认为应至少需要 2 年的生长余量。很明显，患儿越小，骺板生长潜力越大，骨桥切除后效果会更好。

骨科医生必须决定是否需做截骨术矫正成角畸形。小于 20°的成角畸形在去除骨桥后可自行矫正，而超过 20°的成角畸形，则在骨桥切除后，需做截骨术矫正。

当周围型（A 型）骨桥切开后，可直接显露骨桥，在骨膜的边缘直视下取出。应该彻底切除骨桥直至骨洞的边缘见到正常的骺板。中央型（B 型和 C 型）骨桥通过干骺端开窗显露或通过切骨术到达。可在 X 线透视机、纤维光晕灯和牙科镜下行中央骨桥切除，有利于操作，也有人提倡术中使用放大镜或显微镜。

骨桥完全切除后，应用脂肪或颅骨修补术用的硅胶充填残留空腔，但是目前还不能断定哪种材料更为理想，每种充填材料都各有特点。最常用的是脂肪，因其容易获得而且是自身的组织，缺点是在臀部须另做切口来采集足够大小的移植物。采用固体物充填可以帮助支撑骨骺，无论选择哪种充填材料，都是用来填补空缺以保持去除骨桥后的外形。剩余的干骺端缺损用骨块充填。Peterson 指出，骨骺填入了移植材料而重新开始生长后，移植材料将进入远侧的骨骺。切除骨桥并将移植充填材料放置妥当后，应拍 X 线片以帮助评估重新生长的情况。

骨桥切除后的结果难以预料，大约 40% 的病例有明显的重新生长。几乎所有的作者都报道骨桥若超过 50% 的骺板，手术的结果不理想。

第二篇

小儿骨科常用检查方法及护理技术

小儿骨科检查方法　第三章

第一节　小儿骨科一般体格检查

一、儿童生命体征的评估

（一）体温的评估

1．正常体温为 36.5 ~ 37.5℃。测量基础体温，询问有无高热惊厥史及引发惊厥的温度。

2．若体温高于 37.5℃，应及时通知医生并检查患儿的手足、口唇及全身皮肤。检查患儿是否有皮疹出现。有高热惊厥史的患儿要监测体温变化，应备好降温药物及抢救物品。

3．术后若体温高于 38.5℃应及时通知医生。

（二）血压的评估

根据患儿年龄选择不同宽度的袖带，袖带的宽度应为上臂长度的 2/3。

$$1 岁以内收缩压（mmHg）= 月龄 \times 2 + 68$$
$$1 岁以上收缩压（mmHg）= 80 + 年龄 \times 2$$
$$舒张压 = 2/3 收缩压$$

（三）心率及呼吸的评估

年龄段	呼吸（次 / 分）	脉搏（次 / 分）	呼吸 / 脉搏
＜ 1 岁	30 ~ 40	110 ~ 130	1 : 3 ~ 1 : 4
2 ~ 3 岁	25 ~ 30	100 ~ 120	1 : 3 ~ 1 : 4
4 ~ 7 岁	20 ~ 25	80 ~ 100	1 : 4
8 ~ 14 岁	18 ~ 20	70 ~ 90	1 : 4

（四）体重的评估

1．评估体重对应用药物有指导作用。

2. 无法测量体重的患儿可通过公式计算。1 ~ 6 个月体重 = 出生体重 + 月龄 ×0.7。

3. 7 ~ 12 个月体重 = 6 + 月龄 ×0.25，大于等于 2 岁体重 = 年龄 ×2 + 7（或 8）。

二、儿童生长发育指标的测定及生长发育评价

（一）儿童生长发育指标的测定

1. 体重　新生儿应用特殊的磅秤，最大载重 10kg，精确到 20g；1 ~ 6 岁用婴幼儿磅秤，最大载重 50kg；6 岁以上用杠杆秤，最大载重 100kg，精确到 100g。测量前检查秤杆零点位置，熟悉砝码或游锤。儿童上秤后，迅速调整游锤到杠杆正中水平。新生儿读数单位为 g，读至小数点后 1 位；1 个月后的婴儿测量单位为 kg，读至小数点后 2 位。

2. 身长（高）

（1）3 岁以下幼儿测卧位身长。脱去其鞋、帽、袜，穿单衣仰卧于量床底板中线上。扶正头，头顶轻触头板，儿童面朝上。测量者位于右侧，使儿童双膝伸直，移动足板触及足跟，读数并记录，精确到 0.1cm。

（2）3 岁以上测身高（stature）。取立正姿势，双眼平视正前方；胸部稍挺起，腹部微后收，两臂自然下垂，手指并拢，脚跟靠拢，脚尖分开约 60°，脚跟、臀尖和两肩胛间三点同时接触立柱。测量者将底板轻轻移下，与颅顶点接触，读数并记录，精确到 0.1cm。

3. 坐高　适用于 3 岁以上儿童，取坐位，两大腿伸直，与躯干呈直角。注意坐凳高度，如腿悬空，可在脚下垫木板，使腿的伸直面与地面平行。儿童坐直，双眼平视前方，臀部紧靠立柱，双肩自然下垂。读数精确至 0.1cm。

4. 头围　儿童取坐位。测量者位于前右方，用软尺从头右侧眉弓上缘，经枕骨粗隆从左侧眉弓上缘绕回零点，读至 0.1cm。软尺应紧贴皮肤，左右对称。软尺刻度应精确到 0.1cm。

5. 胸围　3 岁以下取卧位，3 岁以上取立位。测量者位于

右前方，嘱儿童两手自然下垂，双眼平视。左手将软尺零点固定于受测儿乳头下缘，右手将软尺右侧绕两侧肩胛下角下缘，经左侧回零点。在平静呼吸间读数，精确到 0.1cm。

6．腹围　儿童取仰卧位，平卧，腿伸直，身体不弯扭。测量者位于儿童右侧，以软尺水平绕脐部一周，读数精确到 0.1cm。

（二）生长发育评价

1．头围　头围反映脑和颅骨发育状况，与体重、身长并列为 3 岁以下儿童三大基本体格指标。

2．腹围　1 岁儿童腹围与胸围相近。1 岁以后胸围发育快，而腹部因肌肉紧张度增高，腹围逐渐小于胸围。

3．身高体重指数　克托莱指数计算方法为体重（kg）÷身长（cm）×1000，反映儿童营养状况和身体充实度。指数随年龄增大而上升。

4．身高坐高指数　该指数的计算方法为坐高（cm）÷身高（cm）×100，反映躯干坐高与身高的比例关系。青春期前随年龄增长，下肢增长快，该值呈下降趋势；青春期突增开始后，下降更明显。青春中期躯干开始突增，指数重新上升；青春期结束时，达到稳定。

5．骨龄　骨龄是通过衡量骨骼发育程度评价生长发育的重要方法。首先拍摄腕部 X 线片，然后根据 X 线片显示的骨骼钙化进程与标准骨龄比较，确定骨龄。骨龄标准有两种：图谱法和计分法。儿童发育过程有早有晚，同年龄内个体差异很大，但其骨龄变化却和全身发育保持密切同步状态。所以，骨龄能比实际年龄更准确地反映全身体格的发育水平。

三、体格检查

患儿需脱去衣裤，青少年最好披一件长袍，进行如下检查：

（一）站立姿势

从前、后、侧方全面观察，四肢和脊柱有无明显畸形，脊柱生理弧度是超过正常还是减少，骨盆有无倾斜。从侧面观，肩部是否向前超过骨盆、头、肩胛、肩、臀、腘窝位置；髂嵴水平；躯干是否向一侧倾斜（枕后经第 7 颈椎的垂线应通过臀中沟）；有无一侧臀部突出；如有脊柱侧弯，患儿弯腰后从后方观察其曲线突向哪一侧。同时观察椎体旋转和胸廓变形的情况。椎旁肌肉痉挛时会发生脊柱活动受限，称拾物试验阳性。此外，还要检查脊柱前屈、后伸、侧方弯曲及旋转运动。

1．川德伦堡（Trendelenburg）试验　让患儿先用一侧下肢站立，再换另一下肢站立。正常情况下，一侧下肢站立，对侧髂骨翼升高，表明同侧臀外展肌的收缩功能良好。若对侧髂骨翼下降（川德伦堡征阳性），表明臀外展肌力弱。

2．下肢力线判定　有无膝内、外翻，足内、外翻，足弓过高、扁平及正常下肢负重力线如何。正常情况下，身体重心从髂前上棘经髌骨中点向下达足部中心，即第 2 跖骨处。

（二）步态

所谓步态就是身体重心从失去平衡到恢复平衡的移动。当用负重的下肢向前移动时，重心也向前移动，趋向于向前跌倒时，向前迈动的下肢立即停止，转变为站立阶段。另侧下肢再向前移动。反复交替形成步态。

向前迈步可分成两个阶段：站立阶段和移动阶段。站立阶段，足与地面接触，单侧下肢负重。从足跟着地到足趾落地。有三个组成部分：足跟着地、全足着地和足趾着地。移动阶段足不着地，体重由另一下肢负担，由足趾向前推动后离地开始到下肢向前移动到足跟落地以前为止。也有三个组成部分：加速、移动和减速（图 3-1、3-2）。

决定步态的因素包括：

（1）骨盆旋转：正常步态，骨盆有左右旋动。

（2）骨盆倾斜：正常迈步活动时，骨盆也有向上的倾斜。

（3）骨盆向侧方移动。

（4）站立阶段的膝关节屈曲。

（5）膝关节的活动：足跟落地，踝关节背伸时，膝关节呈屈曲状。

（6）足和踝关节的活动、踝和膝关节的活动与重心前移是密切相关的。

上述六种因素，某一项加大，可由另一些活动减少而代

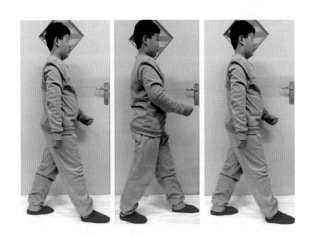

图 3-1 单纯向前迈步的步态分析

迈步长度是一侧足跟落地和对侧足跟落地之间的距离，该时为双下肢负重

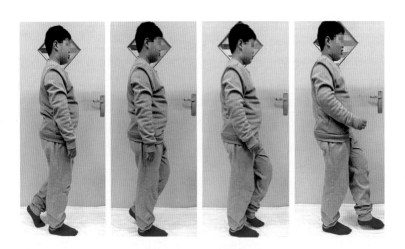

图 3-2 游动阶段

游动阶段是指一侧足跟离地，该侧下肢向前游动的阶段

偿。六项因素的联合动作使身体重心向前平稳移动。

简而言之，在走路过程中，是由一侧肢体负重（站立阶段——足部落地），而另一肢体负责向前活动（移动阶段——肢体移向另一新的地点）。正常步态全部过程表明为同侧足跟和足趾的交替负重并向前推移，即体重由迈步向前的足跟支持，以后是全足，直到足跟抬起，最终是前足负重。除骨盆、髋和膝的协调配合动作之外，还有上肢的摆动——当一侧下肢向前推移时，另侧上肢同时向前摆动。

临床上观察步态是很重要的。步态异常有特殊诊断价值。检查时先让儿童正常走路，再用足跟和足趾走和跑。有时还要让患儿上下楼梯。怀疑有肌肉神经系统疾病时，要让患儿定单线，即用一侧足置于另一足尖前的姿态沿一直线向前走路。还可要求患儿在睁眼和闭眼的情况下，向前和向后各走几步，还要向侧方横行和绕椅子走路，还有时让患儿快走和急停。诊断神经系统疾病有时可从患儿走路的声音变化而得到线索。走路时擦地声常意味着足下垂，擦地声有时也是痉挛性步态的特点。打地声多为共济失调。观察和分析患儿的鞋子磨损部位也很重要。患儿若用支具、拐，要观察如何具体使用。

步态异常的原因包括：

（1）肌肉无力系步态异常最常见的原因。

（2）骨与关节的结构性畸形。下肢短缩是否发生跛行取决其短缩的程度。

（3）神经系统疾患。神经系统疾患可产生各种不同的步态，有的是该病特有的，如：①痉挛性步态。②不协调的步态。a.脊髓共济失调步态；b.小脑共济失调步态。③营养障碍性步态。

（三）畸形

有些特殊检查可显示畸形的程度：

1.髋关节的固定畸形有时会被骨盆的动作所掩盖。为了解决这一问题需要做托马斯试验，即让患儿平卧，将健侧下肢充分屈曲，大腿前方靠紧胸壁，从而使腰椎变直。如此，骨盆则恢复正常体位。此时患肢股骨屈曲与床面所呈角度乃是畸形的真正角度。如脊柱强直，或在站立姿势下髋关节屈曲畸形已很明显，或二者同时存在，患侧膝关节必有一定程度的屈曲，只能足趾落地。这表现有明显的下肢短缩。

2.Ober试验是用于测定髋关节外展挛缩的程度。嘱患儿侧卧，健侧在下，并使下面的膝髋高度屈曲以使腰椎变直。检查患侧下肢时，先屈曲膝关节 90°，再屈曲髋关节 90°，然后外展髋关节，最后使髋过度后伸和高度内收。在检查过程中，膝关节始终保持 90°屈曲。若大腿只能与检查台平行，则说明髋关节有外展挛缩。正常情况下，患侧大腿能达到水平线以下。

3．肢体的短缩和延长。患儿直立，双侧足跟着地，双足靠拢，伸直膝关节。下肢长度变化可对比腘窝和臀部横纹观察有无异常。另外，可用双手拇指置于患儿髂前上棘，对比量测骨盆高度。还可以用不同厚度的木板放在短缩一侧下肢的足下，使骨盆两边高低一致。然后观察已知厚度的木块得出该下肢的短缩程度。

测量上肢全长的方法为：先将患儿肘腕手指放于中立位 0°位置，从肩峰后方顶点到中指的顶端。上臂的长度是从肩峰后顶点到尺骨鹰嘴突尖端。前臂的长度是从尺骨鹰嘴量至尺骨或桡骨茎突。

小腿周径要在其最粗部测量。大腿周径要在两侧同等已知高度处测量，如髌骨上缘以上数厘米处或髂前上棘以下数厘米处。

4．成角和（或）内、外翻畸形。成角一词系指畸形以下的远端与近端的位置关系。内翻指肢体远端部分向内与身体的中线成角，而外翻指成角远离身体中线。

（四）关节活动范围（ROM）

正常情况下，关节活动范围因年龄而异，婴儿期关节活动范围最大，之后逐渐减小。测量关节的运动范围应包括主动活动和被动活动两方面。

屈曲一般指关节折回的动作，即远离零度"起始点"的体位。伸展和过度伸展两个名词的界限应予明确。外展运动则是远离身体轴线的活动。旋后是指手掌转向身体前方或手掌向上，旋前是手掌转向身体后方或手掌向下。内翻指关节向内侧翻转，外翻为相反的动作。肘关节活动范围的测量如图 3-3 所示。

典型的枢纽关节是指关节只能在一个平面上自由动作，如

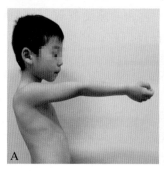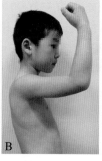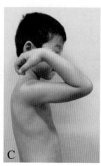

图 3-3　肘关节活动范围的测量

A．肘关节屈曲 0°；B．肘关节屈曲 90°；C．肘关节屈曲 150°

肘关节和膝关节。髋关节属杵臼关节，有三个方向的动作，检查髋关节应注意骨盆有无旋转或倾斜。正常情况下，髋关节可从 0°屈曲到 150°（图 3-4）。

检查肩肱关节应先固定肩胛骨。肩肱关节和肩胸关节联合动作能外展 90°，并上举上肢至 180°。此时肩胛骨向上和向外旋转。

（五）肌力测定

肌力可分为运动肌力和静止肌力两种。运动肌力指改换体位的力量；静止肌力系对抗外力的力量。运动肌力可借对抗检查力或地心引力的动作来检查。

肌力可根据其能否运动关节、肢体以及对抗阻力和地心引力定为如下六级：

0 级：肌力完全消失，无收缩，肌电图检查无电位变化。

1 级：肌肉收缩力微弱，仅有抖动，关节不能活动。

2 级：肌肉可以活动关节，但不能对抗地心引力。

3 级：肌肉收缩可以对抗地心引力，但不能对抗阻力。

4 级：肌肉收缩可对抗一些阻力，比对侧差。

5 级：肌肉收缩可对抗阻力，与对侧相同。

检查婴幼儿的肌力比较困难。明显的肌肉无力可在其自主活动时和游戏时从旁观察，3 ～ 6 个月的小婴儿还可给予诱发 Moro 反射来检查肌力。

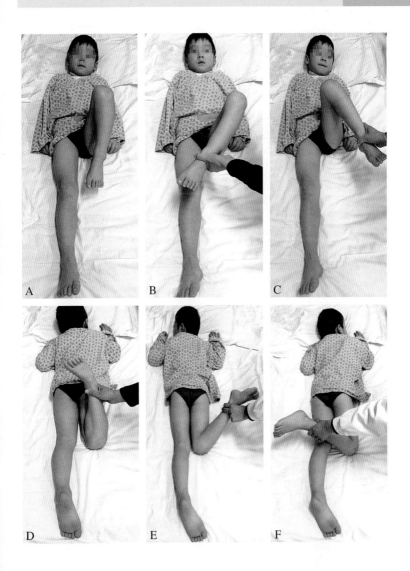

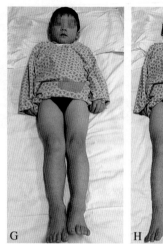
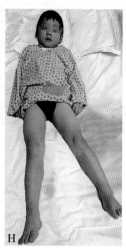

图 3-4　髋关节活动范围的测量

A ~ C. 屈髋测旋转；D ~ F. 伸髋测旋转；G ~ H. 测髋关节外展度

第二节　小儿骨科常用专科检查

一、髋关节专科查体

（一）Allis 征

查体时，患儿平卧，屈膝 85°~ 90°，两足平放于床上，两踝靠拢可见两膝高低不等，患侧短缩。

（二）Galeazzi 征

本试验显示发育性髋关节发育不良致下肢短缩。双下肢屈髋、屈膝 90°，注意大腿长度外观上的不同（图 3-5）。

（三）Ortolani 试验

检查髋关节发育不良造成的髋关节不稳定。检查方法：患儿平卧，屈膝、屈髋各 90°。当充分外展大

图 3-5　Galeazzi 征 /Allis 征

腿时可感觉到弹响。若用拇指置小粗隆部，中指放大粗隆部，可感觉更清楚。此征应与髂胫束、臀肌腱的滑动，髌骨半脱位及盘状半月板的弹响区别。髋关节过于松弛的病例，此体征不明显（图3-6）。

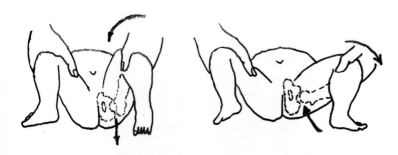

图3-6　Ortolani 试验

（四）Barlow 试验

第一步，于股骨大粗隆部朝耻骨联合方向加压，脱位股骨头即可滑进髋臼。第二步，患儿平卧，屈髋90°并尽量屈膝。拇示指分开握患儿双大腿，将拇指放在患儿大腿内侧，四指放在大腿外侧。当拇指向小粗隆部加压时，股骨头可经髋臼后唇脱位。解除拇指压力，股骨头又可自动弹回髋臼内。第一步可诊断脱位，第二步可验证是否有易脱倾向（图3-7）。

（五）川德伦堡（Trendelenburg）试验

检查髋外展肌肌力。让患儿独立抬高一侧下肢，从后面观察，对侧骨盆下降提示同侧髋外展肌无力。

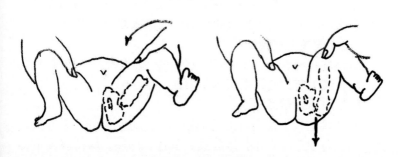

图3-7　Barlow 试验

患儿学会走路后，患肢跛行，有垂直的望远镜样动作，脊柱向患侧偏斜。双侧位者会阴加宽，大粗隆向外侧突出，臀部平而宽，因股骨头后移，骨盆前倾，导致脊柱腰椎生理前突加大，走路呈鸭步。因大粗隆上移，致外展肌力弱，患侧下肢单独负重站立时，骨盆向健侧倾斜，川德伦堡（Trendelenburg）试验阳性（图 3-8）。

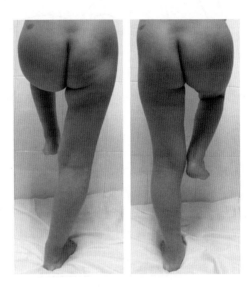

图 3-8　川德伦堡（Trendelenburg）试验（右髋阳性）

（六）套叠试验

患儿平卧，屈髋、屈膝各 90°，检查者一手握住膝关节，另一手抵住骨盆两侧髂前上棘，将膝关节向下压可感到股骨头向后脱出，膝关节向上提可感到股骨头进入髋臼，即为阳性。

（七）髋关节旋转试验

本试验可查出髋关节感染或创伤。患儿俯卧、屈膝 90°，向内旋转髋关节，旋转受限则示阳性（图 3-9）。

（八）Ober 试验

本试验是为了检查有无阔筋膜挛缩。患儿侧卧，下方腿屈髋、屈膝各 90°，上方肢体的髋关节伸直外展。保持髋关节伸直，让患肢下落、完全内收。如果不能下落内收，提示存在外

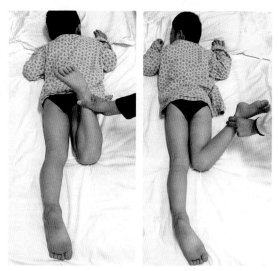

图 3-9　髋关节旋转试验

展挛缩。挛缩程度或超过中立位呈外展位或水平位。

（九）俯卧伸直试验

检查髋关节屈曲挛缩。患儿俯卧，大腿下垂于床下。检查者一手固定骨盆，另一手握大腿，伸腿直至骨盆抬起。水平线和大腿的夹角为挛缩角。

二、下肢常用专科查体

（一）Ely 试验

此试验可评定股直肌挛缩。让患儿俯卧、屈膝。如果股直肌挛缩或痉挛，则骨盆会升高。

（二）Coleman 试验

本试验检查后足的柔韧性。让患儿用足外侧站在木块上，负重情况下足跟不能做出外翻姿势说明有固定畸形。

（三）髌骨忧虑征

检查膝关节不稳定。患儿伸膝位，检查者逐渐施压于髌骨使之向外移位，同时观察患儿面部表情。有忧虑表情的表明患儿曾有髌骨脱位史（图 3-10）。

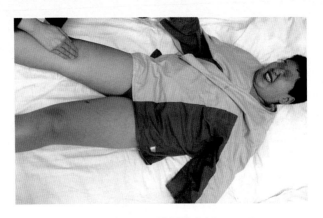

图 3-10　髌骨忧虑征

小儿骨科常用护理技术 第四章

第一节　护理评估技术

一、生命体征的检测

参见第三章第一节小儿骨科一般体格检查内容。

二、恶性骨肿瘤患者尿量的观察

正常学龄前期 600 ～ 800ml，学龄期 800 ～ 1400ml。

正常每日尿量（ml）=（年龄 – 1）×100 + 400

（一）甲氨蝶呤

在使用甲氨蝶呤化疗的 3 天中，每天记录 24 小时尿量，测尿比重及尿 pH。保持尿 pH 在 6.5 以上偏碱性，24 小时尿量不少于 3000ml。

（二）顺铂

在使用顺铂化疗的 3 天中，应用呋塞米（速尿）以增加尿量。每天记录 24 小时尿量，24 小时尿量不少于 3000ml。

（三）异环磷酰胺

在使用异环磷酰胺的 5 天中，观察尿色，防止出血性膀胱炎的发生。

三、患肢肿胀程度的评估

在创伤后及手术后 2 周以内，局部反应明显，肿胀达到最大限度。

（一）皮肤光泽

如出现皮肤色泽光亮、透明，则表示肿胀明显。

（二）皮肤张力

皮肤张力增加，无弹性。手指及足趾可因肿胀而限制活动或活动幅度减小，尤其是前臂、小腿及足踝部，观察有无张力性水疱出现。如不易观察，可应用皮尺每日测量肢体周径进行对比。如皮肤出现皱褶，提示肿胀有消退。

四、患肢血运的评估

（一）肤色

动脉供血不足时，肤色苍白，指（趾）腹空虚感。静脉回流不良时，肤色呈青紫色。

（二）皮温

伤肢远端同健侧对称点作比较。对比时，双侧肢体要在同一室温下。亦可用皮温计进行测量和比较。皮温低于健侧说明血液循环差。

（三）动脉搏动

上肢可触诊桡动脉和尺动脉。下肢可触诊足背脉及胫后动脉。如动脉搏动消失，则有肢端缺血现象。

（四）毛细血管充盈情况

用手指压迫伤肢的指（趾）甲，甲下颜色变为苍白，移去压迫，1～2秒内即恢复原来红润现象为正常。若有动脉供血欠佳，充盈时间延长。

如以上观察不明确时，指（趾）腹部位消毒后，以消毒针头或刀片刺破或割破全层皮肤，观察有无出血，如无出血，则有血运障碍。

五、患肢石膏松紧度的评估

所有新上石膏的患儿列入交接班项目，进行床旁交接班。保持石膏固定有效。

（一）石膏过紧

石膏过紧可影响肢体的血液循环。在肢体肿胀期，由于肢体持续肿胀可以造成石膏过紧，造成肢体末端血运障碍，出现皮肤颜色青紫、皮温低、感觉障碍或消失、动脉搏动不可触及。胸腹部石膏过紧可引起呼吸不畅、憋气，进食后出现腹胀、腹痛。要及时通知医生。

（二）石膏过松

石膏过松则不能起到固定效果，尤其是在肿胀明显消退后可以造成石膏的松脱。观察手指及足趾与石膏位置，手指及足趾有无回缩，可以画线标记（尤其是低龄患儿极易出现回缩现象）。出现松脱现象要及时通知医生给予更换石膏。

第二节　石膏的护理

一、石膏概述

（一）石膏的特性

生石膏（$CaSO_4 \cdot 2H_2O$）加热脱水而成为熟石膏[$(CaSO_4)_2H_2O$]。当熟石膏遇到水时，可重新结晶而硬化。利用此特性制造骨科患者所需要的石膏模型，以达到固定骨折、制动肢体的目的。

（二）石膏在骨科领域里的应用

由于石膏有吸水后硬固及可塑性，因而常常用来作为骨科患者肢体固定、制动的辅助治疗工具，其适用范围非常广泛。

1. 维持固定，保持肢体的特殊位置。

2. 减轻或消除患部的负重，以保护患部。

3. 用做患部牵引的辅助措施。

4. 损伤治疗

（1）骨折整复后的固定，尤其是某些小夹板难以固定部位的骨折。

（2）关节脱位复位后的固定。

（3）关节损伤的固定。

（4）肢体严重软组织创伤的固定。

（5）肢体烧伤后的固定。

（6）冻伤后肉芽生长不良时的固定。

（7）周围神经、血管、肌腱断裂或损伤，手术修复后的固定。

5．炎症治疗。有助于保护肢体、控制炎症发展。适用于：骨、关节急慢性炎症，肢体软组织急性炎症。

6．畸形预防矫正治疗：畸形的预防；畸形的治疗；矫形手术后的固定，包括血管、皮瓣移植术后的固定。

7．制造肢体的石膏模型。

（三）石膏应用的禁忌证

1．全身情况差，如心、肺、肾功能不全或患有进行性腹水等。

2．患部伤口疑有厌氧菌感染。

3．孕妇禁忌做躯干部大型石膏固定，如石膏背心等。

4．年龄过大、过小或体力衰弱者禁做巨大型石膏。

（四）石膏固定术常见的并发症

1．骨筋膜室综合征。

2．压迫性溃疡。

3．骨质疏松。

4．化脓性皮炎。

5．坠积性肺炎。

6．关节僵直。

7．肌肉萎缩。

8．石膏综合征。

（五）石膏的剪开、开创、修补与拆除

1．石膏剪开法　石膏固定后如发现因石膏挤压而导致血液循环障碍时，应及时将石膏纵行全层剖开以松解，必要时立即拆除石膏。

2．石膏开窗法　为了检查伤口、拆除缝线、伤口换药或解除骨突处压迫，可将石膏管型部分切除或开窗。

3．石膏型的修补　石膏的修补一般在关节部位进行，因为关节部位的石膏容易折断。已折断的石膏不可能重新连接起来，而失去固定的意义。为使其恢复原设计的固定作用，只有通过局部加固，使石膏重新承担对该部位的固定作用。

4．石膏拆除　用石膏剪由石膏型的近心端剪开到达关节部位，由于关节部角度限制，改用石膏刀切割。为了便于切割，可在预定的切割线上滴少量的水将石膏湿润，再用钩形石膏刀切割。目前多数医院已应用电动石膏锯，尤其在拆除较重、较长、成角度的石膏时，更显示出便捷的优点。

二、上肢石膏的护理

（一）上肢石膏的基本分型及适应证
根据石膏的形状，主要分为"O"形石膏、"U"形石膏及屈肘石膏（图4-1）。用于儿童上臂、肘部、前臂骨折及矫形术后的固定。

（二）上肢石膏的护理要点
1．护理要点

（1）观察石膏牢固性及松紧度，以恰好贴合皮肤为宜。

（2）观察肢体末端皮温及血液循环情况是否异常。

（3）观察伤口渗血情况。

（4）观察患肢有无肿胀、皮肤苍白、麻木、手指背伸痛、无脉、感觉障碍等症状。

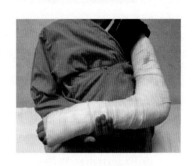

图 4-1　屈肘石膏外观

（5）检查手指屈伸、并指、分指等活动情况。

（6）指导患儿前臂吊带的正确使用。

2．石膏松紧度的评估

（1）石膏过紧：石膏过紧可以影响肢体的血液循环。在肢体肿胀期，由于肢体持续肿胀，造成肢体末端血液循环障碍，出现皮肤颜色青紫、皮温低、感觉障碍或消失、动脉搏动不可触及。胸腹部石膏过紧可引起呼吸不畅、憋气，进食后出现腹胀、腹痛。要及时通知医生。

（2）石膏过松：石膏过松不能起到固定效果，尤其是在肿胀明显消退后可以造成石膏的松脱。观察手指及足趾位置，手指及足趾有无回缩，可以画线标记（尤其是低龄患儿极易出现回缩现象）。出现松脱现象要及时通知医生给予更换石膏。

3．颈腕吊带的使用技能

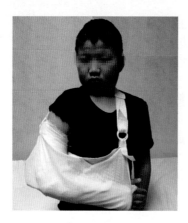

图 4-2　颈腕吊带

（1）颈腕吊带的使用目的：

①悬吊患肢，促进肢体静脉回流，减轻肿胀。

②作为手术后一种固定、保护措施，托扶患肢，保持患肢的稳定性。

③有效保护患者颈椎的安全，减轻颈椎局部负担。

（2）颈腕吊带（图 4-2）的佩戴流程：

①服装整齐，洗手，戴口罩。

②向患者解释使用颈腕吊带的目的、时间。

③检查颈腕吊带的结构是否完好，各连接处是否稳固。

④嘱患者取坐位或立位。

⑤护士协助患者佩戴颈腕吊带，保持患肢平于或略高于心脏水平。

⑥调节吊带的长短，以患者舒适为宜。

（3）颈腕吊带的使用原则：

①佩戴时应保持患肢平于或略高于心脏水平。

②佩戴时患者颈部要用一棉垫衬托。

③调节颈腕吊带的长度时，患者应采取坐位或立位。

④前臂吊带在患儿行走或坐立时使用，但躺下或睡觉时禁止使用，防止不慎压迫气管。

⑤佩戴颈腕吊带时要平稳放置患肢，妥善安置伤口引流管。

⑥观察患肢末端血运和伤口渗血情况。

⑦佩戴颈腕吊带时应注意患者皮肤情况，切忌出现因佩戴吊带使皮肤受损的情况。

（4）神经损伤的观察：麻醉恢复后鼓励患儿活动手指，以观察有无神经损伤，主要活动包括手指的屈伸活动、并指分指及对指等（图 4-3）。

①桡神经损伤的表现为垂指、垂腕、垂拇。

②尺神经损伤的表现为环指、小指爪状畸形、各手指不能

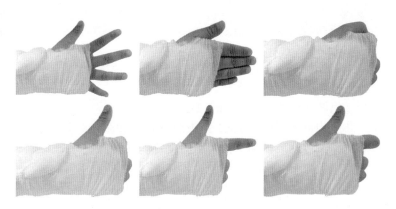

图 4-3　上肢神经的观察

内收外展、拇指和示指不能对捏。

　　③正中神经损伤的表现为拇指不能对掌、不能与手掌平面形成 90°角、不能用拇指指腹接触其他指尖、握拳时拇指和示指不能屈曲。

　　（三）上肢石膏并发症的预防及护理

　　1. 压疮

　　（1）压疮形成的原因及表现：石膏凹凸不平或变形使石膏内壁对肢体某固定部位产生压迫而造成压疮。患儿表现为局部持续性疼痛不适，溃疡形成或组织坏死后，石膏局部有臭味及分泌物。

　　（2）预防和护理要点：

　　①加强对石膏边缘及骨突处皮肤的观察，注意有无红肿、摩擦伤等早期压疮症状。

　　②嘱患儿不要将小玩具、卡片等物塞入石膏内，防止因无法拿出而造成对皮肤的压迫。

　　③患儿主诉石膏压痛时，不要轻易使用止痛剂，否则会造成皮肤溃疡甚至坏死，必要时应开窗检查。

　　④石膏内出现瘙痒时，嘱患儿及家属不要用硬物伸入搔抓，可用一条绷带穿入石膏内，来回拉动止痒。

　　⑤如石膏内有臭味，提示石膏内压疮已形成溃疡，应报告医生，及时进行处理。

2．骨筋膜室综合征

（1）骨筋膜室综合征的表现（5P 征）

①剧烈疼痛（pain）：一般的止痛剂不能缓解。晚期严重缺血后神经麻痹，转为无痛。

②患肢颜色苍白（pallor）或青紫。

③肌肉麻痹（paralysis）：患肢进行性肿胀，肌腹处发硬，压痛明显；主动或被动牵伸足趾时，疼痛加剧。

④感觉异常（paresthesia）。

⑤动脉搏动减弱或消失（pulselessness）：足背动脉搏动减弱或消失。

（2）护理要点：

①护理的关键是及时发现前臂的缺血改变，给予准确有效的减压处理。

②术后患儿返回病房后，护士应将其患肢抬高，高于心脏水平 15 ～ 20cm。并遵医嘱使用消肿药，密切观察患肢肿胀程度，如患肢出现 5P 征及典型被动牵拉痛，应立即通知医生予以石膏充分松解，紧急行手术切开减压。

③石膏松解 30 分钟后观察松解效果，如指端皮肤恢复温暖、毛细血管反应恢复、疼痛缓解、麻痹感消失，则表示松解有效。

④告知患儿及家长石膏松解后不要随意活动患肢。

三、人类位石膏的护理

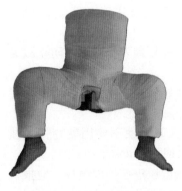

人类位石膏：主要用于婴幼儿髋脱位行闭合或切开复位术后髋关节的固定，石膏为上自胸部，下至足趾，镂空会阴的管状石膏，石膏将双髋关节固定于髋关节屈曲大于或等于 90°，外展 45°～ 60°的治疗位置（图 4-4）。

图 4-4　人类位石膏外观

（一）小儿人类位石膏的目的

恢复股骨头和髋臼的正常对应关系，以利于关节的正常发育。

（二）小儿人类位石膏的适应证

发育性髋脱位的患儿，年龄在 6 ~ 18 个月且佩戴 pavlik 连衣挽具失效的患儿。

（三）人类位石膏的护理要点

1. 术后将患儿去枕置于与身体等长的棕皮垫上，头偏向一侧。

2. 观察石膏边缘是否平整，防止因摩擦造成皮肤破溃。

3. 观察石膏牢固性和松紧度，石膏与皮肤之间应有 1 指距离。

4. 观察双腹股沟处敷料有无渗血，在敷料外贴透明贴防止大小便污染。

5. 患儿应少量多餐，防止石膏综合征的发生。

6. 监督患儿勿将细小硬物塞入石膏内，防止造成皮肤压迫。

7. 观察患儿双足趾皮温、血液循环及活动情况有无异常。

8. 指导家长正确怀抱患儿。术后 6 小时后可开始首次怀抱患儿。家长从床上抱起患儿，让患儿趴伏于自己胸前，环抱患儿，双手托住臀部石膏。或家长坐在凳子上，双腿并拢，让患儿骑跨在自己腿上（图 4-5）。

9. 指导家长正确为患儿翻身

（1）去枕、撤被服，将患儿双手上举放置于头两侧。

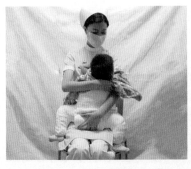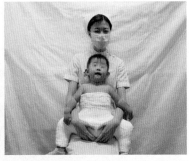

图 4-5　人类位石膏的怀抱方法

（2）两名家长分别站在患儿两侧，双手分别托住患儿胸腹部及腿部石膏。

（3）两名家长将患儿平托抬离床面，悬空缓慢翻身。

（4）翻身后将患儿放置床上，用毛巾将双足趾或足跟垫起。

（5）为患儿齐平胸部石膏垫枕。

（6）为患儿整理床单位，盖被，拉床档。

（7）更换患儿体位：白天 2～3 小时 / 次，夜间 4～5 小时 / 次。

（四）家属健康指导要点

1．指导家属要注意保持患儿的石膏清洁干燥，防止石膏被大小便污染。

2．教会家属观察患肢趾端血运、颜色、皮温、感觉等。

3．教会家属如何怀抱患儿。

4．石膏内皮肤瘙痒时，告知家属勿使用尖硬物抓挠。

5．告知家属，禁止给患儿玩细小尖硬的玩具，防止掉进石膏内形成压疮。

6．指导家长喂食时将患儿上身垫高，少食多餐，鼓励家长给患儿进清淡易消化食物，防止便秘的发生。

（五）人类位石膏并发症的观察和护理

1．压疮的护理

（1）定时为患儿翻身，并按摩石膏边缘及能触及到的胸背部石膏内皮肤，防止压疮。

（2）石膏内皮肤瘙痒时，勿使用尖硬物抓挠，可用绷带穿入石膏内来回拉扯止痒。

（3）告知家长，禁止给患儿玩细小尖硬的玩具，防止掉进石膏内形成压疮。

2．防止伤口污染　指导女患儿家长用饮料瓶自制小尿罐，可防止因接尿时尿液外漏，浸湿伤口（图 4-6）。

3．预防石膏综合征（gypsum syndrome）　石膏综合征是一类因石膏过紧或因患儿不停哭闹和进食诱发的急性肺或胃扩张为主的一系列症状。石膏综合征的预防措施包括：

（1）患儿在进食不久后不停哭闹或较久时间哭闹后出现气促、发绀，要警惕石膏过紧或因不停哭闹和进食诱发石膏综合征。护士应及时检查石膏的松紧度。

（2）检查石膏松紧度：将手掌平行放入患儿胸腹部和背部石膏内以检查石膏是否松紧适宜，如手掌不能顺利放入，应及时查看患儿面色、呼吸、心率等有无异常，及时报告主管医生给予石膏开窗。

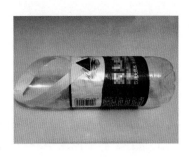

图 4-6　自制小尿罐

（3）饮食指导：指导家长喂食时将患儿上身垫高，少食多餐，每次进食不可过饱、过急，以免引起石膏综合征。鼓励家长给患儿进食清淡易消化食物，防止便秘的发生。

四、单髋人字石膏的护理

（一）使用单髋人字石膏（图 4-7）的目的

1．手术治疗后固定患肢。

2．预防及矫正畸形。

（二）儿童单髋人字石膏的适应证

1．儿童发育性髋关节脱位切开复位术后。

2．儿童股骨近端手术后。

（三）儿童单髋人字石膏固定的功能位置

髋关节固定外展 20°，内旋、外旋或中立位，膝关节屈曲 15°，踝关节中立位。发育性髋关节脱位术后单髋人字石

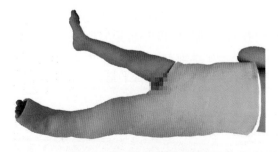

图 4-7　单髋人字石膏的外观

膏固定。

（四）单髋人字石膏的护理要点

1．准备床单位

（1）准备用物：1个大棕皮垫，2～3个小棕皮垫，1个一次性尿垫。

（2）将大棕皮垫置于距床头20～30cm处，用于支撑患儿上身；2个小棕皮垫左右并拢放置，紧靠大棕皮垫下缘，用于支撑患儿臀部及下肢；上铺一次性尿垫，防止渗血污染棕皮垫（图4-8）。

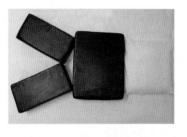

图4-8　单髋人字石膏的棕垫摆放位置

（3）若大龄儿童身长较长，可在患肢小腿处再放1小棕皮垫，用于支撑患肢小腿。

2．石膏未干时的护理

（1）石膏未干时抬动患儿，应同时托起患儿的头颈部、背部、后腰部、髋部、膝关节和小腿部。

（2）石膏未干时抬动患儿，应使用手掌平托起石膏部位，手指切勿接触、压迫石膏，以免造成石膏凹陷压迫皮肤。

（3）患儿仰卧位，头下置枕头，躺在放置好的棕皮垫上，注意患儿保暖，防止受凉。

（4）保持病室内空气流通，充分暴露石膏部位，以促进石膏干固。

3．石膏的常规检查

（1）检查石膏的固定位置是否正确。

（2）检查石膏的松紧度是否适宜，下肢以容纳一手指为宜，腹部以容纳一手掌为宜。

（3）检查石膏边缘修剪是否平整，防止摩擦皮肤造成皮肤损伤。

（4）用温水将患儿足趾端石膏轻轻擦去，以利于观察足趾血液循环情况。

4．告知患儿家属注意事项

（1）不能在石膏处遮盖衣物、被子或毛巾等，不能在石膏上放置任何物品。

（2）不能随意搬动患儿，尤其是石膏未干前，禁止翻动患儿。

（3）如患儿出现头晕、恶心、呕吐、疼痛加重、呼吸困难、肢体麻木等症状时应及时告诉护士。

（4）给患儿进食高蛋白质、高维生素、清淡易消化饮食，少量多餐。

5．每日护理常规

（1）检查石膏的固定位置。

（2）检查石膏的松紧度。

（3）定时测量生命体征并及时记录。

（4）观察患儿臀部皮肤，尤其是与石膏边缘接触的皮肤，如出现压红、破溃等异常现象应及时通知医生，采取处理措施。

（5）密切观察患儿石膏侧足趾的皮肤温度、颜色、感觉、毛细血管充盈及足趾活动情况。

（6）密切观察石膏表面有无渗血；由于体位关系，渗血可能沿石膏壁流向石膏低位处，因此可用手触摸或为患儿翻身时观察腰背部石膏边缘有无血液流出或积血；观察被褥是否被污染。

（7）观察会阴及臀部石膏有无被大小便污染，可用一次性尿垫置于患儿臀下，尿垫边缘平整塞入石膏内，防止打湿、弄脏石膏。如石膏污染，应及时清洁。

（8）认真倾听患儿主诉，若患儿主诉头晕、恶心等症状，或出现进食后腹痛、呕吐、哭闹、气促、发绀等，要警惕石膏过紧或石膏综合征的出现，及时通知医生，协助医生进行腹部石膏开窗或拆去部分石膏，必要时遵医嘱对症处理。

6．皮肤的护理

（1）注意石膏固定肢体的保暖，可以在石膏处垫棉垫，防止皮肤被石膏边缘擦伤。

（2）用温热清水经常擦拭石膏末端暴露的足趾、趾甲，保持其清洁。

（3）保持床单位整齐、清洁、干燥，定时协助患儿翻身，可将手伸入骶尾部进行皮肤按摩。

（4）石膏内出现瘙痒时，嘱患儿及家属不要用硬物伸入搔抓，可用一条绷带穿入石膏内，来回拉动止痒。

7．石膏清洁的护理

（1）检查患儿臀部边缘修剪大小是否合适，不合适者尽快通知医生修理。

（2）告知患儿不要在石膏上乱写乱画，以保持石膏清洁。

（3）为避免小便污染石膏，可在小便时将患儿的上身略抬高，以利于尿液往下流。

（4）可使用自制器具为患儿接大小便，器具制作方法为：将饮料瓶在靠近瓶口侧剪一大小适中的斜面，去除瓶口端，用胶布将斜面边缘包裹，防止划伤皮肤。

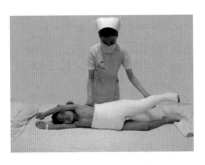

图 4-9　单髋人字石膏翻身方法

（5）石膏表面污染时，应立即用毛巾蘸少许肥皂水擦去，再用清水擦洗干净，注意擦洗时水不可过多，以免软化石膏。

8．指导家长正确为患儿翻身（图 4-9）

（1）家长站在患儿患侧。

（2）去枕、撤被服，将患儿平移至与翻身相反的方向。

（3）将患儿双手上举放置在头两侧。

（4）家长双手分别平托住患儿胸腹部及膝关节处石膏。

（5）以患儿健侧肢体为轴缓慢翻身。

（6）翻身后保持患儿足趾或足跟离床或悬空。

（7）在患儿胸前齐平石膏垫枕，让患儿趴伏于枕上，健侧脚踝下用毛巾垫高。

（8）为患儿整理床单位，盖被，拉床档。

（五）单髋人字石膏并发症的预防及护理

1．石膏综合征　是由于肠系膜上动脉压迫十二指肠横部，继之引起肠系膜上静脉阻塞而产生的急性胃扩张症状。早期仅感上腹饱满膨胀，可有恶心；随后出现腹痛、呕吐，呕吐物主要是胃内容物，多为棕绿色，继而呈咖啡色；腹部有震水声，全腹弥漫性压痛；重症可出现脱水以至休克而死亡。预防及护理要点包括：

（1）注意保暖，可适当采取措施，使石膏在尽可能短的时间内干固。

（2）石膏包扎不可过紧，位置不可过高或过低，要留出进食后腹部膨出的空隙，松紧度以能容纳一手掌为宜。

（3）嘱患儿脊柱固定的位置不要进行过度伸展。

（4）嘱患儿不要进食过饱，应少量多餐，进食易消化食物。

（5）告知患儿感觉不适时可适当变换体位，如仍不适，及时告诉护士。

2．压疮　参见上肢石膏并发症的预防及护理部分。

3．足下垂　下肢石膏包扎过紧，压迫腓骨头处，容易引起腓总神经瘫痪，造成肢体麻木、疼痛、足趾活动障碍等。预防及护理要点包括：

（1）定时检查石膏的松紧度，严密观察患肢有无疼痛、麻木、感觉减退、足处于趾屈位且完全不能自主背伸与内、外翻等症状。

（2）保持踝关节中立位，仰卧或俯卧时均应垫高脚踝处，使足跟或脚趾悬空。如发现有足下垂症状，应及时报告医生妥善处理。

五、下肢石膏的护理

（一）下肢石膏的分型及适应证

1．长腿石膏　上自股骨干中上部，下至足趾的管状石膏，主要用于儿童股骨干中下段骨折、膝关节及胫骨矫形、胫腓骨中上段骨折等术后的固定（图4-10）。

2．短腿石膏　上自膝关节下，下至足趾的管状石膏，主要用于儿童胫腓骨中下段骨折、足部骨折及矫形术后的固定（图4-11）。

（二）下肢石膏的护理要点

1．观察石膏牢固性及松紧度，以恰好贴合皮肤为宜。

2．观察肢体末端皮温、颜色及血液循环情况是否异常。

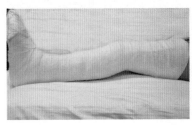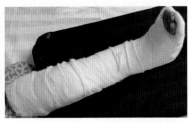

图 4-10　长腿石膏外观

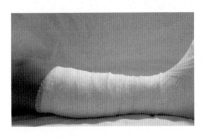

图 4-11　短腿石膏外观

（1）观察患肢有无肿胀、麻木、感觉障碍等症状。

（2）检查足趾屈伸活动。

3．石膏未干时，将患肢放在气垫上，并减少搬动。需要搬动时，应用手掌平托石膏，切忌用手指按压，以免造成石膏部分凹陷压迫皮肤形成压疮。

4．石膏边缘如过于粗糙摩擦皮肤，应及时修整，石膏如挤压皮肤或松动，应及时松解或重新打石膏。

5．观察伤口处石膏有无渗血，给予标记和记录，如渗血扩大迅速需及时报告医生处理。

6．日间每 2～4 小时为患儿翻身一次，预防压疮的发生。

7．长腿石膏：用气垫持续抬高患肢约 15°；短腿石膏：用气垫持续抬高患肢，使膝关节屈曲 30°～40°。促进静脉血液回流。

8．保持患儿患肢中立位，避免外旋压迫腓总神经。

9．石膏松紧度的评估　参见上肢石膏的护理要点部分。

（三）下肢石膏并发症的预防和护理

1．压疮　参见上肢石膏并发症的预防及护理部分。

2．骨筋膜室综合征　术后 24 小时直至术后第 4 天均为重点观察期。护理的关键是及时发现小腿的缺血改变，给予准确有效的减压处理。其余参见上肢石膏并发症的预防及护理部分。

3．腓总神经损伤、足下垂　参见单髋人字石膏并发症的预防及护理部分。

第三节　外固定架的护理

一、Orthofix 外固定架的护理

（一）Orthofix 外固定架（图 4-11）的概述

1．Orthofix 外固定支架的作用　通过加压、延长、成角、平移和旋转，完成改变骨内应力、增加骨长度、矫正成角等畸形的需要。

2．Orthofix 外固定支架的应用原理　将内置物（钢针或钢钉）经皮肤和软组织穿过骨结构，然后再通过连杆和固定夹将裸露于皮肤外的内置物彼此连接起来，以达到固定骨的目的，用于治疗儿童股骨干、胫骨干骨折。

（二）Orthofix 外固定支架的适应证

1．Ⅱ或Ⅲ度开放性骨折损伤。

2．骨折伴肢体严重烧伤。

3．骨折后需要进一步交腿皮瓣、游离皮瓣和其他重建过程。

4．骨折后有严重骨缺损或需维持肢体长度。

5．肢体延长。

6．关节融合。

7．骨折后有或怀疑骨折不愈合。

（三）Orthofix 外固定支架的并发症

1．针眼感染。

2．穿针造成神经、血管损伤。

3．穿针造成肌肉、肌腱损伤。

4．骨折后严重的延迟或不

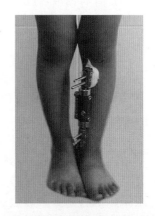

图 4-11　**Orthofix** 外固定架外观

97

愈合。

5．筋膜间隔区综合征。

6．再骨折。

7．关节僵硬和强直。

8．爪形趾畸形。

9．因针道感染而使骨折固定困难。

（四）Orthofix 外固定支架的护理要点

1．术前护理

（1）术前准备：遵医嘱完善术前检查，包括肝肾功能、出凝血时间、血常规等，了解有无手术禁忌。术前常规给予抗生素治疗。

（2）心理护理：耐心与患儿家长沟通，消除家长心理障碍，减少家长负面心理对患儿的影响。护理人员了解患儿的生活习惯，以消除其焦虑情绪。

2．术后护理

（1）术后体位：患儿术后返回病房，取平卧位，患肢抬高15 ~ 20cm，用软垫垫起，足跟部悬空，以促进静脉及淋巴回流，防止或减轻患肢肿胀。

（2）了解患儿的全身情况，有无引流管路。

（3）测量体温、脉搏、呼吸、血压。

（4）观察患儿麻醉清醒状态。

（5）查看输液速度。

（6）定时观察患肢肢端的血液循环情况，包括皮肤颜色、温度、感觉、动脉搏动、毛细血管充盈情况、手足活动情况。

（7）定时观察患肢有无偏移、成角、扭转、不匀称等。

（8）定时检查螺帽、螺杆有无松动。

（9）每日用 0.5% 碘伏消毒针眼处 2 ~ 3 次，对局部略有红肿者可涂 2% 碘酊。

3．指导患儿进行患肢功能锻炼

（1）术后第 1 周：麻醉完全清醒后即可指导患儿行患侧足趾及踝关节的屈曲和背伸活动，鼓励患儿活动双上肢及健侧下肢蹬床。术后第 2 天教会患儿进行大腿、小腿肌肉等长收缩，让患儿伸直患肢并绷紧足尖，肌肉收缩 3 ~ 5 秒后放松，反复练习数十次，3 ~ 4 次 / 天。

（2）术后 2 ~ 4 周：先在床边做膝关节的功能锻炼，再逐渐下床活动。患儿行走时必须掌握正确的行走方法：患肢先行，重心前移；单拐行走时，拐的支撑与患肢要一致。

（3）术后 5 ~ 6 周：单腿逐渐负重，待 X 线摄片显示骨折完全愈合后，可弃拐行走。

4．并发症的预防及护理

（1）针眼感染：

①保持切口敷料清洁、干燥，密切观察针眼处有无渗液、红肿。

②监测患儿体温变化情况。

③遵医嘱常规静脉使用抗生素 3 ~ 5 天。

④每日用 0.5% 碘伏消毒针眼处 2 ~ 3 次，局部略有红肿者可涂 2% 碘酊。

（2）肺部感染：指导患儿双手支撑练习抬臀，使身体离开床面以达到髋、膝关节活动的目的，同时坚持做引体向上，挺胸、收腹、深呼吸，防止肺部感染，促进骨折愈合。

二、Ilizarov 外固定架的护理

（一）Ilizarov 外固定延长支架（图 4-12）的适应证

1．治疗儿童下肢畸形，矫正肢体畸形或肢体延长。

2．促进骨生长和邻近关节活动功能的恢复。

（二）Ilizarov 外固定延长支架的作用

加压、延长、去成角、去旋转和横向移位。

（三）Ilizarov 外固定延长支架的并发症

1．针道感染　发生率偏高，与

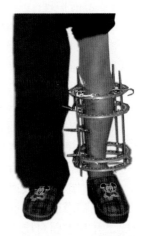

图 4-12　Ilizarov 外固定架术后外观

钢针多、延长过程中切割皮肤、疗程长、钢针张力丢失等有关。延长到后期，钢针附近的皮肤张力较高容易造成钢针张力性切割伤，局部常有渗出液并凝集成块，如不及时清除、保持干燥，很有可能因感染发生而半途终止骨延长。

2．肌肉关节挛缩　骨延长对软组织特别是对肌肉的牵拉副作用较大，延长超过一定长度和患儿因怕疼痛，总喜欢让患肢处于膝关节屈曲和踝关节下垂位，引起腘绳肌或小腿腓肠肌挛缩。

3．轴向偏移。

4．血管、神经损伤　由于神经血管的延长慢于骨的延长而受到牵拉，如处理不当，容易出现血管、神经损伤。

5．延迟愈合和骨不连　这种并发症与延长过快和外固定架不稳及营养不良有关。骨端骨痂一般在术后1周时出现，如在此期后无骨痂形成则视为延迟愈合。如超过半年仍未长出骨痂，则称为骨不连。

6．骨端早期融合　在延长过程中，截骨延长的部位在未达到目的之前，即生成较多的骨痂，使肢体功能受限、延长受限，称为早期融合。发生原因是截骨不全和延长速度过慢。

（四）Ilizarov外固定架的护理要点

1．术前护理

（1）心理护理：耐心与患儿家长沟通，消除家长心理障碍，减少家长负面心理对患儿的影响。护理人员应鼓励患儿树立战胜疾病的信心，使其能积极主动配合治疗和护理。

（2）备皮：按骨科常规备皮。

2．术后护理

（1）评估和观察要点：

①评估患儿生命体征及全身状况。

②观察患儿麻醉清醒状态，观察患儿有无引流管路。

③观察患儿输液速度及反应。

④观察患肢的皮肤感觉、关节活动、动脉搏动及末梢循环情况，并与术前对比。

⑤观察患肢有无偏移、成角、扭转、不匀称等。

⑥观察针眼处有无渗液、红肿。

（2）体位：患儿仰卧，抬高患肢30°，置于准备好的枕垫上，以利于静脉回流、减轻肿胀；足跟部悬空，预防骨突处压疮。

（3）操作要点：

①定时检查螺帽、螺杆有无松动，钢板张力是否降低。检查钢针松紧度，保持钢针张力，保持针道干燥、清洁。

②每日用0.5%碘伏消毒针眼处2～3次，对局部略有红肿者可涂2%碘酊。

③术后7天开始延长肢体，每日1mm，分4次完成。

④延长过程中，协助医生每2周拍片一次，复查骨端的愈合情况，随时调节速度，确保每日1mm的延长。

（4）日常护理：

①定时测量生命体征并记录。

②定时观察患肢肢端的血液循环情况，包括皮肤颜色、温度、感觉、动脉搏动、毛细血管充盈情况、手足活动情况。

③定时观察患肢有无偏移、成角、扭转、不匀称等。

④定时检查螺帽、螺杆有无松动。

⑤肢体延长：术后7天开始延长肢体，每日1mm，分4次完成。每日检查Ilizarov外架各螺帽、螺杆有无松动，钢板张力是否降低，发现问题应及时调整。

3．指导患儿进行患肢功能锻炼

（1）每日做膝关节和踝关节屈伸活动2次，以免引起膝关节屈曲和足马蹄畸形，并用绷带套住患肢足部，让患儿经常牵拉绷带带动足背伸活动，防止跟腱挛缩。

（2）术后1周内在床上进行功能锻炼。开始锻炼时间稍短，5～10分钟/次，2～3次/天，以后逐渐增加锻炼时间及次数。

（3）术后第2周起扶持患儿下床带支架下地负重站立，并逐渐锻炼带支架行走。

4．并发症的预防及护理

（1）针眼感染：

①每天检查钢针松紧度，保持钢针张力，保持针眼干燥、清洁。

②每日用0.5%碘伏消毒针眼处2～3次，对局部略有红

肿者可涂 2% 碘酊。

③如发现针眼周围红肿、有异常分泌物时，应及时换药。

④遵医嘱应用抗生素控制感染。

（2）肌肉、关节挛缩：术后进行功能锻炼时应注意各个关节的屈伸锻炼，注意被动牵伸锻炼，促进肌肉组织延长再生。

（3）轴向偏移：术后注意定时观察患肢，如出现患肢偏移、成角、扭转、不匀称等情况，应及时报告医生。

（4）神经、血管损伤：严密观察患肢的皮肤感觉、关节活动、动脉搏动及末梢循环情况，并与术前对比，发现异常情况及时采取措施，如增加延长次数、减慢延长速度等，如未见好转，则应停止延长，以免发生严重的、不可逆的损伤。

（5）延迟愈合和骨不连：

①在牵拉过程中应协助医生拍片，及时调整速度。

②改善患儿营养状况，向家长说明饮食对骨愈合的作用，使家长配合治疗。患儿应多食高热量、高蛋白质和高钙食物，增加机体免疫力，促进愈合。

（6）骨端早期融合：在延长过程中，协助医生每 2 周拍片一次，复查骨端的愈合情况，随时调节速度，确保每日 1mm 的延长。

第四节　牵引的护理

一、牵引的概述

牵引既有复位又有固定作用，在骨科应用广泛，是一种简便有效的治疗办法。尤其是对不宜手术的患者，也可以通过牵引达到治疗目的。

（一）牵引的目的和作用

牵引可达到复位与固定的双重目的，其主要作用如下：

1. 使骨折复位，尤其是矫正骨折短缩移位。通过调整牵引角度，也可矫正成角和旋转移位。

2. 稳定骨折断端，有止痛和便于骨折愈合的作用。

3. 使脱位的关节复位，并可防止再脱位。

4．使轻、中度突出的椎间盘复位，减轻脊髓和神经压迫症状。

5．使患肢相对固定，防止病理性骨折。

6．矫正和预防关节屈曲挛缩畸形。

7．肢体制动减少了局部刺激，减轻了局部炎症扩散。

8．解除肌肉痉挛，改善静脉血液回流，消除肢体肿胀。

9．使关节置于功能位，便于关节活动，防止肌肉萎缩。

10．便于患肢伤口的观察、冲洗和换药。

11．便于患者的护理。

（二）牵引用具

1．牵引床　骨科大部分患者不宜睡钢丝床、弹簧床等软屉床，一般采用骨科特制硬板牵引床。其特点包括：

（1）床板分为两层，根据需要可升高头侧床板，使患者由卧位改为半卧位，方便患者进食，也可预防发生坠积性肺炎。将脚侧床板升高，防止患者向牵引侧下滑。

（2）床板中心有圆洞，床板上铺垫分节段的褥垫，便于更换床单及放置便盆。

（3）附有带拉手的床架，患者可以利用拉手自行转换体位，进行功能锻炼，防止发生关节僵硬和压疮，以及借助于拉手抬高臀部，利于放置便盆。

2．牵引架　临床应用的牵引架有多种类型，尽管它们形状各异，但都是为了使患肢关节置于功能位和肌肉松弛位状态下进行牵引。如勃朗 - 毕洛架、妥马架、双下肢悬吊皮牵引架。可根据病情选择应用。

3．牵引器具

（1）牵引绳。

（2）滑车。

（3）牵引重量：可选用 0.1kg、1.0kg、2.0kg、5.0kg 重的牵引锤或沙袋，根据患者病情变化进行牵引重量的增减。

（4）牵引弓。

（5）牵引针。

（6）进针器具。

（7）牵引扩张板。

（8）床脚垫。

（9）靠背架。

3．牵引的种类和方法

（1）短时牵引：主要是手力牵引，通过短时间的牵引，使新鲜的骨折和关节脱位复位。牵引时近端用布带固定，起对抗牵引作用，沿患肢长轴方向牵引肢体远端。

（2）持续牵引：有皮牵引、兜带牵引、骨牵引三种。

二、牵引治疗的适应证

（一）骨折

包括新鲜骨折和陈旧性畸形愈合的骨折。

1．新鲜骨折　轻、中度移位可选用皮牵引和枕颌带牵引，移位明显时宜选用骨牵引。

2．畸形愈合的骨折　手法复位后可选用骨牵引。

（二）关节脱位

主要包括发育性髋关节脱位和新鲜关节脱位。

1．发育性髋关节脱位　若用手力牵引复位失败，可持续皮牵引2～4周后，再行手法复位或手术复位。

2．新鲜关节脱位　手法牵引复位后辅以皮牵引，防止关节再脱位。

（三）关节及其周围的病变

包括化脓性关节炎、关节结核和类风湿性关节炎等，以及关节周围的软组织炎症，如髂窝脓肿、肢体蜂窝组炎等，用皮肤牵引可预防和矫正关节屈曲挛缩畸形。

（四）骨骼病变

包括骨肿瘤、瘤样病损、骨髓炎和骨结核等，用皮肤牵引可以防止发生病理性骨折。

（五）颈椎病和腰椎间盘突出症

可用兜带牵引达到治疗目的。

三、牵引治疗的常见并发症

1．血管和神经损伤　进针时定位不准确及进针部位错误所致。有时需与骨折或脱位合并的血管、神经损伤相鉴别，因此牵引前应注意查体。

2. 牵引针孔感染　针孔处有分泌物未清除，或牵引针松动，左右滑动易导致感染。

3. 牵引针滑脱　颅骨牵引钻孔太浅，或未将两弓尖靠拢压紧螺母拧紧。钻孔太深易将颅骨内板钻穿，形成颅内血肿。

4. 坠积性肺炎　长期卧床不活动，加之头低脚高位，或因疼痛而尽量控制不咳嗽。

5. 压疮　长时间牵引活动不便，在骨突处易发生压疮，最常见的部位是骶尾部、大粗隆、髂嵴、外踝、腓骨头和足跟等。

6. 关节僵硬　患肢长期固定不动，关节液及血液循环不畅，浆液性渗出及纤维蛋白沉积，发生纤维粘连和软骨变性，引起关节活动障碍，使关节僵硬。

7. 足下垂　下肢水平牵引时，踝关节呈自然足下垂位。若不将踝关节置于功能位，加之关节不活动，会发生跟腱挛缩，发生足下垂畸形。此外，胫骨结节牵引定位不准也易损伤腓总神经，导致足下垂。

8. 肌肉萎缩　肢体长期不活动，肌肉代谢活动减退，导致肌无力和肌萎缩。

9. 便秘　长期卧床使消化系统活动发生改变、肠蠕动减慢，易发生便秘。

四、悬吊皮牵引的护理

（一）小儿双腿悬吊皮牵引（图 4-13）的概述

1. 小儿双腿悬吊皮牵引的目的　利用婴幼儿腘绳肌松弛，在屈髋 90° 的情况下，进行双腿悬吊皮牵引，以治疗小儿股骨干骨折。

2. 小儿双腿悬吊皮牵引的适应证　1 岁半以下小儿股骨干骨折、股骨近端骨折、股骨头骺滑脱、先天性髋关节脱位等。

3. 小儿双腿悬吊皮牵引的禁忌证　患肢皮肤有受损或有炎症；对胶布过敏者。

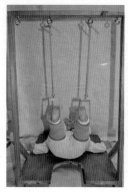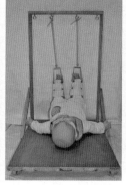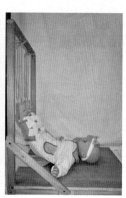

图 4-13　双下肢悬吊皮牵引

（二）悬吊皮牵引的护理要点

1．心理护理

（1）患儿的心理护理：主动接近患儿，态度和蔼，以消除患儿的紧张心理，增加亲近感，使患儿紧张心理得以放松，以获得积极配合。

（2）患儿家属的心理护理：耐心细致地向患儿家长讲明双下肢悬吊牵引治疗的重要性和必要性，让家长能够理解并接受治疗方案，增强治愈疾病的信心。

2．评估患儿牵引部位的皮肤情况，并用肥皂水清洗患儿双下肢皮肤，再用清水洗净。

3．检查牵引装置

（1）保持牵引绳与肢体在一条直线上。

（2）安全包扎绷带，松紧度以能伸进 1 ~ 2 指为宜。

（3）患儿臀部抬高 1 ~ 3cm，不可接触床面。

4．日常护理常规

（1）定时测量患儿生命体征。

（2）定时检查牵引位置是否正确；滑轮是否灵活；牵引绳有无障碍、是否滑出滑轮；牵引力和方向是否适宜；胶布及绷带有无松动或脱落。

（3）定时观察牵引是否有效：皮牵引的重量两侧要相等，应以患儿臀部保持离牵引托板面 1 ~ 3cm 为宜。

（4）定时观察患儿肢体远端的血液循环：勤巡视，注意观察皮肤的颜色、温度、足背动脉的搏动、足趾活动情况等，如出现皮肤发白、发凉，足背动脉的搏动减弱或消失等，或患儿哭闹不安时应查明原因并及时处理。

（5）正确使用胶布和绷带：皮牵引的胶布沿着肢体的纵轴粘贴，胶布应粘贴均匀，不可有褶皱，禁止环形或交叉粘贴。绷带缠绕松紧适宜，不可过紧，发现血液循环障碍及时松开，待血液循环改善后重新缠绕，但不可过松，以免影响固定效果。

（6）注意观察有无胶布过敏：密切观察患儿肢体有无局部水疱，若有应及时处理。

（7）生活护理：给患儿增加营养，补充足够的维生素并多饮水，保持床单位清洁、平整、无褶皱，大小便后应及时清理。

5．解除牵引后的护理　早期鼓励患儿做足趾自主活动、足踝关节背伸和跖屈活动、股四头肌收缩活动。

6．注意事项

（1）牵引力大小合适：通过牵引力使臀部抬高，离床面的高度为 1 ～ 3cm，牵引物重量 1.5 ～ 2.0kg（两侧等重）。

（2）随时检查患儿皮肤牵引的松紧度，过松影响牵引效果，过紧影响血液循环。

（3）保证双下肢同时牵引。如只牵引患肢，不牵引健肢，容易造成患肢的外旋畸形。

（4）注意维持有效牵引，勤观察双下肢的牵引力是否平衡，牵引装置是否滑脱，牵引绳是否扭曲或断裂，牵引处胶布、海绵、绷带有无松散脱落。

（5）注意倾听患儿主诉，遇到小儿哭闹不安时，应仔细检查，分析原因，排除血运障碍的情况。

（6）患儿皮肤娇嫩，牵引可能导致皮肤出现水疱。应及时去除胶布，在无菌技术操作下用注射器抽吸并换药。

（7）若肢体末梢青紫、苍白、肿胀或麻木等，则肢体有血液循环障碍，应检查肢体是否包扎太紧或牵引过重等，及时给予调整。

（三）小儿双腿悬吊皮牵引的并发症及护理

1．皮肤水疱

（1）皮肤水疱：多因胶布牵引时粘贴不均匀、不牢固，或粘贴面积小，牵引重量过重，或由于对胶布过敏所致。

（2）护理要点：定期检查骨突处纱布或棉垫是否脱落，胶布粘贴是否完整，皮肤有无受压、褶皱。如出现皮肤红肿时可在皮炎处涂药；如水疱较大者，需在无菌条件下用注射器抽吸，再换药包扎；水疱多或有大片皮疹，经治疗无效时，应停止皮牵引。

2．骨筋膜室综合征

（1）骨筋膜室综合征：由于牵引力的作用，皮牵引的胶布及缠绕于其上的绷带会向牵引方向移动，因此可能导致膝部的绷带卡在膝下周径较粗之处而压迫血管，甚至引起小腿的骨筋膜室综合征。

（2）护理要点：定时检查绷带的松紧度，以上下能移动1cm为宜，并注意检查足背动脉搏动情况。

五、水平皮牵引的护理

（一）水平皮牵引的概述

1．皮肤牵引的定义　皮肤牵引又称间接牵引，是利用胶布带、海绵带或皮牵引套直接对皮肤施加牵引力，间接牵拉肌肉、骨骼的一种牵引术（图4-14）。

2．皮肤牵引的优点及不足

（1）优点：不穿破骨组织，对肢体损伤小。

（2）不足：不能承受太大的重量。

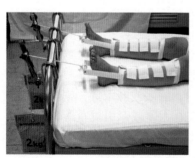

图4-14　皮牵引外观

3．儿童下肢皮肤牵引的目的

（1）骨折、脱位的复位和固定。

（2）预防关节挛缩及矫正或预防畸形。

（3）缓解肌肉痉挛。

（4）患肢制动，保持肢体功能位，减轻疼痛。

4．儿童下肢皮肤牵引的适应证

（1）儿童股骨干骨折复位和固定。

（2）儿童发育性髋关节脱位术前准备。

（3）9 岁内髋关节半脱位复位和固定。

（4）儿童骨关节感染固定。

（5）儿童发育性髋关节脱位单髋人字石膏拆除后康复锻炼。

5．儿童下肢皮肤牵引的禁忌证

（1）皮肤损伤或炎症。

（2）血液循环不良。

（3）骨折处严重缩短，牵引重量超过皮肤牵引能接受的范围。

6．儿童下肢皮肤牵引的牵引方法

（1）安置牵引物：一人用双手牵拉固定患肢轻轻抬离床面 10cm，另一人迅速将皮牵引套平铺于床上，调节好长度，上缘位于大腿中上 1/3 处，下缘至踝关节上 3 横指处，暴露膝关节和踝关节。用两条毛巾包裹牵引肢体，轻轻放下患肢，骨突出部位用棉垫包绕、垫好，再系好皮牵引套的尼龙搭扣，松紧度以能够伸进 1 ～ 2 指为宜。

（2）安装牵引架，系好牵引绳放于滑轮上，挂上牵引锤，悬离地面。

7．去除皮肤牵引的症状

（1）皮肤脱皮、破溃。

（2）内、外踝或跟腱处因保护不周造成压迫。

（3）神经受损。

（4）循环不良、水肿、血栓性静脉炎、静脉血栓等。

（二）皮牵引的护理要点

1．体位

（1）抬高床尾 10 ～ 15cm。

（2）患儿仰卧，下肢牵引一般保持外展中立位；发育性髋关节脱位患儿解除单髋人字石膏固定后，需下肢皮肤牵引 3 周，应注意双下肢外展角度的调整，每周调整 10°（30°→ 20°→ 10°），双下肢由外展位逐渐调整至内收，最终达到中立位牵引。

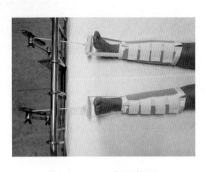

图 4-15　皮牵引装置

2．牵引装置（图 4-15）

（1）保持牵引绳与患肢在一条直线上。

（2）安全固定皮牵引套搭扣或包扎绷带，松紧度以能伸进 1～2 指为宜。

（3）牵引锤悬空，不得接触地面或靠在床栏上；头部或足部不可抵住床头或床尾栏杆；肢体外旋的患肢，可穿中立位鞋以保持牵引力线。

3．日常护理常规

（1）定时测量患儿生命体征。

（2）定时检查牵引位置是否正确；滑轮是否灵活；牵引绳有无障碍、是否滑出滑轮；牵引力和方向是否适宜；牵引带有无松动或脱落。

（3）定时观察患儿肢体末梢情况，观察有无血管、神经受压症状：观察手指或足趾皮肤的颜色、温度、感觉、运动、桡动脉或足背动脉搏动；认真倾听患儿主诉，同时观察肢体有无肿胀，皮肤有无发白、发凉，桡动脉或足背动脉搏动有无减弱或消失，询问患儿肢体是否麻木、剧痛。

（4）定时观察牵引肢体皮肤有无水疱。

（5）用软枕或普通毛巾折叠分别垫于膝关节和踝关节下，防止关节僵直和压伤皮肤。

（6）皮肤护理：

①保持床铺松软适度、平整、清洁，骨突出处垫以棉垫或气圈，并经常检查受压部位皮肤有无红肿、水疱。

②正确使用便盆，协助患儿抬高臀部，勿强塞、硬拉，避免损伤臀部皮肤；便后用温水洗净臀部皮肤，必要时涂软膏保护。

③保持患儿皮肤清洁、干燥，每天用温水擦洗受压部位 1～2 次，出汗后及时更换衣被，保持臀部、背部及会阴部清洁、干燥。

④定时按摩受压部位，每隔 2～3 小时用手掌的大小鱼际

在受压部位由轻到重地做环形按摩，每次至少按摩 3 ～ 4 圈。

4．宣教要点

（1）告知患儿和（或）家属不能擅自改变牵引体位。

（2）告知患儿和（或）家属不能随便增减牵引重量或放松绳索。

（3）告知患儿和（或）家属不可将被子、衣服压在牵引绳上。

（4）如患儿出现皮肤疼痛、肢体麻木、感觉运动功能欠佳时应及时告诉护士。

（5）告知家属患儿应进食高蛋白质、高维生素、清淡、易消化饮食，少量多餐。

（三）皮肤牵引的并发症及护理

1．压疮

（1）原因：牵引患儿由于长期仰卧，骶尾部、足跟等骨突出部位皮肤容易受到压迫，如得不到及时解除或护理，易形成压疮。

（2）压疮的预防措施：

①保持床单位的整洁、干燥、平整。

②骨突出部位垫以棉垫或气圈保护。

③每 2 ～ 3 小时按摩肩胛部、骶尾部、足跟、外踝等骨突出部位皮肤，足后跟应悬空或垫软枕。

④每 2 ～ 4 小时打开牵引套一次，按摩患肢及骨突出处皮肤数分钟，待放松 30 分钟后再予以固定。

⑤骨突处贴防压疮膜保护皮肤。

2．便秘

（1）原因：由于患儿长期卧床，肠蠕动减慢，容易发生便秘。

（2）便秘的预防措施：

①鼓励患儿多进食水果、蔬菜，增加高纤维饮食摄入，鼓励患儿多饮水。

②指导患儿每日做腹部按摩、提肛肌收缩锻炼等。

③必要时使用开塞露或口服缓泻药物。

3．足下垂

（1）原因：膝关节外侧腓骨小头下方有腓总神经通过，由于位置比较表浅，容易受压。腓总神经受伤后，可导致足背神经无力，发生垂足畸形。

（2）足下垂的预防措施：

①指导患儿做踝泵运动，每日 3 次，每次 30 个。

②在膝外侧加垫棉垫，防止压迫腓总神经；防止被褥等物品压于足背，保持踝关节中立位。

③认真听取患儿主诉，定时巡视，观察患肢足背伸跖屈功能，定时按摩腓骨小头处皮肤，防止腓总神经受压。

六、Russell 牵引的护理

（一）Russell 牵引的概述

股骨头骺滑脱诊断明确后行股骨髁上骨牵引（Russell 牵引）。牵引重量为体重的 1/8 ～ 1/7，牵引时间 3 周，期间每周拍摄 X 线片，以确认牵引是否有效及复位情况（图 4-16）。

1．Russell 牵引的目的

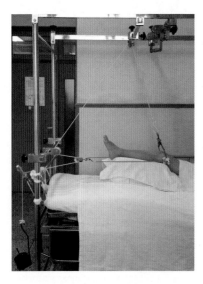

（1）使骨折、脱位部位固定、复位。

（2）缓解肌肉痉挛。

（3）预防和矫正畸形。

（4）使患肢制动，减轻疼痛。

2．Russell 牵引的适应证

（1）儿童股骨头骺滑脱术前牵引复位。

（2）5 ～ 12 岁儿童股骨干骨折。

3．Russell 牵引的时间

患儿入院诊断明确后即行 Russell 牵引，牵引时间为 3 周。

4．Russell 牵引的重量

图 4-16　Russell 牵引外观

　　股骨头骺滑脱术前 Russell 牵引的重量可从患儿体重的 1/10 开始。然后根据每周拍摄 X 线片后确认牵引有效及股骨头骺复位情况，逐渐增加牵引重量至患儿体重的 1/8 ～ 1/7。

　　5．牵引装置的特点

　　（1）有两个不同方向的牵引力，一个向上方牵引，另一个与小腿平行牵拉，要求此二力的合力方向与股骨平行。

　　（2）与小腿平行的牵引力通过三个滑车，有两个力牵拉小腿，使牵拉小腿的力量双倍于所有的牵引重量。

　　（3）合力的方向与屈髋、屈膝的角度以及向上方牵引的绳的方向互有关系，如果牵引二力的方向改变了，合力的方向也就随之改变。

（二）Russell 牵引的护理要点

　　1．评估要点

　　（1）评估患儿牵引部位的皮肤情况。

　　（2）评估患儿牵引位置、牵引装置及牵引效果。

　　（3）评估牵引针是否左右偏移或松动。

　　（4）评估患儿牵引肢体末端皮温、血运及活动情况。

　　2．术前护理

　　（1）告知患儿及家属 Russell 牵引的目的、方法和注意事项。

　　（2）评估患儿患肢牵引部位皮肤状况，并用肥皂水擦洗干净。

　　3．患儿特殊体位

　　（1）患肢小腿下垫两个 10 ～ 15cm 长的棕垫，上下放置，前后错开，用绷带固定（图 4-17）。

　　（2）抬高床尾。使大腿抬高与床面呈 20°角，屈膝，足跟部悬空。

　　（3）股骨头骺滑脱牵引时，体位保持屈髋、屈膝、外展、内旋位；股骨干骨折牵引时，保持患肢屈髋、屈膝、外展 45°角、中立位。

　　（4）在皮肤与棕垫接触面放置吸汗性强的柔软毛巾，保持皮肤清洁干燥。

　　（5）在患儿膝下垫软垫。

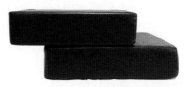

图 4-17　Russell 牵引的棕垫摆放位置

4．日常护理常规

（1）定时测量患儿生命体征。

（2）检查牵引绳方向有无移动，保持牵引力线方向；检查滑轮是否灵活、牵引绳是否断裂或滑脱。

（3）保持牵引锤悬空，不得抵住床架或地面，患肢足部不得抵住床尾栏杆。

（4）定时观察患肢肢端的血液循环情况，包括皮肤颜色、温度、感觉、足背动脉搏动、毛细血管充盈情况、足趾活动情况。

（5）定时观察牵引针是否左右偏移或松动；牵引弓是否保持最大牵引状态；牵引针眼处皮肤是否清洁、干燥；牵引针眼有无感染。

（6）牵引针如有偏移，不可随手将牵引针退回，应立即报告医生。

（7）牵引肢体两侧裸露的钢针用橡胶盖小瓶盖好。

（8）用0.5%碘附消毒针眼处2～3次，连续3天；对局部略有红肿者可涂2%碘酊；针眼处感染者应及时换药，感染严重者应协助医生拔除钢针。

（9）定时检查患儿特殊体位及整个牵引装置。

（10）询问患儿感受，定时观察患肢大腿屈侧及腘窝处皮肤状况。

（11）协助医生每周定时拍片，以了解股骨头骶复位情况及牵引有效性。

（12）皮肤护理：

①每日清洁患儿皮肤，动作轻柔，操作集中进行。

②使用溃疡贴覆盖骨突处皮肤，预防压疮。

③给患儿臀下垫一条柔软的全棉毛巾，污染后及时更换。

④在不影响牵引效果的同时适当调整姿势。

⑤棕垫与皮肤接触地方放置纯棉毛巾，保持皮肤清洁干燥。

⑥主动询问患儿感受，经常检查患肢大腿屈侧及腘窝处皮肤情况，预防压疮。

5．肌力锻炼

（1）向患儿讲解肌力锻炼的重要性，并与患儿、家长进行充分沟通，共同制订计划和目标。

（2）告知患儿肌力锻炼的方法：使患肢保持绷紧的伸直状态，20秒/次，10次为1组，每天做10组。

（3）开始锻炼阶段，可指导患儿先用健侧肢体体会锻炼方法，然后再进行患肢的锻炼。

（4）对患儿的每一点进步均需给予鼓励，以提高患儿锻炼的依从性。

6．宣教要点

（1）告知患儿及患儿家属 Russell 牵引的目的、方法和注意事项，取得配合。

（2）告知患儿家属不得自行随意改变牵引的特殊体位，禁止随意调整牵引装置，禁止在牵引绳上悬挂物品，禁止随意增减牵引重量、改变牵引角度、放松牵引绳。如需向床头搬移患儿时，应有一人牵拉住牵引绳，方可取下牵引砣。

（3）告知患儿家属牵引绳上不得放置枕头、被子、衣物等物品。

（4）告知患儿如出现疼痛加剧、肢体麻木、感觉功能不佳时应及时告诉护士。

（5）指导患儿做踝泵运动，进行下肢的向心性按摩，防止足下垂。

（6）告知患儿家属为患儿多进食高蛋白质、高纤维、清淡易消化饮食。

（7）指导患儿每日做腹部按摩．肛提肌收缩锻炼，防止便秘发生。

（三）Russell 牵引的并发症

1．局部渗出和水肿。

2．针眼感染。

3．压疮　患儿皮肤娇嫩且长期仰卧，皮肤容易受到压迫而形成压疮。

4．便秘　患儿长期卧床，肠蠕动减慢，容易发生便秘。

5．足下垂　膝关节外侧腓骨小头下方有腓总神经通过，由于位置比较表浅，容易受压。腓总神经受伤后，可导致足背神经无力，发生足垂足畸形。

第五节　支具的应用与护理

一、支具的概述

支具是暂时或长期地利用机械力学上的合理结构用于支撑肢体、矫正畸形或辅助病残肢体，以利于肢体恢复或发挥功能。常见的有拐杖、支架、夹板、矫形鞋、支持躯干的背支架等。

（一）临床常用支具的种类及应用范围

1. 按作用区分

（1）固定支具：这种支具主要用于固定患肢，使患肢保持于功能位，以利于患肢休息，防止畸形的复发和限制肢体的有害活动。

（2）保护支具：这种支具主要是保持病残肢体或躯干于功能位，保存其残留功能，帮助进行功能锻炼。

（3）矫形支具：若病残肢体已发生畸形，长期使用有矫正作用，可减轻、纠正畸形。

（4）避免负重支具：为了避免由于站立或步行时身体重量对残端增加负重的不利影响，使其承担身体重量，保护患部不受损伤，如胸腰椎结核时穿的钢背心。

（5）工作支具：根据各人不同职业进行设计，以利于不同的工作目的。

（6）牵引支具：这种支具可达到牵引的作用和目的。

2. 按解剖部位区分

（1）躯干支具：脊椎是躯干的天然支柱，一旦脊椎的支柱作用削弱或丧失之后，将可能引起躯干畸形。躯干支具的构造主要有以下三部分组成：

①由皮带做成的固定装置。

②由轻金属（铝合金）制成的纵、横支架。

③采用富有弹性的材质做成的外套，如橡皮、尼龙等。躯干支具根据其具体使用部位的不同，分为颈支架、胸背支架、

腰支具及骨盆支具。

（2）上肢支具：上肢支具的应用较下肢少见，而上肢的功能比下肢复杂。支具的作用在于防止畸形，保持患肢的功能位，保护患肢锻炼，逐渐恢复上肢的功能。上肢支具包括肩支具、肘支架、腕支架。

（3）下肢支具：下肢支具在临床上较为常见，因下肢的主要功能是负重和行走，故支具的目的是支撑体重，消除或减少患处的负重，防止疼痛和畸形的发生，限制不随意活动，保持关节稳定。此外，还能帮助形成较好的步态。下肢支具包括长腿支具、短腿支具、膝支具、足支架和趾支架。

（二）支具的作用

1．防止畸形。

2．矫正畸形。

3．稳定关节，支持患肢，改善功能。

4．补充短缩肢体的高度。

二、支具的护理

支具在骨科领域内应用较广泛，对支持、矫正或辅助病残肢体恢复和发挥功能起到了十分重要的作用。一些支具使用比较简单，但有些支具使用需要适应、掌握、熟练的过程，需要护士、医生、体疗师协同来对患儿指导、护理、保护，才能达到治疗的目的。否则，可能引起并发症而影响治疗，故不可以掉以轻心。

（一）护理观察

支具使用后，患儿除不习惯外，还会由于支具本身或锻炼不当等原因引起血液循环障碍、神经受压、压疮等并发症，应注意观察，早期发现，及时处理。

1．观察支具是否合体、各种固定襻带是否牢固、对软组织有无卡压、对皮肤有无摩擦等。

2．观察肢体血液循环，如疼痛、肿胀、发绀或苍白、末梢麻木、肌肉无力等常为支具压迫或固定过紧所引起。

3．观察肢体有无麻木、感觉异常、疼痛等神经受压症状，严重者还可以出现肌肉无力、活动受限等。

4．注意观察矫形支具使用后的治疗反应，检查治疗效果，以便及时调整或更换新的支具。

（二）一般护理

1．根据患儿的全身状况和局部条件综合考虑，制订合理的治疗计划，并应让患儿及家属了解治疗的目的及具体过程，以取得合作。

2．鼓励患儿活动，尤其鼓励户外活动，新鲜空气、阳光、室外的环境都会改善患儿精神心理状态，并能促进食欲，增强体质，有效地预防压疮、肺部感染、泌尿系统感染等并发症。

3．注意皮肤的清洁与护理，每日擦洗患肢，对着力部位应坚持按摩，提高皮肤耐磨性。

4．注意防止并发症，支具穿用合适，维护保养及时，保持良好的固定与体位，防止压疮或血管、神经受压损伤，继发畸形等并发症。

第六节　儿童颈托的护理

一、儿童颈托的概述

（一）原理

颈托是通过矫正颈椎内在病理变化所致的不良体位，使颈椎保持制动和稳定状态。

（二）原则

1．卧位佩戴，卧位摘除，即坐起之前将颈托戴好，躺下后再除去颈托。

2．特别注意患儿因长期卧床后突然起立发生体位性低血压、下肢无力和前庭功能的不适应，引起头晕甚至摔伤。

（三）目的

1．固定、制动、保护、保持颈椎的稳定性。

2．治疗症状轻微、不伴第 1 颈椎前脱的儿童寰枢椎旋转移位，使移位的脊椎复位。

（四）适应证

颈托在小儿骨科主要用于寰枢椎旋转移位的保守治疗。

（五）禁忌证

1．患处有外伤或过敏。

2．伴有神经损伤、寰椎横韧带撕裂、寰枢椎前 / 后脱位等。

（六）颈托的选择

由专业支具配制人员进行测量并选定合适的尺寸。后片上缘应靠近枕骨，下缘应靠近双肩。前片边缘压于后片之上，下颏可以完全放入颈托前片的下凹槽内，下颌宽度可以较合适地贴合前片弧度，左右两侧下颌与前片弧度相差＜ 1cm。

二、儿童颈托佩戴方法

护士站在患儿一侧，一手伸入患儿肩下轻轻托起双肩2 ～ 3 cm，另一手撤出薄枕，将颈托后片沿患儿颈部弧度缓慢放入颈后，轻轻放稳患儿，再佩戴颈托前片，颈托前片边缘压住后片，将尼龙搭扣扣紧，松紧度以患儿头部不能自由扭转、呼吸顺畅为标准。确认颈托佩戴稳固后，根据患儿的适应情况将床头分次缓慢升高，待其适应坐位后再床边站起，环顾四周，简单活动肢体。整个过程护士在床旁保护并询问有无头晕，确认安全后才可让患儿戴颈托行走。

三、儿童颈托摘除方法

护士扶患儿坐于床边，一手托扶患儿枕后协助患儿去枕平卧，将颈托尼龙搭扣松开，撤出颈托前片，一手轻托患儿双肩，另一手将颈托后片沿患儿颈部弧度缓慢撤出，再将薄枕为患儿垫于肩下，为患儿整理被服、拉床挡，告知注意事项。

四、注意事项

1．佩戴和摘除颈托时保持卧位，翻身时以轴向翻身。

2．颈托前片压后片，防止佩戴错误。

3．松紧度适宜，以患儿头部不能自由扭转、呼吸顺畅为标准，避免过紧影响呼吸、过松影响治疗效果。

4．坐起至下地过程循序渐进，护士或家长从旁协助，避免因长期卧床后突然起立发生体位性低血压、下肢无力和前庭功能的不适应，引起头晕甚至摔伤。

5．随时观察患儿与颈托接触部位的皮肤情况，防止压疮的发生。

附录：2013 版中国儿童心肺复苏指南

一、2013 版中国儿童心肺复苏基本流程

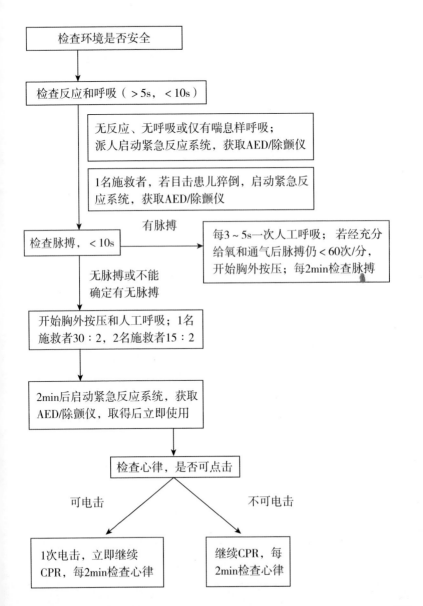

二、指南解读

（一）检查反应及呼吸

轻拍患儿双肩，并大声说话："喂！你怎么了？"对于婴儿，轻拍足底。如患儿无反应，快速检查是否有呼吸。如没有自主呼吸，或呼吸不正常，需大声呼救，并启动紧急反应系统，获得自动体外除颤仪（automatic external defibrillator, AED）或手动除颤仪，并准备开始进行 CPR。

（二）启动紧急反应系统

院内复苏或多人在场时，应立即派人启动紧急反应系统并获取除颤 / 监护仪或 AED；院外单人复苏应首先进行 5 个回合 CPR 后，再启动紧急反应系统。然而，目击心搏骤停时应首先启动紧急反应系统，并获得除颤仪，再回到患儿身边进行 CPR。

（三）评估脉搏

医疗人员可最多用 10s 触摸脉搏（婴儿肱动脉，儿童颈动脉或股动脉），如 10s 内无法确认触摸到脉搏，或脉搏明显缓慢（60 次 / 分），需开始胸外按压。非医疗人员可不评估脉搏。

（四）胸外按压

儿童胸外按压时使用单手或双手按压法，掌根按压胸骨下 1/2（中指位于双乳头连线中点）。婴儿胸外按压时，单人使用双指按压法，位于乳头连线下；双人使用双手环抱法，拇指置于胸骨下 1/2 处。胸外按压时，按压速率至少为每分钟 100 次，按压幅度至少为胸部前后径的 1/3（婴儿大约为 4 cm，儿童大约为 5 cm），用力按压和快速按压，减少胸外按压的中断，每次按压后胸部须回弹。

（五）开气道及人工通气

不怀疑存在头部或颈部损伤的患儿，采用"仰头 - 提颏"法打开气道。怀疑可能存在头部或颈部外伤的患儿，采用"推举下颌"法打开气道，"推举下颌"法无法有效打开气道时，仍可使用"仰头 - 提颏"法。患儿无自主呼吸，或呼吸不正常时，予两次人工呼吸。在院外，采用口对口或口与口鼻进行通气。医疗人员在院内进行人工呼吸可使用气囊面罩通气。避免过度通气，仅需要使胸廓抬起的最小潮气量即可。不推荐常规使用环状软骨压迫法。

（六）按压与通气的协调

1. 未建立高级气道时 单人复苏，按压通气比为 30 ∶ 2；双人复苏，按压通气比为 15 ∶ 2。一般要求每 2 分钟两名施救者应交换职责，每次交换 5s 内完成。

2. 建立高级气道后（气管插管后） 负责胸外按压的医疗人员以每分钟 100 次的频率进行不间断按压，负责通气者以每 6 ~ 8s 给予 1 次人工呼吸的速度（8 ~ 10 次 / 分）进行通气。两名施救者不再进行按压与呼吸的配合。

3. 仅给予人工呼吸支持 当患儿无自主呼吸或呼吸衰竭时，但存在大动脉搏动，且脉搏 > 60 次 / 分，无须给予胸外按压，可仅予呼吸支持，每 3 ~ 5s 1 次人工呼吸通气（12 ~ 20 次 / 分），每次呼吸时间持续 1s，并观察胸廓是否随每次呼吸而起伏。

（七）心搏骤停的处理

当患儿出现心搏骤停时，应立即进行 CPR，并连接监护仪或除颤仪。如为不可电击心律（心跳停搏、无脉电活动），应尽快建立静脉或骨髓通路，给予肾上腺素，剂量：0.01mg/kg（0.1ml/kg，1 ∶ 10 000），静脉注射或骨髓腔注射；或者 0.1mg/kg（0.1ml/kg，1 ∶ 1 000）气管内给药，3 ~ 5min 后可重复，每 2min 评估心律。如为可电击心律（心室颤动、无脉室性心动过速），应尽快除颤，首剂 2J/kg；2 min 后再评估心律，无效可加倍除颤剂量，最大不超过 10J/kg。顽固性心室颤动或室性心动过速可予胺碘酮或利多卡因，同时治疗可逆性病因。

三、无脉心律的处理流程

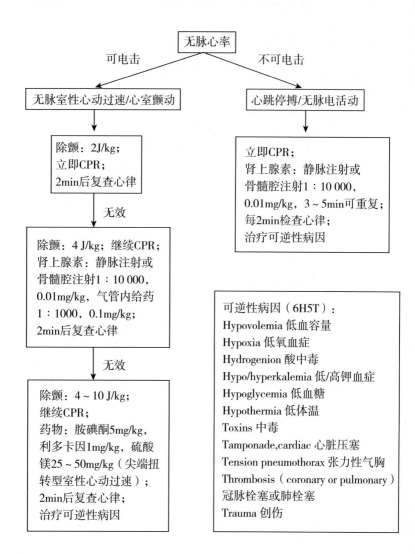

无脉心率

可电击　　　　　　　　不可电击

无脉室性心动过速/心室颤动　　　　　心跳停搏/无脉电活动

除颤：2J/kg；
立即CPR；
2min后复查心律

无效

除颤：4 J/kg；继续CPR；
肾上腺素：静脉注射或
骨髓腔注射1∶10 000，
0.01mg/kg，气管内给药
1∶1000，0.1mg/kg；
2min后复查心律

无效

除颤：4～10 J/kg；
继续CPR；
药物：胺碘酮5mg/kg，
利多卡因1mg/kg，硫酸
镁25～50mg/kg（尖端扭
转型室性心动过速）；
2min后复查心律；
治疗可逆性病因

立即CPR；
肾上腺素：静脉注射或
骨髓腔注射1∶10 000，
0.01mg/kg，3～5min可重复；
每2min检查心律；
治疗可逆性病因

可逆性病因（6H5T）：
Hypovolemia 低血容量
Hypoxia 低氧血症
Hydrogenion 酸中毒
Hypo/hyperkalemia 低/高钾血症
Hypoglycemia 低血糖
Hypothermia 低体温
Toxins 中毒
Tamponade,cardiac 心脏压塞
Tension pneumothorax 张力性气胸
Thrombosis（coronary or pulmonary）
冠脉栓塞或肺栓塞
Trauma 创伤

第一节　PICC 穿刺术

一、PICC 技术的概述

（一）使用 PICC 的目的

PICC（pcripherally inserted central catheter）是经外周在中心静脉置入中长期导管，提供可靠的中心静脉通道用于多种治疗。它不仅减少了患儿反复静脉穿刺的痛苦，更重要的是保证化疗药物有计划、按时、准确无误的输入，避免了化疗药物对外周血管的刺激，保护了血管，减少了局部组织坏死等不良反应。

（二）PICC 的适应证

骨肉瘤、尤因肉瘤、恶性纤维组织细胞瘤及去分化软骨肉瘤等需要静脉化疗的患儿。

（三）PICC 置管前的准备

1. 置管原则　PICC 要经过专业培训的专职护士来完成。他们要评估患者血管、穿刺所需工具、穿刺前及置管后并发症的预防的告知、执行穿刺操作、日常维护、分析各种并发症发生的原因并采取相应的措施、制订预防措施及应急预案。

2. 履行签字制度　为保证患儿安全使用导管，护士在操作前向患儿及家长详细介绍留置 PICC 导管的优点及可能引起的不良反应等，在患儿充分知情的情况下，允许患儿及家长做出选择，并执行签字制度，在《深静脉穿刺置管协议书》上签字并留做医疗档案。

3. 导管的选择　根据一次性物品的使用原则，按医院的要求正确使用 PICC 导管。根据评估患儿血管的的结果选择适合的导管型号，核对生产日期、有效期、外包装，穿刺完毕将导管的型号、条码登记在病历上，以备查阅。

4．静脉的选择

（1）插管的禁忌证：

①插管途径有感染。

②缺乏外周静脉通道，不能确认静脉。

③既往史：在预定插管部位有放射性治疗史、静脉血栓形成史、外伤史、血管外科手术史。

④严重出血性疾病。

⑤顺应性差。

（2）静脉的选择：PICC 穿刺常规首选贵要静脉，它是最有效、最直接的途径。管径 16mm，经腋静脉、锁骨下静脉、无名静脉至上腔静脉。但穿刺时不如头静脉表浅，需要触摸定位。

其次选肘正中静脉。在穿刺前定位，管径 6mm，其上行汇入贵要静脉，最终达上腔静脉。穿刺时易滚动，要固定好。

最后选择头静脉。它较为表浅，管径 6mm，在头静脉进入腋静脉处有一较大的角度，容易引起推管困难，并且头静脉的静脉瓣较多，上行段有狭窄，增加了静脉炎的发生概率。

二、PICC 穿刺术

（一）穿刺流程

1．选择合适的静脉　患儿平卧，上肢充分外展 90°。

2．测量定位　从穿刺点到右胸锁关节，然后向下至第 3 肋，注意外部测量不能准确显示体内静脉的解剖位置。

3．建立无菌区　遵循无菌操作原则，预冲导管。

4．穿刺点的消毒　穿刺点上下 10cm，左右到臂缘。

5．扎止血带　在穿刺点皮下注射麻醉药以减少患儿紧张。

6．静脉穿刺　动作准确、熟练，不可施加暴力。

7．撤出插管器的针　穿刺鞘下垫一块方沙，轻压穿刺血管的上方。

8．插入并推进导管　动作轻柔、缓慢推进。

9．完成插管　当导管头部达锁骨下静脉时，嘱患儿将头部贴近肩部，并转头向插管穿刺处，以防误入颈内静脉。

10. 撤出支撑导丝　动作需缓慢。

11. 撤出插管鞘。

12. 修正导管长度　用无菌剪刀将导管垂直剪断，保留5cm 以安装连接器。

13. 安装连接器　保证连接器锁定。

14. 抽吸和冲洗　用 20ml 注射器操作，并在注射最后余0.5ml 生理盐水时撤针。

15. 固定导管。

16. 拍 X 线片定位。

（二）PICC 的日常护理

护理原则：要求接触导管的护士必须掌握有关使用和维护的知识。

1. 留置导管期间每 7 天更换一次敷料。更换时敷料自导管远端往近端去除，切忌将导管拔出体外。

2. 每次静脉输液、给药前后

（1）适当的冲管与封管技术常规能保证导管内的正压和导管的完整性：用 20ml 注射器脉冲式封管，严禁用小于 10ml 的注射器，以免导致导管破裂。

（2）封管液量：美国静脉输液护理学会推荐封管液量应两倍于导管＋辅助延长管的容积。

（3）封管方法：必须使用正压封管技术，在注射器内还有最后的 0.5ml 生理盐水时，边推边撤针拔出注射器以保证正压。

（4）导管拔除：静脉化疗结束后患儿需要拔除导管，一般情况下操作简单，按换药程序于水平静脉方向，捏住连接器柄端缓慢向外拉。当出现拔管有阻力时，嘱患儿情绪放松或热敷外周静脉，最后拔除导管。

3. 输注血液或血制品及输注 TPN 后　通过 PICC 导管可使高渗性、高黏稠度、刺激性药物直接进入中心静脉，但是要注意药物的配伍禁忌，输入高黏稠度的液体（脂肪乳等）或血液时应每 4～6 小时冲管一次，药物输入完毕再正压脉冲式冲管 1 次，以免造成导管堵塞。

4. SASH 原则　在给予肝素不相容的药物或液体前后均使用生理盐水冲洗，以避免药物配伍禁忌的问题，最后用肝素溶液封管（S：生理盐水，A：药物注射，S：生理盐水，H：肝素溶液）。

（三）常见并发症的处理

1. 导管阻塞　输液速度明显减慢时，应查明原因，妥善处理。若证实为堵管，根据阻塞的原因进行导管的疏通，有回抽法、肝素液再通法、尿激酶溶栓法、全身溶栓法或静脉切开取栓术、70% 乙醇再通法。

2. 感染　患儿穿刺部位红、肿、热、痛或伴有全身发热，证明存在感染，及时通知医生，应用抗生素，局部加强护理，若护理无效应采取拔管。

3. 静脉炎　沿穿刺点顺血管走行或在上臂出现红、肿、热、痛，证明存在静脉炎。静脉炎包括血栓性静脉炎、化学性静脉炎、机械性静脉炎。需分别采取不同的处理方式，其中机械性静脉炎较常见，发生在置管 1 周内，原因可能与导管的型号及血管的选择、穿刺侧的肢体过度运动、操作者的技术有关，可给予热敷、抬高上臂、湿敷如意金黄散等措施。

4. 导管漏液　三向瓣膜式 PICC 导管在体外漏液时，可在无菌条件下修剪导管，重新安装连接器，确认导管位置后仍能正常使用。若导管体内部分断裂，应立即通知医生，同时用手指按压导管远端的血管或立即于上肢腋窝处扎止血带，患儿制动，通过介入或静脉切开术取出导管。

（四）健康宣教

嘱患儿加强自我保护意识，带管的肢体不得做剧烈运动，保持局部清洁干燥，外敷料发生脱落、卷边、松动时应及时换药，淋浴时注意保护局部辅料。

第二节　B 超引导下 PICC 穿刺术配合

一、配合目的

提高 PICC 置管成功率，减少穿刺时的相关并发症，减少术后静脉炎和血栓的发生。

二、配合流程

1．术前做好患儿及家长的解释、安抚工作。

2．术前用物准备。

3．选择合适的血管，观察静脉血管直径以及与动脉的解剖关系。

4．协助患儿平卧、摆好穿刺体位。

5．测量患儿上臂围及穿刺长度并记录。

6．洗手，戴口罩。

7．标记穿刺点，消毒穿刺部位。

8．协助术者穿无菌手术衣。

9．做好巡回、传递等工作，并在术中安抚患儿及协助保持适当的穿刺体位。

10．术后整理用物，协助患儿穿衣、盖被。

11．告知患儿及家长术后观察要点及注意事项。

12．平车送患儿拍 X 线片做定位检查。

13．平车送患儿回病房，安置患儿，做好宣教工作。

三、配合关键环节提示

1．穿刺术过程中注意做好患儿的安抚、解释工作，获得患儿的配合，提高穿刺成功率。

2．配合过程中遵守无菌操作原则，切勿跨越无菌区。

3．术后做好观察、护理及宣教工作，减少相关并发症的发生。

第三节　PICC 穿刺处换药法

一、换药目的

保持 PICC 穿刺处清洁干燥，防止感染及导管堵塞的发生。

二、换药流程

1．洗手，戴口罩。

2．自导管远端向近端拆除旧敷料。

3．清洗双手，观察导管出口部位和周围皮肤。

4．戴无菌手套，用乙醇及碘附棉球各三遍螺旋状消毒穿刺点及周围皮肤。

5．用碘附棉球擦洗导管、连接器、固定翼、肝素帽，各三遍。

6．体外导管摆放 S 形或 L 形，用无菌胶布固定好连接器。

7．用透明贴膜加压粘贴并覆盖至连接器翼型部分的一半。

8．抗过敏胶布交叉固定连接器及肝素帽。

三、操作关键环节提示

1．严格遵循无菌操作原则。

2．记录维护前穿刺点的导管刻度。

3．观察穿刺点有无发红、肿胀、渗血及渗液，导管有无移动，是否部分脱出或进入体内。发现有任何异常，立即处理。

4．穿刺点未愈合好时，不要用乙醇及碘附清洁导管出口部位 1cm 范围内的皮肤，以免对伤口过分刺激造成穿刺点难以愈合。

第三篇

儿童头颈胸疾病

肌性斜颈 第六章

第一节 概 述

先天性肌性斜颈是由于一侧胸锁乳突肌挛缩牵拉导致的颈部偏斜，头偏向患侧，下颌转向健侧所形成的一种特殊姿势的畸形。它是小儿中最常见的先天性畸形之一，发病率0.3% ～ 0.5%。如果婴幼儿时期未合理治疗，随年龄增长畸形加重，其疗效也随之降低，将给患儿身心健康带来不良影响（图 6-1）。

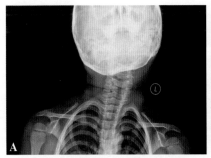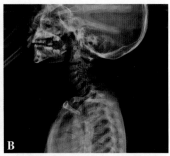

图 6-1　肌性斜颈 X 线片。A. 正位片；B. 侧位片

一、病因病理

引起这种疾病几乎可以肯定与宫内的环境有关。常发生于高龄初产妇和臀位。通常认为颈部在宫内扭转，又因宫内体位限制直至分娩，导致肌肉的缺血、水肿以致纤维化，导致起于乳突止于胸骨和锁骨的胸锁乳突肌挛缩。还有线索表明因副神经的长期受压加重了该肌肉的纤维化反应。

上述都可解释先天性肌性斜颈的原因。问题是臀位是诱发

133

肌性斜颈的因素，还是肌性斜颈是引起臀位或宫内体位异常的原因，均难讲清。75% 的肌性斜颈为右侧，每 5 个肌性斜颈病儿中可见到 1 例髋关节发育不良。这说明先天性因素在起作用。

二、临床表现

1．在胸锁乳突肌的中部或下部有一质硬的梭形肿块。肿块可在出生后或在第 2、3 周出现。

2．头部向肌肉挛缩的一侧倾斜，下颌旋向对侧。

3．颈部向患侧旋转和向对侧倾斜均受限制。

4．双侧性斜颈罕见，颈部在中线显得缩短，下颌抬起，面部向上倾斜。

肌性斜颈患儿正、背面观如图 6-2 所示。

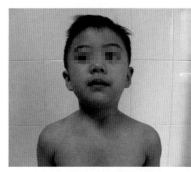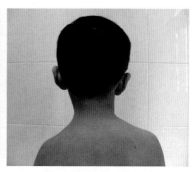

图 6-2　肌性斜颈患儿正面观（左）、背面观（右）

三、治疗方法

早期诊断、早期治疗，方法简单、疗效优良，是预防继发的头、颜面、颈椎楔形畸形的关键，因此早期治疗已成为本病治疗的基本原则。治疗方法有两种，即保守的非手术疗法和手术疗法。

（一）非手术疗法

适用于 1 岁尤其 6 个月以内的婴儿。白天可行胸锁乳突肌按摩、手法矫治、矫形帽外固定，晚上患儿睡觉后用沙袋保持头部于矫正位。教会家长坚持每日做胸锁乳突肌的手法牵拉是治疗的关键：

1．头部向对侧侧屈，使健侧耳垂接近肩部。

2．缓缓转动使下颏接近患侧肩部。

3．注意事项

（1）要使患儿舒适平卧，头部稍后伸位，患儿肩、胸部要有人固定。

（2）强调每一步手法应轻柔，切忌暴力，牵拉动作要持续而稳定。

（3）每次牵动 15 ～ 20 次，每日 4 ～ 6 次。

（二）手术疗法

1．适应证

（1）颈部向患侧旋转平均受限 30°。

（2）面部发育不对称。

2．手术方法

（1）胸骨头和锁骨头下方一端切断松解：适用于幼儿。

（2）胸锁乳突肌上下两端切断松解：上下两端切断的疗效优于下端松解，适用于儿童或畸形较重的。

（3）锁骨头缝接在预留的胸骨头残端的延长术：可保留颈前方正常肌肉轮廓，但操作复杂，延长程度不易掌握，多不需要。

（4）完全切除纤维化的胸锁乳突肌：只偶尔用于该肌肉已完全纤维化的青少年。

第二节　护　理

一、护理要点

（一）术前护理要点

1．完善各项检查　胸部 X 线片、患处 X 线片、心电图、抽血、留尿标本等，常规眼科会诊排除斜视。

2．备皮　手术前一天为患儿剃光头，并刮除肩胛冈以上手术区域内汗毛，用标记笔在患侧上肢进行标记。

3．皮试 了解患儿有无过敏史，针对术中用药，做相应的过敏试验，保证患儿用药安全。

4．宣教 告知家长：

（1）协助患儿练习床上排便及手术体位。

（2）术前一晚给予患儿清淡饮食。

（3）为患儿洗澡。

（4）注意为患儿保暖，避免上呼吸道感染。

（5）手术当天 0 点开始监督患儿禁饮食。

（6）为患儿固定或拔除活动牙齿。

（7）去除患儿身上的饰物。

（8）与支具室人员一同为患儿选择合适的头颈胸支具。

5．其他

（1）术前一晚为患儿佩戴标注患儿基本信息的手术腕带。

（2）发放干净病号服。

（3）术前 30 分钟为患儿肌内注射术前针。

（4）患儿离开病房后为患儿准备手术床。

（二）术后护理要点

1．体位

（1）全麻术后去枕平卧并禁饮食 6 小时，之后开始垫枕头，并在确保安全的前提下根据患儿情况和舒适度适当摇高床头或翻身。

（2）将患肢持续抬高，高于心脏水平。

（3）术后 24 小时鼓励患儿开始佩戴支具下床行走。

2．监测生命体征 体温升高最常见，主要由手术吸收热引起，通常持续 3 ～ 5 天。

（1）如体温 < 37.5℃，无须特殊处理，为患儿多饮水即可。

（2）如 37.5℃ ≤体温 < 38.5℃，主要以物理降温为主，予以温水擦浴或使用化学冰袋。

（3）如体温 ≥ 38.5℃，可以使用降温药物，辅助物理降温，常用的儿童退热药有对乙酰氨基酚、布洛芬等。

（4）严密观察伤口敷料渗血情况，避免局部血肿出现，如发现伤口渗血明显增多、局部软组织肿胀扩散，及时向医生汇报，采取措施。

3．静脉管路的固定和观察

（1）将带有静脉管路的肢体放在被子外，以便观察有无渗液或管路脱出等情况。

（2）用儿童输液固定板固定管路。

（3）穿刺部位贴标签，注明穿刺时间。

（4）适当调节输液速度，护士勤巡视患儿，液体输完及时更换或拔除。

（5）如患儿躁动明显，可让家长协助固定患儿输液的肢体。

4．头颈胸支具（图6-3）的护理

（1）佩戴方法：患儿先取坐位，将支具后半部置于患儿背部，将支具前半部置于胸腹部，使支具前后边缘在腋中线重叠，下颌与枕后固定于相应的矫正垫，将固定带对合粘紧。

（2）注意事项：长期卧床后避免突然起立发生体位性低血压。

（3）在佩戴支具前，协助家长为患儿穿贴身全棉内衣，并保持内衣的平整清洁和干燥。

（4）随时观察支具与患儿接触部位的皮肤情况，重视患儿主诉，随时调整，预防压疮。

5．舒适度的护理

（1）由于支具的枕后固定垫与支具背心有金属条坐支架，

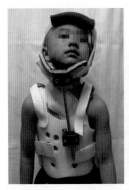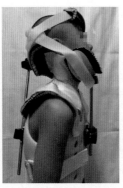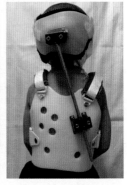

图6-3　头颈胸支具正面观（左）、侧面观（中）和背面观（右）

患儿睡觉时身体不能平卧,可在患儿颈后及腰部垫软枕以保持卧位舒适。

(2)协助患儿更换体位、改善不适。

6．饮食的护理

(1)全麻术后 6 小时开始进饮食,饮食上无特殊禁忌。

(2)麻醉恢复后饮食以清淡易消化为主。

(3)可先让患儿喝少量温水,如无不适,循序渐进喂食。

(4)鼓励并协助患儿少量多餐,以防止患儿由于体位的变化而引起进食困难,进食后恶心、呕吐及误吸等。

7．宣教

(1)术后平卧及禁饮食 6 小时。

(2)在禁饮食期间如患儿嘴唇干燥,为患儿适当湿润嘴唇。

(3)妥善固定患儿输液侧肢体,防止患儿躁动使针脱出。

(4)加强外露患肢皮肤的活动和按摩,避免压疮。

(5)随时观察支具与患儿接触部位的皮肤情况,重视患儿主诉,随时调整,预防压疮。

(6)首次下床前应先在床边稍坐,如无不适,在有护士或家长协助的情况下方可下地行走。

(7)患儿行走或上厕所时需有家长从旁保护。

二、功能锻炼

方法(1)　转头:患儿平躺,让家长按住患儿的两侧肩部,护士将患儿的头转向患侧 4 次,再向健侧转 1 次为 1 次转头,共转头 5 次,要求角度不超过 90°,不能用暴力。扳头:患儿取坐位,护士一手按住患侧肩部,另一手按住头,把头轻轻按向健侧,角度在 45° 左右,动作柔和,共扳头 20 次。

方法(2)　护士帮助指导患儿头向健侧侧屈,使健侧耳垂接近肩部。

方法(3)　缓缓转动头部,使下颌贴近患侧肩部,训练时注意手法轻柔,切忌暴力,牵拉动作应持续而稳定。每次牵动15 ~ 20 次,3 ~ 4 次/天。

方法(4)　对 4 岁以上的患儿增加左右偏颈锻炼,次数同前，并给予局部理疗、热敷、定时按摩以尽快促进瘢痕组织软化吸收，增强功能恢复的效果。

对于软组织挛缩严重者，经保守及手术治疗后，继续头胸支具矫正 6 周。解除外固定后，继续进行胸锁乳突肌的手法牵拉，每次牵动 15 ～ 20 次，4 ～ 6 次 / 天。

功能锻练至少保持半年，以防止畸形复发。

三、出院指导

1．告知家长

（1）佩戴支具注意事项以及佩戴的时间。

（2）清洁和保养支具的方法，以防保护不当失去支具的作用。

（3）患儿术后 4 周内患侧肢体免负重，需 24 小时佩戴支具，清洁支具或更换内衣时要动作轻柔，正确佩戴，其余时间不可随意拆卸。

（4）患儿活动时要在旁陪护，防止跌倒等意外发生。

（5）督促患儿坚持每日做胸锁乳突肌的手法牵拉。

2．指导家长

（1）为患儿正确佩戴支具。

（2）支具清洁方法：用温水加普通清洁剂将支具清洗干净，用毛巾拭干抚平，或平放于阴凉处晾干备用。不可用强清洁剂用力清洗，更不可用吹风机吹干或在阳光下暴晒，以免变形。变形后易造成受力点不准，达不到固定作用。

（3）按医生要求时间复诊，不适随诊。

第七章 寰枢椎旋转移位

第一节 概　述

寰枢椎旋转移位（rotatary atlantoaxial subluxation）是童年时期斜颈畸形的最常见原因之一。上呼吸道感染如急性扁桃体炎、咽炎以及颈部感染是最常见的发病原因。头颈部的轻微外伤是常见病因。上颈椎发育畸形或后天性疾病（如寰枢椎嗜酸细胞肉芽肿、结核等）尽管是很少见的致病原因，但一旦发病则症状较重，常产生神经压迫症状甚至危及生命。

一、病因病理

寰枢椎旋转移位的原因可分为先天性、外伤性及充血性三类。

1．先天性寰枢椎旋转移位　主要是由于枢椎齿状突发育障碍和（或）寰椎横韧带的不健全，这是先天性寰枢椎旋转移位的病理基础改变。

2．外伤性寰枢椎旋转移位　头颈部的轻微外伤是常见病因。

3．充血性寰枢椎旋转移位　又称自发性寰枢椎旋转移位，常继发于颈部炎症之后，如咽喉部炎症充血、类风湿性关节炎、强直性脊椎炎等。

二、临床表现

1．脱位本身的症状　颈项部疼痛，有时放射到肩部，颈部肌肉痉挛，头部活动障碍。

2．周围组织器官受累症状　发生吞咽困难，常有压痛，头颈偏向脱位侧，而下颌则转向对侧。

3．脊髓压迫症状　如一过性四肢疼痛或麻木。当脱位加重时，即可出现不同程度的四肢硬瘫，伴大小便功能障碍。

三、诊断方法

颈椎 X 线平片是诊断本病的主要手段。寰枢椎脱位在颈椎 X 线平片上的表现为：

1．正位张口片　齿状突与寰椎两侧块之间的距离不对称，两侧块与枢椎体关节不对称或一侧关节间隙消失或重叠是脱位的征象（图 7-1A）。

2．侧位片　寰椎前弓与齿状突前面的距离正常时不超过 2.5mm，在儿童最大不超过 4.5mm，若超过此范围即为前脱位。在颈髓受压症状不明显，欲检查寰枢椎关节有无不稳定时，可在患儿坐位头前屈及后仰时各拍摄一侧位片（图 7-1B）。

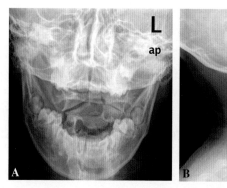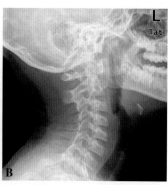

图 7-1　寰枢椎脱位 X 线片。A. 正位片；B. 侧位片

四、治疗方法

寰枢椎旋转移位的治疗目的是解除脊髓压迫、稳定颈椎关节、防止再脱位。

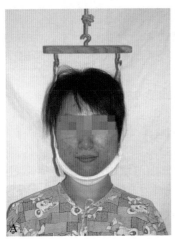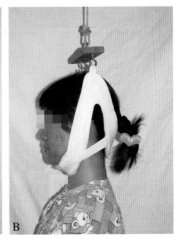

图 7-2　枕颌吊带牵引。**A**. 正面观；**B**. 侧面观

（一）保守治疗

1. 自发性寰枢椎旋转移位　可行枕颌牵引（图 7-2），一般需牵引 3 周，到复位稳定后，做一包括头颈胸的支具，固定 6～8 周。如单侧脱位可手术复位，支具固定。

2. 寰椎前脱位　可行颅骨牵引，直到复位和症状改善时，在局麻下行自体髂骨片枕骨和第 1～3 颈椎融合术，或钢丝枕骨和第 1～3 颈椎固定，不必行椎板切除术。

（二）手术治疗

对于脱位时间久，齿状突在移位处愈合固定，经牵引不能复位，脊髓腹侧和背侧均受压者可采取手术治疗。

1. 若因寰椎后弓和枕骨大孔后缘压迫，可采取后方入路，切除寰椎后弓及枕大孔后缘。然后行自体骨片枕骨和颈椎融合术或钢丝固定术。亦有人采取化学材料固定枕骨及颈椎。

2. 若脊髓受压以前方为主，可经颈前或经口腔入路行减压术。切除齿状突，同时行枕骨与颈椎融合术。此类入路应做气管切开术。

第二节　护　理

一、护理要点

（一）枕颌吊带牵引治疗的护理

1. 牵引目的　固定、制动、缓解脊髓及神经根压迫症状。

2. 体位　去枕仰卧位，肩下垫一薄枕，4～5cm 厚，抬高床面 30°，保持头高脚低位，颈椎无过伸、过屈、侧屈。

3. 注意事项

（1）检查牵引装置的稳固、安全、有效性。内容包括：牵引装置完好，牵引绳无断裂，滑轮活动好；枕颌吊带位置居中，牵引装置连接正确、稳固；牵引力线、鼻尖、颈椎保持在一条直线上；扩张板水平，牵引绳在滑轮沟槽内；沙袋离开地面 30～35cm。

（2）牵引重量通常为 1～2kg，24 小时持续牵引，每周拍 X 线片确认复位效果。

（3）枕颌吊带与皮肤之间垫纱布，注意观察枕颌部皮肤状况。

（4）牵引过程中动作轻柔、缓慢，告知患儿不做扭头动作或随意变换体位，以免引起症状加重。

（5）牵引过程中应注意询问患儿是否出现因佩戴枕颌吊带引起的呼吸、吞咽困难，耳部或下颌压迫感，一旦发现及时处理。

（6）摘除牵引时应先慢慢取下沙袋，再解除枕颌吊带，告知患儿静卧 10 分钟后再佩戴颈托缓慢下床活动。

4. 并发症的预防和护理

（1）皮肤护理：选择大小适合的牵引带，用毛巾或棉垫剪成小块垫在压迫部位，每 2～4 小时为患儿按摩肩胛部皮肤，同时检查皮肤受压情况；保持皮肤清洁干燥，夏季调整空调使室温控制在 24～26℃。

（2）呼吸困难的护理：牵引带下颌部过宽、质地过硬、在颈部的作用点过高或过低、牵引重量过重使头极度后仰等原因都能造成呼吸困难。严密观察患儿呼吸的节律、频率、深度、牵引带位置和头部位置是否正确，特别是在夜间及对语言表达能力差的患儿增加巡视次数。

（3）脊髓刺激症状的护理：表现为呼吸困难、上肢无力、皮肤感觉过敏。每班检查患儿双手握力并感觉其力量是否均衡，询问有无手、脚麻木感及从颈部向上肢的放射性疼痛。

（二）佩戴颈托的护理

1．颈托的佩戴原则

（1）躺着带、躺着摘。

（2）特别注意患儿因长期卧床后突然起立发生体位性低血压、下肢无力和前庭功能的不适应，引起头晕甚至摔伤。

2．佩戴方法　去除牵引，护士站在患儿一侧，一手伸入患儿肩下轻轻托起双肩 2～3cm，另一手撤出薄枕，将颈托后片沿患儿颈部弧度缓慢放入颈后，轻轻放稳患儿，再佩戴颈托前片，将尼龙搭扣扣紧，松紧度以患儿头部不能自由扭转、呼吸顺畅为标准。

3．注意事项　佩戴和摘除颈托时应保持卧位，翻身时应轴向翻身；长期卧床后避免突然起立发生体位性低血压。

4．皮肤的护理　随时观察颈托与患儿接触部位的皮肤情况，做好预防，防止压疮的发生。

（三）宣教要点

1．协助患儿练习床上排便。

2．注意为患儿保暖，避免上呼吸道感染。

3．在患儿牵引期间为其准备一面小镜子，以增加患儿视野，方便患儿看电视及与家长沟通等，减少颈部活动。

4．枕颌牵引宣教要点

（1）不能随意增减牵引重量或放松绳索。

（2）不可将被服压在牵引绳上。

（3）为患儿增加营养，补充足够的维生素并多饮水。

（4）鼓励患儿诉说不适，如发现患儿异常哭闹，及时通知护士。

5．练习正确的佩戴颈托的方法，松紧程度以患儿感觉呼吸顺畅但又能够完全限制颈部活动为宜。

6．在患儿下床活整个过程，必须在旁保护。协助患儿坐起时应先抬高床头，于床旁坐起。询问患儿有无头晕，确认安全后方可让患儿下地行走。

二、出院指导

1．告知家长

（1）除夜间睡觉时可取下，其余时间均佩戴颈托保护。

（2）注意保护患儿安全，防止发生摔伤等意外。

（3）带患儿按规定时间复诊，如有不适随时就诊。

2．指导家长正确的颈托佩戴方法。

第四篇

儿童上肢疾病的护理

肱骨髁上骨折 第八章

第一节 概 述

肱骨髁上骨折是指肱骨干与肱骨髁交界处发生的骨折。以儿童最多见，占儿童肘部骨折的 30% ～ 40%，好发年龄为 5 ～ 12 岁。早期处理不当易发生缺血性挛缩，晚期可出现肘内翻等畸形。肱骨髁上系指肱骨下端内外两髁之上 2cm 松质骨与皮质骨交界处。该处前后扁薄而内外宽，呈鱼尾状，这是易在此处折断的原因之一。此外，肱骨下端向前倾斜，偏离肱骨干长轴呈 25° ～ 40° 的前倾角，这也与该处易发生骨折有密切关系。

一、病因

肱骨髁上骨折多由高处跌落时产生的过伸或屈曲暴力所致。跌倒时手支撑着地所受暴力传导至薄弱的髁上部位导致骨折。肘关节过伸造成伸直型髁上骨折。跌倒时肘关节屈曲，鹰嘴着地，导致屈曲型髁上骨折。伸直型骨折最多见，占 95% ～ 98%，其骨折远端向后上移位。屈曲型骨折仅占 2% ～ 5%，骨折远端向前上方移位。

二、分型及临床表现

Ⅰ型：骨折无移位，同时骨折线不清晰，临床上很容易漏诊。通过拍摄斜位 X 线片，测量肱骨远端骺的成角或观察脂肪垫的移位，并结合临床查体时局部肿胀和压痛可作出此型的诊断。

Ⅱ型：有明显的骨折线并有远骨折段的移位，但仍可以有连续的后侧骨皮质。

Ⅲ型：完全移位，两骨折端之间无任何接触。

肱骨髁上骨折 X 线片如图 8-1 所示。

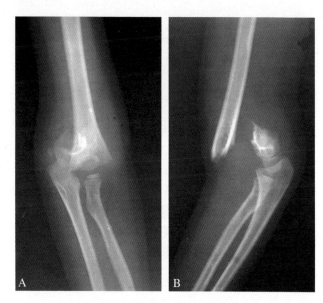

图 8-1　肱骨髁上骨折 X 线片。A. 正位片；B. 侧位片

三、入院前注意事项

1. 儿童受伤后给予患肢制动，可用围巾将患肢悬吊于胸前。如果伤后患肢出血，可用清洁的毛巾简单包扎止血，立即赶往就近医院救治。

2. 受伤后多听患儿主诉，多观察患儿受伤部位活动情况，有异常的现象如肿胀、疼痛等症状及时就诊，以免耽误治疗。

四、治疗原则

（一）治疗方法

Ⅰ型：对于无移位髁上骨折，确认无神经、血管损伤后，用石膏后托制动即可。1 周后拍摄 X 线片观察骨折位置，及时发现肿胀消退后可能的位置移动。损伤后 3 ～ 4 周，允许患儿在保护下进行主动功能活动。此时的 X 线片通常会显示在肱骨髁上区域有骨膜新生骨形成，注意告知患儿在此恢复期间勿再次受伤。

　　Ⅱ型：在判断后侧皮质存在连续性的Ⅱ型移位骨折时，成角移位的程度和方向将决定是否有必要行手法整复。临床上复位稳定并经 X 线片证实位置满意后，在肘关节屈曲、前臂旋前位制动来维持复位。如果有明显的肿胀或骨折有再移位趋向，就可采用经皮穿针的方法维持复位。肱骨髁上骨折经皮穿针术后 X 线片如图 8-2 所示，拔针后 X 线片如图 8-3 所示，拔针后肘关节功能如图 8-4 所示。

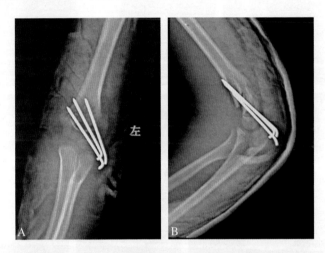

图 8-2 肱骨髁上骨折经皮穿针术后 X 线片。**A.** 正位片；**B.** 侧位片

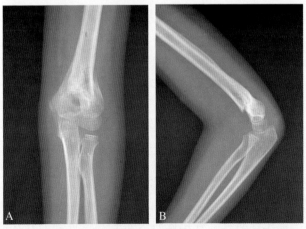

图 8-3 肱骨髁上骨折拔针后 X 线片。**A.** 正位片；**B.** 侧位片

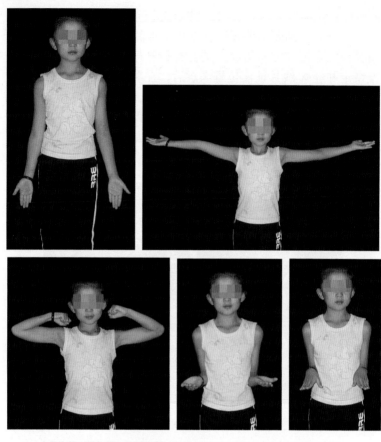

图 8-4　肱骨髁上骨折拔针后肘关节功能

Ⅲ型：这种完全性移位（Ⅲ型）的骨折在处理上难度较大。骨折的复位：一种方法为麻醉下手法整复；另一种方法为使用牵引。两种方法均可克服短缩，从而实现复位。

（二）并发症

1. 神经损伤　神经损伤总发生率大约为 7%，其中以桡神经损伤最常见。

2. 血管损伤　伸直型髁上骨折中发生血管损伤是儿童骨折中最严重的并发症。轻症可致肌肉纤维化，严重时可发生坏疽而需截肢。

3. 骨化性肌炎　骨化性肌炎是必须被提到的并发症，正规治疗后的发生率很低。但是临床上骨化性肌炎并非少见，绝大多数为粗暴手法揉捏所致，延期手术切开复位也是容易引起骨化性肌炎的一个重要原因，对患儿肘部及上肢功能的影响是非常大的。

4. 成角畸形　冠状面上的成角畸形不能塑型而产生肘内翻或肘外翻畸形。其中肘内翻最常见，可造成很难接受的外观畸形。

第二节　护　理

一、护理要点

（一）术前护理

1. 休息与体位　舒适卧位，抬高患肢以利于静脉和淋巴回流、减轻肿胀。无论是石膏还是夹板固定，患肢须保持肘关节屈曲 90°，前臂中立位，此时骨间隙最大，骨周围肌肉及上下骨间隙均处于等张位，有利于骨折的稳定，是理想的固定体位。

2. 完善各项检查　胸部 X 线片、患肢 X 线片、心电图、抽血、留尿标本等。

3. 备皮　手术前一天清洗患肢，修剪手术范围内皮肤汗毛，修剪指甲，用标记笔在患侧肢体避开手术区域进行标记。

4. 皮试　了解患儿有无过敏史。术中及术后应用的某些抗生素需进行药物过敏试验，以确保患儿能安全应用，避免发生过敏反应。

5. 宣教

（1）术前一晚给予患儿清淡饮食。

（2）为患儿洗澡。

（3）注意患儿保暖，避免上呼吸道感染。

（4）手术当天 0 点开始监督患儿禁饮食。

（5）为患儿固定或拔除活动牙齿。

（6）去除患儿身上的饰物。

6. 其他

（1）术前一晚为患儿佩戴标注患儿基本信息的手术腕带。

（2）发放干净病号服。术前需要摘除饰物，如患儿涂指甲油，应协助患儿除去，并监督患儿洗澡。

（3）术前30分钟为患儿肌内注射术前针。

（4）术晨为患儿更换干净的衣服。患儿离开病房后准备手术床。

（二）术后护理

1．体位

（1）全麻术后去枕平卧并禁饮食6小时，之后开始垫枕头，并在确保安全的前提下根据患儿情况和舒适度适当摇高床头或翻身。

（2）将患肢持续抬高，高于心脏水平。

（3）术后第一天鼓励患儿开始佩戴颈腕吊带下床行走。

2．监测生命体征　体温升高最常见，主要由手术吸收热引起，通常持续3～5天。

（1）如体温 < 37.5℃，无须特殊处理，为患儿多饮水即可。

（2）如 37.5℃ ≤ 体温 < 38.5℃，主要以物理降温为主，予以温水擦浴或使用化学冰袋。

（3）如体温 ≥ 38.5℃，可以使用降温药物，辅助物理降温，常用的儿童退热药有对乙酰氨基酚、布洛芬等。

3．静脉管路的固定和观察

（1）将带有静脉管路的肢体放在被子外以便观察有无渗液或管路脱出等情况。

（2）用儿童输液固定板固定管路。

（3）穿刺部位贴标签，注明穿刺时间。

（4）适当调节输液速度，护士勤巡视患儿，液体输完及时更换或拔除。

（5）如患儿躁动明显，可让家长协助固定患儿输液的肢体。

4．患肢的观察

（1）血液循环的观察：轻按患肢手指指腹或指甲，放松后，手指由白迅速恢复粉红色，时间少于2秒，说明患肢血运良好。如发现手指末端发凉、麻木、苍白、发绀等，及时报告医生处理，防止发生肢体坏死或缺血性挛缩等并发症。

（2）骨筋膜室综合征的观察：术后 24 小时直至术后第 4 天均为重点观察期。护理关键是及时发现前臂的缺血改变，给予准确有效的减压处理。患儿手术结束返回病房后，将患肢抬高，高于心脏水平 15～20cm。并遵医嘱使用消肿药，密切观察患肢肿胀程度，如患肢出现 5P 征之一（剧痛、苍白或发绀、麻木、无脉、感觉异常），及典型被动牵拉痛应立即通知医生，充分松解石膏，30 分钟后观察松解效果，如指端皮肤恢复温暖、毛细血管反应恢复、疼痛缓解、麻痹感消失则表示松解有效。此外，告知家长监督患儿在石膏松解后不要随意活动患肢。

（3）神经损伤的观察：麻醉恢复后即可以进行神经损伤的观察，主要包括桡神经、尺神经和正中神经的观察。神经损伤常常表现为相应支配区域感觉及活动的异常，如不及时发现和处理，可能造成功能障碍或丧失，因此需要依靠患儿对手指感觉的自我描述和观察手指相应的活动来判断。

桡神经损伤的表现为垂指、垂腕、垂拇。尺神经损伤的表现为环指、小指爪状畸形，各手指不能内收外展，拇指和示指不能对掌。正中神经损伤的表现为拇指不能对掌，不能与手掌平面形成 90°角，不能用拇指指腹接触其他指尖，握拳时拇指和示指不能屈曲。

麻醉恢复后即可开始评估患儿手指感觉及活动，之后每 2 小时观察一次，如发现石膏过紧或患儿主诉手指麻木或感觉异常时，应给予重点关注，及时报告医生进行相应的处理。

5．石膏的护理　肱骨髁上骨折术后屈肘石膏固定如图 4-1 所示。

（1）保持石膏清洁干燥，勿向石膏中塞异物。

（2）石膏未干时，将患肢放在气垫上，并减少搬动。需要搬动时，应用手掌平托石膏，切忌用手指按压，以免造成石膏部分凹陷压迫皮肤形成压疮。

（3）石膏边缘如过于粗糙，摩擦皮肤，应及时修整。石膏如挤压皮肤或松动，应及时松解或重新打石膏。

（4）观察伤口处石膏有无渗血，给予标记和记录。如渗血扩大迅速，及时报告医生处理。

6. 饮食

（1）全麻术后 6 小时开始进饮食，饮食上无特殊禁忌。

（2）麻醉恢复后饮食以清淡易消化为主。

（3）可先让患儿喝少量温水，如无不适，循序渐进进食。

（4）胃肠功能恢复后可食富含蛋白质、维生素和粗纤维的食物。

7. 宣教

（1）患儿术后须平卧及禁饮食 6 小时。

（2）在禁饮食期间如患儿嘴唇干燥，可以用勺子蘸少许温水轻轻为患儿湿润嘴唇。

（3）将患儿输液一侧肢体放在被子外以便观察，并协助扶好，防止患儿躁动使针脱出。

（4）不要用衣服、被子等物品覆盖石膏，以免影响其速干定型。

（5）可用气垫将患肢抬高，促进肢体末端血液回流。

（6）可以适当轻轻按摩、抚触外露患肢皮肤，减轻肿胀，避免压疮。

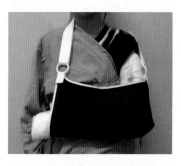

图 8-5　颈腕吊带的使用

（7）在患儿首次下床前，应协助其先在床边稍坐。如无不适感觉，在佩戴颈腕吊带后，协助患儿下地行走。

（8）颈腕吊带在行走前为患儿佩戴，在患儿睡前，为其摘除，以避免压迫颈动脉（图8-5）。

（9）患儿行走或上厕所时从旁保护。

二、功能锻炼

及时有效的功能锻炼可以预防并发症，促进功能恢复。

1. 锻炼前应向患儿家长说明功能锻炼的目的和方法以取得家长的配合，和护理人员一同监督患儿、鼓励患儿，以达到锻炼目的。

2．术后第二天开始指导患儿行功能锻炼，主要是伸指、握拳活动，每天3组，每组20下。每次伸指握拳应尽量充分，并逐渐加大活动量，以不疲劳为宜。

3．功能锻炼是一个长期的、枯燥的过程，患儿很容易产生厌烦情绪，可鼓励患儿用患肢玩自己喜欢的玩具、游戏机等。

4．告知家长回家后协助患儿进行功能锻炼时应严格遵循由轻到重、由少到多、循序渐进的原则，避免运动量过大、过猛造成骨化性肌炎及其他不适。

三、出院指导

1．告知家长

（1）保持石膏清洁干燥不变形。如石膏沾上污垢，可用少量清水擦拭，之后用干毛巾擦干。如沾水过多致石膏变形，及时带患儿到医院更换石膏。

（2）术后4周带患儿门诊拍片，如愈合良好，可拆除石膏。

（3）如发生无法处理的情况，可电话咨询责任护士或直接到医院门诊挂号就诊。

2．指导家长

（1）清洁和保护支具的方法，以防因处理不当而导致支具的变形或损坏。

（2）在患儿拆石膏后可增加肘关节的主动活动。进行被动活动时动作应轻柔，以患儿不引起剧烈疼痛为宜，禁止被动反复粗暴屈伸肘关节，以免引起再度损伤或发生骨化性肌炎。

第九章 肱骨外髁骨折

第一节 概 述

儿童肱骨外髁骨折在儿童肘部骨折中较常见，发生率仅次于肱骨髁上骨折，居于肘部骨折的第二位，约占儿童肘部骨折的12%。由伸肘位暴力作用所致，易发生不愈合。发病多在2～18岁间，以6～10岁最为常见，亦有成人发生此类损伤。此类骨折为关节内骨折，性质上属于骨骺损伤，骨折块移位后破坏了肱骨小头与桡骨头的正常关节对应关系。骨骺部分与骨的生长发育密切相关，如治疗不当，将留有肘部畸形，导致功能障碍及远期其他类型并发症。

一、病 因

肱骨外髁骨折通常为肘关节伸直位摔伤所致。摔伤可产生内翻应力使外髁撕脱，或产生外翻使桡骨头直接撞击外髁而骨折。

二、分型及临床表现

（一）分型及临床特点

Ⅰ型：关节软骨保持连续形成合页，骨折稳定；

Ⅱ型：骨折块完全分离，但无旋转；

Ⅲ型：骨折块明显移位并旋转，有时可达90°以上。

按移位程度分类：无移位；间隙小于2mm为轻度移位；间隙2～4mm为明显移位。

（二）症状

肘关节外侧肿胀明显，并逐渐扩散至整个关节。皮下出现瘀斑，逐渐扩散可达前臂上1/3。伤后2～3天皮肤出现水疱。肘外侧明显压痛，可发生肘外翻畸形，肘部增宽，可以旋转，但屈伸活动受限。肱骨外髁骨折 X 线片如图 9-1 所示。

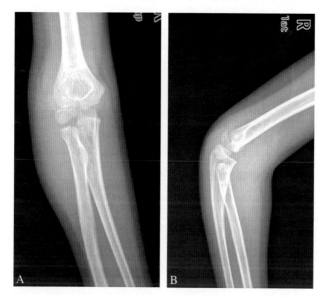

图 9-1　肱骨外髁骨折 X 线片。A. 正位片；B. 侧位片

三、入院前注意事项

参见肱骨髁上骨折的入院前注意事项。

四、治疗原则

依移位程度决定治疗方式。

（一）治疗方法

1. Ⅰ型　以保守治疗为主，以长臂石膏后托固定于屈肘 80° 前臂中立位。应用石膏固定，以利于拍片复查。伤后 1、2、3 周来医院复查拍摄肱骨远端正位片，确认骨折是否稳定。如发现移位，应予闭合或切开复位克氏针内固定手术治疗。

2. Ⅱ型　骨折移位 2 ~ 4mm，可行闭合复位经皮穿针固定。如复位不能使移位小于 2mm，应切开复位手术治疗。

3. Ⅲ型　此型应切开复位内固定。以两枚光滑克氏针将远端骨块固定在干骺端上。针尾可留于皮肤外，伤后 4 ～ 6 周在门诊拔除。石膏托可使患儿感觉舒服并减少针道附近的皮肤刺激。

肱骨外髁骨折术后 X 线片如图 9-2 所示，拔针后 X 线片如图 9-3 所示，拔针后肘关节功能如图 9-4 所示。

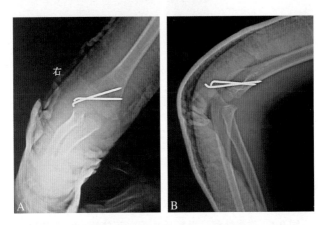

图 9-2　肱骨外髁骨折术后 X 线片。**A.** 正位片；**B.** 侧位片

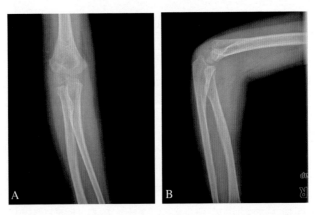

图 9-3　肱骨外髁骨折拔针后 X 线片。**A.** 正位片；**B.** 侧位片

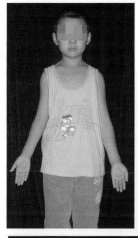
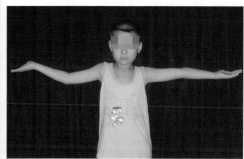
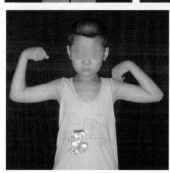
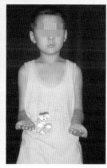
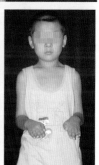

图 9-4 肱骨外髁骨折拔针后肘关节功能

（二）并发症

1．不愈合 尤为常见。可能与骨折位于关节内和血运差有关。6 个月内的早期不愈合可按急性期骨折进行切开复位和内固定。晚期病例行原位固定，此时骨折块有变形，无法准确复位。首选以螺钉将骨块固定融合于干骺端。

2．延迟愈合 造成延迟愈合的原因有：

（1）抵止在肱骨外上髁的伸肌的牵拉。

（2）骨折处浸泡在关节液中，抑制纤维蛋白和骨痂形成。

（3）影响血运和肱骨外髁缺血性坏死。

（4）切开复位内固定不牢靠，克氏针退出及骨折错位。

3．骨骺早闭

（1）肱骨外髁骨折与干骺端融合。

（2）肱骨外髁骨骺与滑车融合，又与干骺端融合在一起。二者均能引起肘外翻。

4．肘外翻　是肱骨外髁骨折最常见的并发症。常见原因有畸形愈合、不愈合及外髁骨骺早闭，可引起迟发型尺神经麻痹。

第二节　护　理

一、护理要点

参见肱骨髁上骨折的术前、术后护理部分。

二、功能锻炼

1．复位或手术后，当日即开始做伸指、握拳活动。肿胀明显者，向心方向按摩（挤压）患肢指端，每日2次，每次5～10分钟。

2．第2周，继续上述内容，加大活动度；做耸肩活动，握紧拳头，患肩用力上提，复原；腕关节伸屈活动，每日2次，每次10～15分钟。

3．第3～4周继续进行更有力的伸指、握拳，腕关节伸屈及肩关节的活动，每日2次，每次10～15分钟。

4．第5～6周去除外固定后，做肘关节的主动伸屈活动，每日2次，每次15～30分钟。尺偏型加做前臂外旋转活动（小云手、大云手），每日2次，每次10～15分钟。

5．加强生活训练。根据患儿年龄酌情指导患儿系扣、梳头、握筷、握球拍等肘关节屈曲靠近胸壁动作。

三、出院指导

参见肱骨髁上骨折出院指导部分。

肘内翻 第十章

第一节 概　述

肘内翻是肱骨髁上骨折最常见的残余畸形，文献报告发生率在 30% 左右。北京积水潭医院总结，采用闭合复位、石膏制动方法后的肘内翻发生率为 15.7%。伸直尺偏型骨折易发生肘内翻畸形。肘内翻的患儿较易继发肱骨外髁骨折，同时肢体外形不美观，且没有自我塑型改善的可能性。对于畸形角度小（内翻角度 ≤ 15°）观察即可，对于畸形明显（内翻角度 > 15°）和伴有其他功能障碍者则行肱骨髁上楔形截骨术矫正畸形。

一、病　因

目前多认为肘内翻是骨折畸形愈合的结果，而非生长的不平衡所致。因为骨折愈合后一旦形成肘内翻，并不随生长发育进行性加重。另外，整复时尺偏移位矫正不足，以及整复后位置丢失产生尺侧的再移位及旋转导致骨折畸形愈合，是形成肘内翻的两个重要因素。

二、临床表现

肘关节伸直位内翻角明显增大，可达 15° ~ 35°，肘后三角关节改变，外髁与鹰嘴距离加宽，一般肘关节活动正常，但均有不同程度肌力减退，从 X 线片可以测量出内翻的角度（图 10-1、10-2）。

三、入院前注意事项

参见肱骨髁上骨折的入院前注意事项。

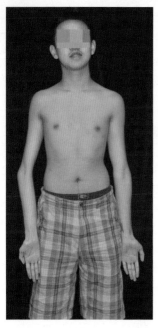

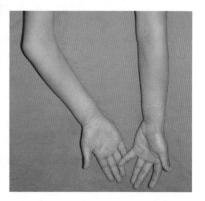

图 10-1　肘内翻患儿正面观　　图 10-2　肘内翻患侧与健侧对比

四、治疗原则

（一）治疗方法

1．对于畸形角度小（内翻角度≤15°）仅观察即可。

2．对于畸形明显（内翻角度＞15°）和伴有其他功能障碍者，则行肱骨髁上楔形截骨术矫正畸形。

肘内翻术后 X 线片如图 10-3 所示，术后患肢外观如图 10-4 所示。

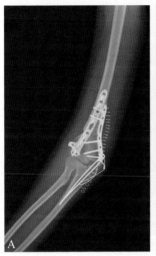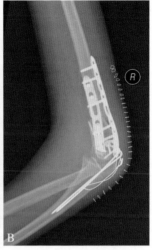

图 10-3　肘内翻术后 X 线片。A. 正位片；B. 侧位片

（二）并发症

1. 伤口渗血　这与截骨面不能完全对合有关。

2. 前臂骨筋膜室综合征　这是一种严重影响上肢功能的并发症，一旦发生可造成前臂肌肉和神经的不可逆损伤，后期无论采取何种补救方法均无法恢复正常的功能。其主要表现为 5P 征，即疼痛（pain）、无脉（pulseless）、苍白（pale）、麻痹（paralysis）、感觉异常（paresthesia）及典型被动牵拉痛。

3. 神经损伤　由于手术切口的牵拉及术中止血带的使用，尺神经及正中神经术中易被挤压、挫伤。

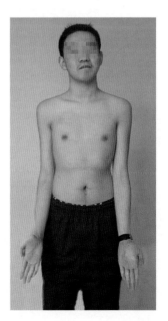

图 10-4　肘内翻术后患肢外观

第二节　护　理

一、护理要点

参见肱骨髁上骨折的术前、术后护理部分。

二、功能锻炼

及时有效的功能锻炼可以预防并发症，促进功能恢复。

1．锻炼前向患儿家长说明功能锻炼的过程以取得配合，达到锻炼目的。

2．术后第一天开始进行伸指、握拳活动，每天3组，每组20下，每次伸指、握拳应尽量充分，并逐渐加大活动量，以不疲劳为宜。

3．如患儿疼痛不能有效配合，可进行被动活动，但动作应轻柔，以不引起剧烈疼痛为度，禁止被动反复粗暴屈伸肘关节，以免引起再度损伤或骨化性肌炎。

4．拆石膏后可增加肘关节的主动活动，动态观察肘关节活动情况，不断调整锻炼时间和次数。

5．功能锻炼应严格遵循由轻到重、由少到多、循序渐进的原则。

三、出院指导

参见肱骨髁上骨折出院指导部分。

尺桡骨骨折　第十一章

第一节　概　述

尺桡骨双骨折多见于青少年，直接、间接（传达或扭转）暴力均可造成尺桡骨干双骨折。骨折后局部肿胀、疼痛、肢体畸形、前臂旋转功能障碍，完全骨折者可扪及骨擦音。尺桡骨干双骨折属于前臂常见骨折之一，多见于幼儿和青少年，发生率约占全身骨折的 6%。儿童前臂骨折不同于其他肢体骨折，需要尽可能解剖复位才能达到理想的功能，治疗方法不当可能造成前臂活动丧失，甚至严重影响手的功能。

一、病　因

1. 直接暴力　多见打击或机器伤。骨折为横型或粉碎型，骨折线在同一平面。
2. 间接暴力　跌倒时手掌触地，暴力向上传达桡骨中或上 1/3 骨折，残余暴力通过骨间膜转移到尺骨，造成尺骨骨折。所以骨折线位置低，桡骨为横型或锯齿状，尺骨为短斜型，骨折移位。
3. 扭转暴力　受外力同时，前臂又受扭转外力造成骨折。跌倒时身体同一侧倾斜，前臂过度旋前或旋后，发生双骨螺旋性骨折。多数由尺骨内上斜向桡骨外下，骨折线方向一致，尺骨干骨折线在上，桡骨骨折线在下。

二、临床表现

患儿主要表现为局部肿胀、畸形及压痛，可有骨擦音及异常活动，前臂旋转活动受限。儿童常见为青枝骨折，有成角畸形而无骨端移位，有时合并正中神经或尺神经、桡神经损伤。

167

尺桡骨骨折 X 线片如图 11-1 所示。

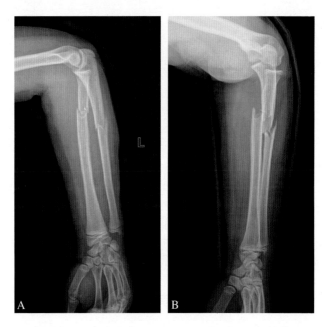

图 11-1　尺桡骨骨折 X 线片。A. 正位片；B. 侧位片

三、入院前注意事项

参见肱骨髁上骨折的入院前注意事项。

四、治疗原则

要求达到解剖复位或接近解剖复位，恢复前臂的旋转功能。

（一）治疗方法

1. 非手术治疗　前臂双骨折几乎都能通过闭合复位，石膏固定达到满意疗效。

（1）闭合复位，石膏或夹板外固定：通常在患儿镇静清醒状态下进行，在助手的帮助下依次采用加大成角，手法复位完成，然后行石膏或夹板外固定。

（2）复位后注意事项：抬高患肢，保持手高于肘，肘高于心脏。

（3）复诊：伤后次日返院观察血运情况，避免肿胀加重而致外固定过紧，防止前臂骨筋膜室综合征的发生。整复后 1 周需复查拍 X 线片，若骨折发生移位则及时矫正。1 个月复诊，带石膏拍 X 线片，确认是否临床愈合。骨痂形成满意时，可以拆除外固定，开始功能锻炼。

2．手术治疗

（1）适应证：前臂骨筋膜室综合征合并血管损伤需修复者、开放骨折、不可复位骨折、闭合复位后不易固定者。

（2）内固定方法：钢板螺丝钉、弹性髓内针（TEN）、加压钢板等。

尺桡骨骨折术后 X 线片如图 11-2 所示。尺桡骨骨折术后肢体功能如图 11-3 所示。

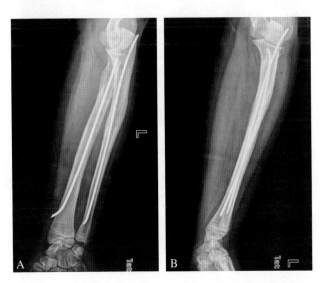

图 11-2　尺桡骨骨折术后 X 线片。A. 正位片；B. 侧位片

（二）并发症

1．再骨折　常发生在 6 个月内，再骨折后往往畸形明显加重。所以取出内固定时间不宜过早，取内固定后半年内应注意保护。

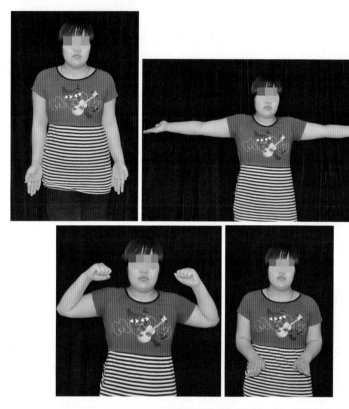

图 11-3　尺桡骨骨折术后肢体功能

2．肢体缺血　整复后石膏外固定物压迫、创伤后肌间隔内压力增加、骨折同时合并血管损伤，都是造成肢体缺血的原因。整复后患肢剧痛、明显肿胀、颜色苍白或青紫、手指感觉丧失或活动能力丧失，都是肢体缺血的表现，被动伸指痛是骨筋膜室综合征 Volkman 缺血挛缩的早期表现。此时须松解石膏，必要时做筋膜切开减张。

3．神经损伤　尺桡骨骨折同时合并正中神经、尺神经、骨间背侧神经损伤，多数为一过性神经损伤，以后多可恢复。如果为神经断裂或严重牵拉辗挫伤，因缺血造成的继发损伤，或医源性的神经损伤，则往往为永久性损伤，应及时处理，否则难以恢复。

4．活动受限　前臂的轻度旋转受限，特别是 30° 以内的旋前受限，患儿可以通过外展或内旋肩关节而代偿。旋后受限不能被肩关节活动代偿。

5．尺桡骨融合　这是前臂骨折最严重的并发症之一，受伤本身及手术切开复位均可能导致尺桡骨交叉愈合。因此切开复位应选择两侧独立切口完成，术中注意不要让尺桡骨骨折各自的血肿融为一体。

6．感染　切开复位过程中污染是造成感染最常见的原因，创伤也可以造成局部的缺血停滞，导致创伤性骨髓炎。严重的骨感染会造成大块骨吸收坏死，导致骨不连。

第二节　护　理

一、护理要点

术前一般护理参见肱骨髁上骨折术前护理部分。术后护理参见肱骨髁上骨折术后护理部分。

二、功能锻炼

参见肘内翻的功能锻炼部分。

三、出院指导

参见肱骨髁上骨折出院指导部分。

第十二章　孟氏骨折

第一节　概　述

孟氏骨折脱位是一种前臂与肘关节的复合损伤。1814年，意大利医生 Giovanni Battista Monteggia 首先报道了桡骨头前脱位合并尺骨干骨折病例。Perrin 首次将此类骨折命名为孟氏骨折（Monteggia fracture）。1950年，乌拉圭医生 Bado 对此种骨折脱位做了大量的研究，并根据损伤机制提出分型与治疗方法。孟氏骨折临床上并不少见，容易漏诊，不及时治疗可发生严重并发症。

一、病　因

（一）Ⅰ型孟氏骨折

受伤机制一般有三种说法：

1．Speed 和 Boyd（1940）提出Ⅰ型孟氏骨折是由于来自前臂后方的打击力造成尺骨骨折，而桡骨头向前脱位是直接外力引起的。

2．Evans（1949）提出Ⅰ型孟氏骨折是由于间接外力引起。在手与地面接触的一瞬间，手相对固定于地面，而身体围绕着固定而旋前的前臂扭转，使前臂极度旋前，此时桡骨和尺骨在中上1/3处相交叉和触碰，该处形成一个支点，尺骨强力地支撬桡骨近端，而发生桡骨头向前脱位，同时发生尺骨骨折。

3．有的学者又提出Ⅰ型孟氏骨折是由于肱二头肌牵拉引起，认为在伸肘位跌倒时，肘关节处于过伸位，由于肱二头肌强烈地反射性收缩，使桡骨上端受到向前的牵拉作用而发生桡骨头脱位，同时发生尺骨骨折。

（二）Ⅱ型孟氏骨折

Ⅱ型孟氏骨折是前臂旋前位摔倒，肘关节在屈曲位，手掌着地，使尺骨发生骨折向背侧成角，外力继续作用使桡骨头向后脱位。

（三）Ⅲ型孟氏骨折

Ⅲ型孟氏骨折只见于儿童。其特点是尺骨骨折发生在近侧干骺端、横断、纵裂或青枝。是由于伸肘位摔倒，上肢处于内收位，肘关节受到内翻应力，使尺骨上端发生向桡侧成角的骨折，桡骨头向外侧脱位。

（四）Ⅳ型孟氏骨折

Ⅳ型孟氏骨折很少见。有人认为与Ⅰ型孟氏骨折受伤机制大致相同，只是在桡骨头脱位后桡骨又受到第二次损伤所致。

二、分型及临床表现

（一）分型及临床特点

Boado 分类法将孟氏骨折分为真性孟氏骨折及类孟氏骨折两种类型，其中真性孟氏骨折分为四型，类孟氏骨折分为多型。

1. 真性孟氏骨折

（1）Ⅰ型：桡骨头前脱位合并尺骨干骨折，亦称伸直型。此型骨折最常见，占儿童孟氏骨折的 70%～85%。此型特点是尺骨骨折向前成角。

（2）Ⅱ型：桡骨头后脱位合并尺骨干骨折，亦称屈曲型。此型骨折不多见，占孟氏骨折的 3%～10%。此型特点是尺骨向后成角并常合并桡骨头脱位。

（3）Ⅲ型：桡骨头向外或向前外侧脱位，合并尺骨干骺端骨折。此型骨折在儿童多为青枝骨折。骨折向桡侧成角，亦称内收型。此骨折约占孟氏骨折的 23%，仅次于Ⅰ型骨折。

（4）Ⅳ型：桡骨头向前脱位合并桡骨中 1/3 骨折及同水平或稍近侧的尺骨骨折，亦称特殊型孟氏骨折。此型骨折少见，占孟氏骨折的 1% 左右。

2. 类孟氏骨折

（1）类Ⅰ型：包括单纯桡骨头前脱位、尺骨干骨折合并近端无移位的桡骨颈骨折、尺骨干骨折合并肘关节后脱位。

（2）类Ⅱ型：包括桡骨头骺板损伤或桡骨颈骨折及肘关节

脱位。

（3）类Ⅲ型：尺骨斜行骨折合并移位的肱骨外髁骨折，此类骨折罕见。

（二）症状

外伤后肘部及前臂肿胀，移位明显者可见尺骨成角或凹陷畸形。肘关节前外或后外方可摸到脱出的桡骨头。前臂旋转受限。肿胀严重摸不清者，局部压痛明显。孟氏骨折X线片如图12-1所示。

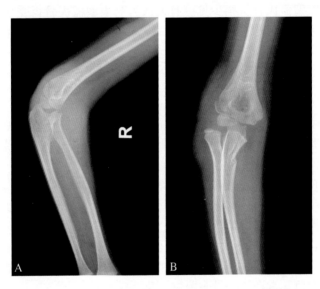

图12-1　孟氏骨折X线片。A.正位片；B.侧位片

三、入院前注意事项

参见肱骨髁上骨折的入院前注意事项。

四、治疗原则

（一）治疗方法

1.非手术治疗　儿童孟氏骨折一旦及时诊断多可采用保守治疗，即手法复位、石膏托外固定而获得满意效果。伤后3

周，每周拍片复查骨折有无再移位。若患肢肿胀消退、石膏松动，及时更换石膏托。3～4周后去除外固定，开始练习肘关节活动，尤其前臂的旋转功能，通常6～8周恢复正常活动。

2．手术治疗

（1）如保守治疗不能达到预期效果则采取手术治疗。大多数情况下，固定尺骨后即可使桡骨头维持复位。固定尺骨的方法有克氏针、弹性髓内针、钢板。尺骨骨折固定后，长臂石膏托外固定，前臂固定于桡骨头最稳定的位置。术后3～7天拍片复查，术后3～4周去除石膏托。

（2）对于漏诊的陈旧孟氏骨折采用切开复位内固定手术。内固定方法有克氏针、外固定架、钢板。如尺骨有成角或尺骨短缩，还需行尺骨截骨。术后石膏固定3～4周，练习功能活动，以前臂旋转功能为主。

孟氏骨折术后X线片如图12-2所示，陈旧孟氏骨折术后X线片如图12-3所示，陈旧孟氏骨折术后肢体功能如图12-4所示。

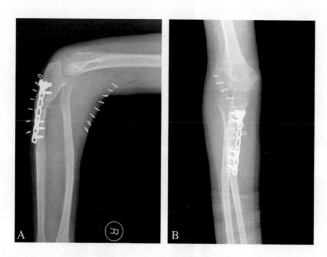

图12-2　孟氏骨折术后X线片。A.正位片；B.侧位片

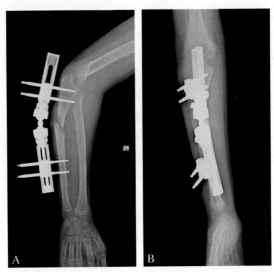

图 12-3　陈旧孟氏骨折术后 X 线片。A. 正位片；B. 侧位片

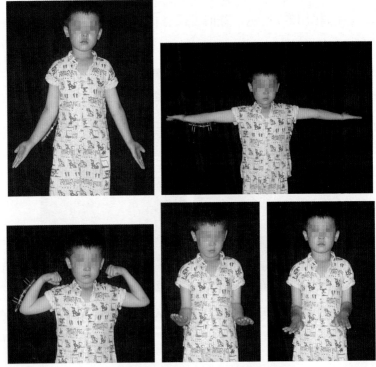

图 12-4　陈旧孟氏骨折术后肢体功能

（二）并发症

1．复发性桡骨头脱位　多见于闭合复位、石膏托固定治疗者，因不能维持尺骨骨折对位所致，约占孟氏骨折的 20%。一旦及时发现，重新复位，经皮髓内固定尺骨。如尺骨已愈合，则治疗同陈旧孟氏骨折。

2．尺骨畸形愈合　在各平面轻度成角，不产生明显症状。虽然向桡侧移位会减少骨间隙，使旋转活动受限，但患儿并不感明显功能障碍。向尺侧偏斜，往往因前臂外观畸形而引起家长和患儿的重视。

3．关节僵硬　可能是单纯固定、关节囊骨化、骨化肌炎及纤维性或骨性近尺桡骨连接所致。

4．神经损伤　约 20% 的 I 型及 III 型孟氏骨折合并桡神经骨间背侧支损伤。一般伤后 2～3 个月恢复。如 3 个月未恢复应行肌电图及神经传导速度测定。若仍无恢复表现，则考虑手术探查。

5．骨筋膜室综合征　孟氏骨折同时伴有严重肘关节周围软组织损伤，且闭合复位治疗时常需屈曲肘关节 90°，增加了骨筋膜室综合征的可能性。

第二节　护　理

一、护理要点

术前一般护理参见肱骨髁上骨折术前护理部分。术后护理参见肱骨髁上骨折术后护理部分。

二、功能锻炼

参见肘内翻的功能锻炼部分。

三、出院指导

参见肱骨髁上骨折出院指导部分。

第五篇

儿童髋部疾病

发育性髋脱位　第十三章

第一节　概　述

本病既往一直被称为先天性髋关节脱位（CDH），目前认为应称为发育性髋关节脱位（developmental dislocation of the hip，DDH）。发育性髋关节脱位是一种动态的髋关节发育异常，可能会随着婴儿的生长发育好转或加重，因此脱位并不真正是先天性的。发育性髋关节脱位包括髋关节可复位和不可复位的脱位、半脱位及全脱位，以及新生儿及婴儿的髋发育不良（髋臼及股骨近端的骨发育不全）。国外报道新生儿髋关节脱位的发病率为 4‰ ~ 11‰，女孩的发病率较男孩高 4 倍。孪生姐妹均发病占 5% ~ 6%，家族中上代有髋脱位者，其下代发生率高达 36%。

本病与先天性马蹄足差不多一样常见，但出生时症状和体征并不明显，需经专科医生采取特殊方法才能做出诊断。而且，如果得不到早期正确治疗，由于其继发改变使复位愈加困难，将在成年期发展成退行性髋关节炎而致残。对本病而言，早期诊断事半功倍，贻误诊断则使得治疗难度明显增加。发育性髋脱位 X 线片、CT 片如图 13-1、13-2 所示。

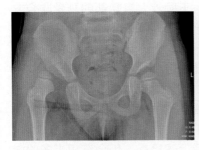

图 13-1　发育性髋脱位 X 线片

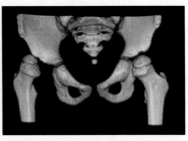

图 13-2　发育性髋脱位 CT 片

一、病　因

目前认为本病是遗传因素及环境因素共同导致的结果。

（一）病因

1．先天因素

（1）遗传因素：遗传性韧带松弛；妊娠及分娩过程中母体产生的松弛激素通过胎盘进入婴儿体内使女婴产生韧带松弛，而对男婴作用较小。有家族史者占 20% ~ 36%，孪生发病者占 5% ~ 6%。

（2）胎位：胎儿臀位出生，胎位与发生发育性髋脱位关系密切。

2．产后环境因素　研究发现将婴儿双髋固定于伸直位包裹的习俗是导致发育性髋脱位高发的直接原因。据此给婴儿常规穿带外展裤和宽尿布后，发病率大为下降。

二、临床表现

体征取决于患儿的年龄与脱位的类型。

（一）新生儿期

1．Ortolani 试验　患儿平卧，屈膝、屈髋各 90°。当充分外展大腿时可感觉到弹响。若用拇指置小粗隆部，中指放大粗隆部，可感觉更清楚。此征应与髂胫束挛缩时索条的滑动、髌骨半脱位及盘状半月板的弹响区别。髋关节过于松弛的病例，此体征不明显。

2．Barlow 试验　第一步，于股骨大粗隆部朝耻骨联合方向加压，脱位股骨头即可滑进髋臼。第二步，患儿平卧，屈髋 90°并尽量屈膝。拇、示指分开握患儿双大腿，将拇指放在患儿大腿内侧，四指放在大腿外侧。当拇指向小转子部加压时，股骨头可经髋臼后唇脱位。解除拇指压力，股骨头又可自动弹回髋臼内。第一步可诊断脱位，第二步可验证是否有易脱倾向。

临床上发现，即使早期进行上述检查，仍会有相当多的漏诊病例。

（二）婴儿期

婴儿期的病髋可由不稳定变成脱位，由可复变成不可复位。3个月后，由于内收肌挛缩，Ortolani试验和Barlow试验可以阴性，代之以外展受限。股骨头向外、向上移位可产生下列体征：

1. 外观　大腿、臀以及腘窝的皮肤皱褶不对称（图13-3），患侧下肢短缩。大转子外侧明显突出，臀部变平。患肢有15°～20°外旋，站立时尤易看得出。

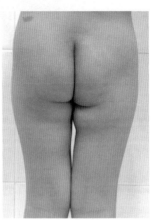

2. 屈髋90°时外展受限。

3. 大腿短缩，两足尖摆齐后屈髋屈膝时两膝的高度不等，即Allis征阳性（图3-5）。

4. 被动活动患髋时，可感觉患髋松弛。

5. 股骨头不在深层托起股动脉，因此触摸不清股动脉搏动。

图13-3　臀纹不对称

6. 内收患肢，牵拉推动髋关节时有所谓的活塞样或望远镜感。

7. 完全脱位，大粗隆位于Nelaton线以上。

上述体征只是提示髋脱位，仍需拍摄X线片加以证实。

（三）行走期

患儿学会走路后，患肢跛行，有垂直的望远镜样动作，脊柱向患侧偏斜。双侧脱位者会阴加宽，大转子向外侧突出，臀部平而宽，因股骨头后移、骨盆前倾，导致脊柱腰椎生理前突加大，走路呈鸭步。因大转子上移，致外展肌力弱，患侧下肢单独负重站立时，骨盆向健侧倾斜，即川德伦堡（Trendelenburg）试验阳性（图13-4）。

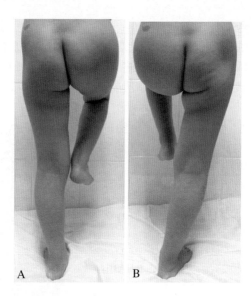

图 13-4　川德伦堡（Trendelenburg）试验。A. 阴性；B. 阳性

三、治疗原则

（一）治疗方法

治疗具有挑战性，方法因年龄而异。及早的诊断和整复并保持复位状态，能给股骨头及髋臼的发育提供最佳的环境和时机。治疗本病的目标是：及早整复脱位；保持股骨头与髋臼的同心圆对应关系；防止股骨头骨骺发生缺血性坏死；矫正残留的发育不良。

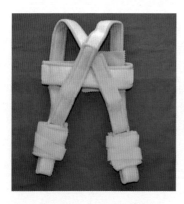

图 13-5　Pavlik 吊带

1. 出生到 6 个月　是理想的治疗时间。早期发现者，宜使用屈曲、外展支具，最常用的是 Pavlik 吊带（图 13-5、13-6）。常需佩戴 6 ~ 12 周，其间每 2 ~ 4 周复查超声波及 X 线片，直到结果正常，可获得稳定的髋关节。3 ~ 4 周后仍不能复位，可用手

法复位。

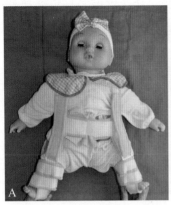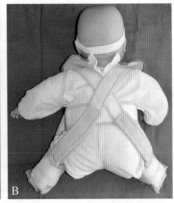

图 13-6 Pavlik 吊带佩戴后外观。A. 正面观；B. 背面观

2．6～18个月 大于6个月者，难以佩戴支具及吊带，失败率高。此年龄组多数可行手法复位，然后以人类位石膏固定（一期石膏，图4-4）。每3个月更换一次石膏，第二、三期石膏（图13-7）由人类位改为长腿外展内旋位和短腿外展内旋位石膏。石膏固定的总时间为9个月。若复位不成功，则需手术切开复位。

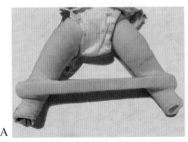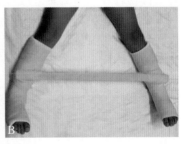

图 13-7 A. 二期石膏；B. 三期石膏

3．18个月～3岁 需切开复位及行 Salter 骨盆截骨术，甚至要做股骨粗隆间旋转截骨矫正前倾角。

4．4～7岁 就诊相对已晚，无论哪种手术其效果难以尽善尽美。一般需松解内收肌、髂腰肌以后，牵引股骨头达到髋臼水平，再行切开复位，可能需同时行 Salter 手术改善髋臼覆盖。另外，在旋转截骨术的同时，往往需做股骨短缩截骨术，有的还要做内翻截骨，否则骨盆截骨术后会使患肢过长或股骨颈外翻致患髋仍然不稳。

5．8 岁以上　本组患儿软组织与骨结构畸形均较固定。采用臼盖稳定髋关节或 Shanz 截骨术、Steele 骨盆三联截骨术或 Chiari 髋臼顶内移截骨术等姑息疗法。

（二）并发症

1．再脱位　更换石膏时患儿躁动或粗暴检查可引起再脱位，前倾角过大是后期再脱位的原因，多在开始走路后发生。在石膏内发生脱位者，需拆去石膏做关节造影。对复位不满意的，需切开复位。

2．股骨头缺血坏死　可由于闭合复位石膏固定于过度外展位及内收肌紧张而对软骨及骨造成机械性压迫，或切开复位的创伤，以及拆除石膏后强力的髋关节活动所致。

3．骨折　闭合或切开复位时可因暴力而引起股骨头骨骺分离，股骨颈或转子下骨折。大龄儿童并发于长期牵引、骨废用性萎缩。一旦发生骨折，待骨折愈合后再处理脱位。

4．神经麻痹　复位时过牵或手法使股骨头与骨盆挤压，均可损伤神经、坐骨神经或股神经可受损伤。

5．术后关节活动受限或强直　其原因为手术破坏关节软骨面、术后石膏固定过久、过早负重或术后牵引不足。个别患儿有瘢痕体质也是关节强直的因素。

第二节　护　理

一、护理要点

（一）术前护理

1．完善各项检查　胸部 X 线片、患肢 X 线片、CT、心电图、抽血、留尿标本等。

2．备皮　手术前一天清洗患肢，修剪手术范围内皮肤汗毛，修剪趾甲，用标记笔在患侧肢体避开手术区域进行标记。

3．皮试 了解患儿有无过敏史，术中及术后应用的某些抗生素需进行药物过敏试验，以确保患儿能安全应用，避免发生过敏反应。

4．宣教 告知家长：

（1）术前一晚给予患儿清淡饮食。

（2）为患儿洗澡。

（3）注意患儿保暖，避免上呼吸道感染。

（4）手术当天 0 点开始监督患儿禁饮食。

（5）为患儿固定或拔除活动的牙齿。

（6）去除患儿身上的饰物。

5．其他

（1）术前一晚为患儿佩戴标注患儿基本信息的手术腕带。

（2）发放干净病号服。

（3）术前 30 分钟为患儿肌内注射术前针。

（4）患儿离开病房后为患儿准备手术床。

（二）术后护理

1．体位

（1）全麻术后去枕平卧并禁饮食 6 小时，之后开始垫枕头，并在确保安全的前提下根据患儿情况和舒适度适当摇高床头或翻身。

（2）石膏下垫棕垫，防止石膏变形（彩色高分子石膏无须垫棕垫）。

2．监测生命体征 遵医嘱床旁心电监护及低流量吸氧。手术后体温升高最常见，主要由手术吸收热引起，通常持续 3～5 天。

（1）如体温＜ 37.5℃，无须特殊处理，为患儿多饮水即可。

（2）如 37.5℃≤体温＜ 38.5℃，主要以物理降温为主，予以温水擦浴或使用化学冰袋。

（3）如体温 ≥ 38.5℃，可以使用降温药物，辅助物理降温，常用的儿童退热药有对乙酰氨基酚、布洛芬等。

3．静脉管路的固定和观察

（1）将带有静脉管路的肢体放在被子外以便观察有无渗液

或管路脱出等情况。

（2）用儿童输液固定板固定管路。

（3）穿刺部位贴标签，注明穿刺时间。

（4）适当调节输液速度，护士勤巡视患儿，液体输完及时更换或拔除。

（5）如患儿躁动明显，可让家长协助固定患儿输液的肢体。

4．伤口引流的固定和观察

（1）妥善固定伤口引流袋或引流瓶。

（2）观察引流液的颜色、性状及量。

（3）患儿翻身时，避免牵拉引流管，防止管路滑脱。

5．石膏的护理

（1）保持石膏清洁干燥，勿向石膏中塞异物。

（2）石膏未干时，将患儿放在棕垫上，并减少搬动。需要搬动时，应用手掌平托石膏，切忌用手指按压，以免造成石膏部分凹陷压迫皮肤形成压疮。

（3）石膏边缘如过于粗糙摩擦皮肤，应及时修整。石膏如挤压皮肤或松动，应及时松解或重新打石膏。

（4）观察伤口处石膏有无渗血，给予标记和记录。如渗血扩大迅速需及时报告医生处理。

（5）应用人类位石膏固定的患儿术后第一日，家长在护士的指导下抱起患儿（具体方法参见石膏的护理）。

（6）单髋人字石膏（图 4-7）需定时翻身，指导患儿家长翻身（左侧为例）的方法：站于患儿患侧（左侧），嘱患儿双手伸直，上举过头。将右手伸入石膏，用手掌托住石膏内面，大拇指扶住石膏外面；用左手手掌在膝关节处托住患肢石膏。左手以向上的力抬起患肢石膏，同时右手以向患侧的力推动患儿，嘱患儿顺着推力以健侧患肢为轴，缓慢旋转。翻身后调整舒适体位，胸部齐平石膏垫枕，将患肢脚踝处垫高或将患肢足趾垂于床外，以悬空足趾（图 4-9）。

（7）术后患儿主诉腹部石膏紧或发生恶心、反复呕吐的症状，警惕发生石膏综合征，应及时行石膏开窗。嘱家长为患儿少食多餐。

（8）做好大小便护理，防止浸湿、污染臀部周围石膏。

6．饮食

（1）全麻术后 6 小时开始进饮食，饮食上无特殊禁忌。

（2）麻醉恢复后饮食以清淡易消化为主。

（3）可先让患儿喝少量温水，如无不适，循序渐进喂食，少食多餐。

7．宣教　告知家长：

（1）患儿术后须平卧及禁饮食 6 小时。

（2）在禁饮食期间如患儿嘴唇干燥，可用勺子蘸少许温水轻轻为患儿湿润嘴唇。

（3）将患儿输液一侧肢体放在被子外以便观察，并协助扶好，防止患儿躁动使针脱出。

（4）不要用衣服、被子等物品覆盖石膏，以免影响其速干定型。

（5）固定好的引流管勿轻易挪动，以防引流管脱出。

（6）石膏干燥后，为避免患儿局部皮肤长期受压，日间每 2 ～ 3 小时为患儿翻身一次，夜间每 4 ～ 5 小时翻身一次。

指导家长：

（1）石膏固定后患儿饮食上给予少食多餐，避免石膏综合征的发生。

（2）应用人类位石膏固定的患儿，教会家长患儿翻身及怀抱的方法。

（3）应用单髋人字石膏固定的患儿，教会家长患儿翻身方法。

二、功能锻炼

发育性髋脱位术后功能锻炼的目的是通过康复护理和功能锻炼，使术后的髋关节达到或接近正常的髋关节活动度。术后 1 周，患肢疼痛缓解，即可指导患儿及家长进行功能锻炼。

（一）患肢石膏内功能锻炼

从术后 1 周起应在石膏内练习股四头肌的等长收缩，俗称"绷劲"；也可教会患儿用足蹬足底石膏，每天以最大的肌力练习 2 ～ 3 组，每组 20 ～ 30 次，每次持续时间 3 ～ 10 秒。

目的是通过肌肉收缩和舒张改善下肢的血液循环，增加局部营养，有利于术后组织的修复；同时，可有效地防止股四头肌的失用性萎缩，为下一步功能锻炼打好基础。

（二）拆除石膏后的功能锻炼

对于发育性髋脱位的患儿，要根据患儿年龄、性别及关节松弛的情况，决定石膏固定的时间、石膏拆除后是否行双下肢皮牵引治疗。一般6岁以下女孩、关节松弛的患儿可直接石膏固定6周，不需牵引治疗。反之，年龄大、关节僵硬的患儿，为防止由于石膏固定时间过长引起髋关节僵硬，一般于石膏固定3周后拆除石膏，行双下肢皮牵引治疗3周。其目的是：在牵引下早期活动髋关节。要注意单侧髋脱位牵引时，也要做双下肢皮牵引，以维持髋关节水平位。锻炼方法及注意事项如下：

1．指导患儿双手撑床慢慢坐起，待患儿坐稳后，可在床尾系拉绳，绳上等距离打结，让患儿握着绳上的结，尽可能握住最远的结。同时根据所握距离的远近，还可以检验屈髋功能锻炼的效果（图13-8）。

2．指导患儿双手撑床慢慢坐起，待患儿可触到双足后，再鼓励患儿用前额触碰膝关节，逐渐加大髋关节的屈曲活动（图13-9）。

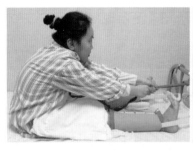 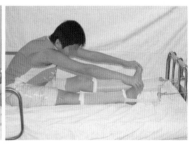

图13-8　发育性髋脱位术后功能锻炼（1）　　图13-9　发育性髋脱位术后功能锻炼（2）

3．指导患儿正确功能锻炼，注意防止腰部代偿作用给训练带来的假象。

4．解除石膏固定后，继续股四头肌的等长收缩训练。

5. 解除石膏固定后，注意牵引角度的调整，由双下肢外展30°开始，每周调整牵引角度10°，由外展位逐渐内收。第3周后，使双下肢达到中立位牵引。

（三）髋关节屈曲训练

平卧位，髋关节屈曲，大腿能碰到腹部，足跟能碰到臀部。此动作应以主动训练为主。被动训练是要求动作轻柔，循序渐进，多采用屈膝位方法进行训练。即患儿仰卧位，家长用一只手帮助固定健侧下肢及健侧骨盆。另一只手放于患侧大腿远端的后侧施力，使患髋屈曲。当经过多次训练，患髋屈曲大于90°时，可让患儿自行用双手抱住膝下小腿，尽量紧贴胸部（图13-10）。

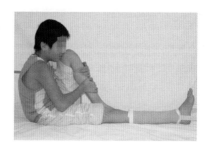

图 13-10　发育性髋脱位术后功能锻炼（3）

三、出院指导

1. 告知家长注意保持石膏清洁干燥、不变形。

2. 术后6周，此时患儿复查髋关节复位良好，已拆除石膏和牵引，指导并教会家长在家中继续协助和督促患儿做功能锻炼。

（1）告知家长术后半年内患儿患肢不能负重，即不能站立、蹲、跪、盘腿。由于非负重情况下的关节活动有利于术后头臼的塑造，而过早的负重可因股骨头上覆盖的骨未愈合而导致手术失败和头臼未经充分塑造而造成髋关节不对称、疼痛、股骨头缺血坏死、变形及关节活动受限或僵直。

（2）告知家长由于术后髋人字石膏固定于伸直、外展、内旋位，所以这三种活动不用进行特殊训练，而内收训练与屈髋同时进行。教会家长将患儿置于卧位，使患儿双腿并紧同时屈髋，若发现有外展挛缩，则嘱患儿将双腿在由伸至屈的活动中分开。

第十四章　臀肌筋膜挛缩症

第一节　概　述

肌挛缩系指肌肉纤维性变和瘢痕形成。肌肉因纤维性变，丧失弹性，比原来长度短缩，因此将导致该挛缩肌肉或肌群邻近关节的活动功能受限，甚至形成关节的某种固定畸形。本病是一种由于反复注射药物所致的常见病，多发于婴幼儿时期青霉素肌内注射，引起臀大肌筋膜纤维变性、挛缩。其发病与针刺造成的物理性损伤、药物引起的化学性刺激有关，尤其是含苯甲醇溶液的药物刺激等，导致无菌性肌纤维坏死，发展为肌肉纤维化及瘢痕。据国内某医院对 4248 名儿童的调查发现，因反复肌内注射所致注射性臀肌挛缩症的患儿有 200 名，发病率达 4.7%。

一、病　因

在我国，儿童臀肌挛缩症的主要致病因素是婴儿期反复在臀肌注射苯甲醇青霉素，属药物不良反应，与医疗条件（含消毒设施等）无直接关系。

二、分型及临床表现

（一）分型及临床特点
1. 肿块型　臀部可及结节状硬块。
2. 膜型　臀肌筋膜呈片状挛缩。
3. 束带型　臀肌筋膜成束状挛缩。

（二）症状
1. 髋关节外展、外旋畸形（图 14-1）。
2. 尖臀。
3. 因膝关节不能靠拢而呈"绕膝征"阳性。

4．有些病例可触及硬索条物，严重者有皮下粘连成板状硬化块。

5．髋部弹响也很常见。弹响是髋在屈曲、内收或内旋时，挛缩的臀大肌瘢痕条索在大转子表面滑动引起的。

6．有时可有膝关节的不适甚至疼痛。

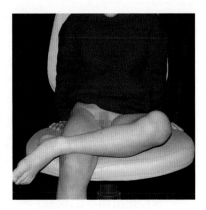

图 14-1　髋关节外展畸形

三、入院前注意事项

发现髋关节畸形、步态异常及髋部弹响及时就诊。

四、治疗原则

（一）治疗方法

1．非手术疗法　单纯的臀大肌纤维化引起弹响，如果无明显功能障碍，亦不引起疼痛，可不手术治疗，嘱患儿可练习跷二郎腿、并腿下蹲等动作，如有病情变化，随时复查。

2．手术疗法　症状明显，影响关节活动时，可通过手术加以解决。手术彻底松解挛缩索带是治疗本病的最好方法。手术注意保护坐骨神经不受损伤。

（二）并发症

1．坐骨神经损伤　手术易损伤坐骨神经。

2．股骨头缺血性坏死　损伤旋股内侧动脉导致。

第二节　护　理

一、护理要点

（一）术前护理

1．术前一般护理参见发育性髋脱位部分。

2．术前功能锻炼　指导患儿行股四头肌的主动收缩练习，俗称"绷劲"，以增加股四头肌肌力。

（二）术后护理

1．体位

（1）全麻术后去枕平卧并禁饮食6小时，之后开始垫枕头。

（2）手术当天鼓励患儿开始功能锻炼。术后返回病房，双下肢并拢并以软布带适当约束，保持下肢中立位；避免下肢外展、外旋。

2．监测生命体征　参见发育性髋脱位术后护理部分。

3．静脉管路的固定和观察　参见发育性髋脱位术后护理部分。

4．患肢的观察

（1）血液循环的观察：轻按患肢趾甲，放松后，脚趾由白迅速恢复粉红色，时间少于2秒，说明患肢血运良好。如发现脚趾末端发凉、麻木、苍白、发绀等，应及时报告医生处理，防止发生肢体坏死或缺血性挛缩等并发症。

（2）活动的观察：主要是足趾的屈伸活动，如有异常，及时通知医生。

5．饮食　参见发育性髋脱位术后护理部分。

6．管路护理　观察伤口引流管及引流液性质，保持引流管通畅，切忌打折、脱出。

7．疼痛的护理　参见儿童疼痛管理有关章节。

8．宣教　告知家长：

（1）患儿术后须平卧及禁饮食6小时。

（2）在禁饮食期间如患儿嘴唇干燥，可以用勺子蘸少许温水轻轻为患儿湿润嘴唇。

（3）将患儿输液一侧肢体放在被子外以便观察，并协助扶好，防止患儿躁动使针脱出。

（4）可以适当轻轻按摩、抚触外露患肢皮肤，减轻肿胀，避免压疮。

二、功能锻炼

由于锻炼过度会造成切口出血，功能锻炼须循序渐进，不可急于求成。如有出血，停止锻炼，加压止血。

1．术后返回病房，双下肢并拢并以软布带适当约束，保持下肢中立位；避免下肢外展、外旋。

2．麻醉清醒后，即开始股四头肌等长收缩、足部运动及臀部肌肉收缩运动，每次持续 5 分钟。3 组 / 日，20 次 / 组。

3．术后第 1 天，引流管拔除后，去除约束膝关节的布带。指导患儿在仰卧位下进行髋关节内收及膝关节屈曲练习。固定双侧骨盆，将双下肢交叉后保持 5 ~ 10 分钟，双腿交替进行，3 次 / 日（图 14-2）。膝关节屈曲练习 3 组 / 日，10 次 / 组（图 14-3）。

4．术后第 2 天，行蜷腹屈髋屈膝练习。患儿仰卧位，双膝并拢、屈曲，要求患儿双手抱紧膝关节，

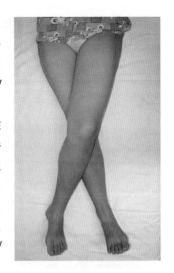

图 14-2　臀肌筋膜挛缩术后功能锻炼（1）

尽量贴近胸腹部，并保持姿势。保持时间由半分钟逐渐延长至 5 分钟。

5．术后 3 ~ 7 天

（1）坐位练习：指导患儿行髋关节屈曲内收练习。让患儿坐在椅子上，一名护士站在椅子后方，将患儿躯干挺直靠于椅背上，另一名护士将一侧患肢交叠于另一侧患肢上，保持承重患肢的足跟部踩在地面，俗称"跷二郎腿"。双下肢交替进行，

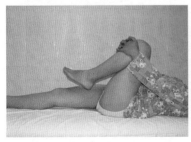

图 14-3　臀肌筋膜挛缩术后功能锻炼（2）

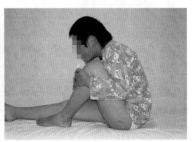

图 14-4　臀肌筋膜挛缩术后功能锻炼（3）

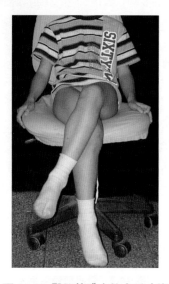

每侧肢体保持 5 ~ 10 分钟,3 ~ 5
次 / 日（图 14-5）。

　　（2）蹲位练习：指导患儿
行髋关节屈曲练习。患儿站于床
尾，双手握紧床档缓慢下蹲，下
蹲过程中，保持双膝并拢、双足
并拢。双足跟不能离开地面，蹲
下后，将胸部尽量贴近膝关节，
双手抱紧双腿，保持 5 ~ 10 分
钟，3 ~ 5次 / 日。护士站在患
儿身后，双手放至患儿腋下起到
保护和部分支撑作用，防止患儿
摔倒（图 14-6）。

　　（3）行走练习：在患儿面
前画一条直线，让患儿行走时每
一步均踩在直线上，俗称“走猫

**图 14-5　臀肌筋膜挛缩术后功能
锻炼（4）**

步”。不要求行走速度，但每一步均应达到标准。护士在一旁
保护患儿的同时，注意观察患儿步态是否协调，并及时给予纠
正（图 14-7）。

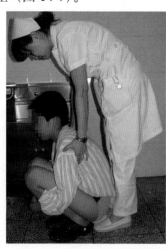

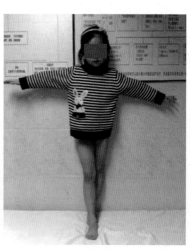

**图 14-6　臀肌筋膜挛缩术后功能
锻炼（5）**

**图 14-7　臀肌筋膜挛缩术后功能
锻炼（6）**

6．出院后

（1）巩固前期锻炼，调整、增加锻炼时间和次数。

（2）术后1个月可适当进行跑、跳运动。

三、出院指导

告知家长：

1．术后4周带患儿门诊复查。

2．督促患儿在院外继续功能锻炼半年至一年，以促进髋关节功能恢复。

3．如发生无法处理的情况，可电话咨询责任护士或直接到医院门诊挂号就诊。

第六篇

儿童下肢疾病

股骨头骺滑脱　第十五章

第一节　概　述

在青少年快速生长期，股骨近端骺生长板变得相对脆弱，加上超大体重所施加的剪式应力，可造成股骨头骨骺相对于股骨颈发生位置的改变，而股骨头骨骺与髋臼的关系则保持正常。股骨头骨骺滑脱的发病率与种族、性别和地域有关。据估计，每 100 000 人口中有 1～7 人发病。

一、病　因

（一）机械因素

发生股骨头骨骺滑脱有三个重要的前期改变：

1. 软骨周围环复合体变薄。
2. 股骨颈后倾。
3. 股骨头骺线相对于股骨颈倾斜。

（二）内分泌因素

本病绝大多数在青少年快速生长期发生，患儿普遍肥胖，多有性腺功能低下的特征，揭示可能存在内分泌方面的异常。

二、分型及临床表现

（一）分型及临床特点

1. 依据症状持续时间　分为急性滑脱、慢性滑脱、慢性滑脱急性发作。

2. 根据移位程度，依滑移的程度分为四期：

（1）滑移前期：骺板加宽稀疏，尚无真正的滑移。

（2）轻度滑移：滑移的最大限度不超过 1cm（X 线片上测量的滑移最大距离）。

（3）中度滑移：股骨头自股骨颈向上移行超过 1cm，但仍未超过股骨颈的 2/3。

（4）重度滑移：移位已超过股骨颈的 2/3。

3．根据患儿能否负重　分为不稳定性滑脱和稳定性滑脱。

（二）症状

慢性滑移的患儿主要症状是髋关节部位疼痛，并向大腿前方和膝关节发散。患儿避痛性跛行和下肢外旋、外展和屈曲受限。用力矫正时则有疼痛。髋关节前方可能有压痛。随病情发展，上述症状更加明显，屈曲患侧髋关节大腿也不能靠近腹部。典型所见是患肢屈曲时出现外旋，或纠正外旋后，患髋最多屈曲 90°。急性发作时，患髋疼痛严重，并常有外伤史。股骨头骺滑脱 X 线片、CT 片如图 15-1、15-2 所示。

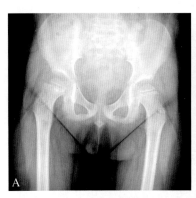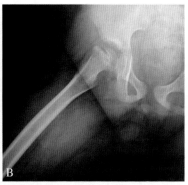

图 15-1　股骨头骺滑脱 X 线片。A. 正位片；B. 外展位片

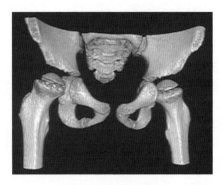

图 15-2　股骨头骺滑脱 CT 片

三、入院前注意事项

伤后患肢禁止负重，并及时就诊治疗。

四、治疗原则

（一）治疗方法

1. 可疑股骨头骨骺滑脱患儿的处理　对于可疑病例，应避免负重。对于稳定的滑脱，拍摄双髋前后位和蛙式侧位X线片。不稳定滑脱者，应慎拍蛙式侧位片，一旦确诊而股骨头骺板尚未闭合，患儿应收入院后禁止患肢负重，并先住院牵引。待肌肉痉挛和软组织痉挛缓解后，测定关节运动范围，再定治疗方针，否则轻微外伤会导致股骨头进一步滑移或完全移位。

2. 确诊患儿的治疗　治疗的首要目的是稳定股骨头骺与股骨颈的位置关系，防止进一步滑脱，同时促进骺板闭合，避免并发症。治疗方法的选择与患儿年龄、骨骺滑脱类型和移位程度有关。

（1）原位固定：患侧髋关节经牵引后功能良好的（即内旋和中立位均可伸屈，外展达45°～50°，屈曲可达90°～100°），应在原位用钢针做内固定以防止进一步滑移（图15-3）。拔针后X线正位片如图15-4所示。

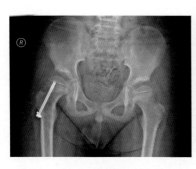

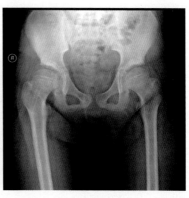

图15-3　股骨头骺滑脱空心钉原位　　图15-4　拔针后X线正位片
　　　　固定

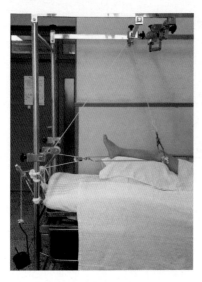

图 15-5　Russell 牵引

（2）闭合复位：行股骨髁上骨牵引（Russell 牵引）。屈髋外展位，用逐渐内旋的办法进行复位。需牵引 3 周左右，一旦复位或位置改善允许固定物穿刺时，则行多针或空心螺钉内固定（图 15-5）。

（3）切开复位：对严重的滑脱病例闭合复位不成功时，建议采用切开复位、有限截骨和内固定治疗。

（4）骨栓骨骺融合术：可用于中、重度滑脱的治疗。

（5）截骨术：相邻骺板的股骨颈截骨、股骨颈基底截骨术、转子间截骨术。

（6）骨突切除术。

（二）并发症

1. 骨坏死　急性期不稳定的滑移常并发骨坏死。初始滑移同时有血管损伤也易发生骨坏死。

2. 软骨溶解　是指关节软骨急性溶解，并发关节进展性僵硬和髋部疼痛。推测与髋关节内部的免疫性疾病或自身免疫性疾病有关。

第二节　护　理

一、护理要点

（一）术前护理

1. 完善各项检查　胸部 X 线片、患肢 X 线片、心电图、抽血、留尿标本等。

2. 心理护理

（1）以微笑面对患儿及陪护人员，耐心介绍规章制度。

（2）主动、及时、经常性地与患儿沟通。

（3）对家长担心的问题给予耐心解答，消除顾虑，尽量满足其合理要求。

（4）此病多发于青少年快速生长期。此期患儿身心变化大，对疾病的发生和治疗有一定认识及控制能力，需更重视心理变化。

（5）此期患儿更加重视患病对其身体形象的影响，应通过各种途径对患儿进行开导。

（6）此病患儿处于青春期，应顾及患儿隐私。

（7）鼓励患儿与同伴、老师保持联系，维持正常的社会交往，减少自卑和退缩行为。

（8）告知家长疾病相关知识及护理要点，消除家长陌生感，取得他们的信任。

3．股骨髁上骨牵引（Russell 牵引）的护理　诊断明确后行股骨髁上骨牵引（Russell 牵引）。牵引重量为体重的 1/8 ～ 1/7，牵引时间 3 周，期间每周行 X 线摄片，以确认牵引是否有效及复位情况。

其装置特点：有两个不同方向的牵引力，一个向上方牵拉，另一个与小腿平行牵拉，要求此二力的合力方向与股骨平行。合力的方向与屈髋、屈膝角度及上方牵引绳方向互有关系。如果此牵引二力方向改变，合力方向也将随之改变。

（1）观察患儿体位，保证患儿患肢屈髋、屈膝。

（2）Russell 牵引时，患肢小腿下垫两个 10 ～ 15cm 的棕垫子，上下放置，前后错开（图 15-6）。

（3）检查牵引装置，力线是否正确，牵引砣是否悬空，滑轮是否灵活，保证牵引持续有效。

（4）不能随意增减牵引重量，以免影响治疗效果。

（5）严密观察患肢血液循环，包括肢端温度、颜色、动脉搏动、毛细血管充盈度和肢端活动情

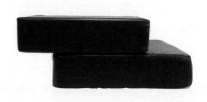

图 15-6　Russell 牵引时棕垫的摆放位置

况。如肢端青紫、肿胀、发冷、麻木、疼痛、活动障碍及足背动脉微弱或不能触及，及时分析原因并报告医生。

（6）克氏针两端用橡胶盖小瓶保护，避免划伤健侧皮肤及刮蹭衣物。

（7）若发现牵引针向一侧偏移，应立即通知医生，不可随手将针推送回去。

（8）抬高床尾15°以产生反牵引力。

（9）保持针孔处干燥，观察有无渗出。如有渗出、汗液、食物污染针孔，及时通知医生换药。

4．皮肤护理

（1）每日清洁患儿皮肤，动作轻柔，操作集中进行。

（2）使用溃疡贴覆盖骨突处皮肤，预防压疮。

（3）给予患儿臀下垫一条柔软的全棉毛巾，污染后及时更换。

（4）在不影响牵引效果的同时适当调整姿势。

（5）棕垫子与皮肤接触的地方放置纯棉毛巾，保持皮肤清洁干燥。

（6）主动询问患儿感受，经常检查患肢大腿屈侧及腘窝处皮肤情况，预防压疮。

5．术前功能锻炼　指导患儿进行股四头肌的主动收缩练习，俗称"绷劲"，以增加股四头肌肌力。

6．备皮、皮试、手术宣教均参见发育性髋脱位术前护理部分。

（二）术后护理

1．体位

（1）全麻术后去枕平卧并禁饮食6小时，之后开始垫枕头。

（2）麻醉恢复后在确保安全的情况下活动全身其他正常关节。

2．监测生命体征　参见发育性髋脱位术后护理部分。

3．静脉管路的固定和观察　参见发育性髋脱位术后护理部分。

4．患肢的观察

（1）血液循环的观察：轻按患肢趾甲，放松后，按压处由白迅速恢复粉红色，时间少于2秒，说明患肢血运良好。如发现脚趾末端发凉、麻木、苍白、发绀等，应及时报告医生处理，防止发生肢体坏死或缺血性挛缩等并发症。

（2）活动的观察：主要是脚趾的活动，如有异常，及时通知医生。

5．饮食　参见发育性髋脱位术后护理部分。

6．疼痛的护理　参见儿童疼痛管理相关内容。

7．宣教　参见臀肌筋膜挛缩症术后护理部分。

二、功能锻炼

功能锻炼循序渐进、由简到繁、由轻到重、贯穿始终。术后早期（24～48小时）即可开始，先用健侧肢体体会锻炼方法，再进行患肢锻炼；先进行被动功能锻炼，逐渐适应后鼓励患儿主动锻炼。

1．股四头肌等长收缩　患肢保持绷紧的伸直状态，20秒/次，10次为一组，每天10组。

2．屈髋

（1）协助患儿缓慢坐起，使髋关节只承受躯体的重力。

（2）让患儿坐起，双手抱膝，协助患儿屈髋、屈膝尽可能达到最大限度。

3．内外旋　护士一手固定患儿患肢髌骨，一手固定足部，让患肢足尖尽量触及健侧肢体足尖，然后向外尽量触及床面。

三、出院指导

1．告知家长

（1）此病术后一年到一年半，对侧肢体也可能出现滑脱，因此在日常生活中注意观察患儿双下肢情况，以便及时发现、及早治疗。

（2）督促患儿坚持院外功能锻炼，患肢不负重。

（3）6～8周后带患儿门诊复查，经医生同意后逐渐负重。

2．由于该病患儿多为肥胖儿，指导家长改善患儿饮食结构，多食蔬菜，控制患儿高热量、高脂肪和碳酸饮料的摄入。

第十六章　股骨头缺血坏死

第一节　概　述

股骨头缺血坏死全称为 Leeg-Calve-Perthes 病（LCPD），简称 Perthes 病，系一综合征，包括股骨头骺和干骺端的缺血性改变及破坏。由于缺血，股骨头化骨核停止生长，头的密度增高。受累的股骨近端骨骺短暂性血液供应中断，损伤骨骺的生长和增加了骨的密度。高密度骨日后由新骨替代，股骨头增大、扁平。一旦有新骨代替，股骨头开始缓慢塑形直至骨骼成熟为止。

本病的严重程度不一，双侧受累的占 10% ～ 20%，好发于 4 ～ 12 岁儿童，但从 18 个月到骨骼成熟的青少年均可发病，好发于男孩，男女比例为 4 ～ 5：1。

一、病　因

既往均认为 Perthes 病的病因为多因素，但具体原因并不明确。有研究显示本病与蛋白 C 和蛋白 S 及纤维蛋白溶解低下引起的凝血机制异常有关。血管内凝血块的异常溶解可能是大多数 Perthes 病的主要原因。

1. 凝血异常　血红蛋白病如镰状细胞贫血和地中海贫血的患儿常患股骨头缺血坏死。

2. 股骨头动脉问题　有研究表明股骨头的动脉最易发生栓塞造成 Perthes 病。

3. 股骨头、颈部静脉回流　Perthes 病患儿的股骨头、颈部也曾被发现有静脉回流异常。

4. 生长发育异常——易感儿　Perthes 病的患儿常有生长发育异常，表明这些儿童容易发病。患本病的儿童中常见骨龄较年龄明显落后。

5．外伤　在发育中的股骨近端，主要的外侧骺动脉必须蜿蜒于狭窄通路中，局部外伤后可造成血管断裂，因此发病。另外，该动脉必须穿过股骨头的一层厚软骨，也容易在外伤时中断。

6．滑膜炎　在 Perthes 病的初期，早于 X 线片显示异常前，可有髋关节滑膜炎。

7．干骺端变化　脂肪性骨髓过多，局限性溶骨性病变环以及硬化边缘，宽的生长板内无序的骨化和非骨化的软骨柱延伸到干骺部，骺板向下到股骨颈边界。

二、临床表现

（一）分期及临床特点

1．初期　髋臼内的股骨头稍偏外，股骨头的化骨核因生长停滞而稍小（图 16-1）。

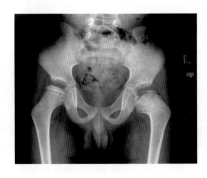

图 16-1　股骨头缺血坏死缺血期 X 线片

2．碎裂期　已经骨化的化骨核中数月后出现透亮区，化骨核的其余部位有硬化现象（图 16-2）。

3．再骨化期　股骨头软骨下出现新生骨，骨化常于头骺的中部开始，向内外侧扩展（图 16-3）。

4．残留期　股骨头在本阶段不再增加致密度，股骨头的形状还在不断变化直至骨骺停止生长（图 16-4）。

（二）症状

有外伤史（跌倒或扭伤），随后即有跛行和髋部疼痛，活动量大时跛行加重。髋关节活动受限。

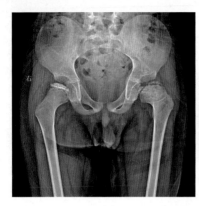
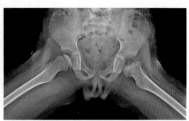

图 16-2　股骨头缺血坏死碎裂期 X 线片

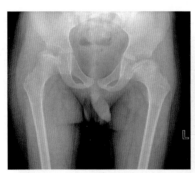
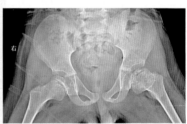

图 16-3　股骨头缺血坏死修复期 X 线片

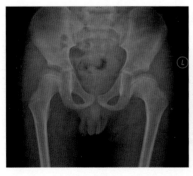
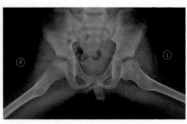

图 16-4　股骨头缺血坏死后遗症期 X 线片

三、入院前注意事项

发现跛行后卧床休息。避免患肢负重。

四、治疗原则

（一）治疗方法

1．非手术疗法

（1）卧床休息和牵引：主要目的是缓解疼痛和改善髋关节活动。

（2）外展支具固定：主要目的是保持股骨头包容在髋臼内。外展支具可在患儿负重时使用（需佩戴特制的免负重外展支具）。X线片前后位出现软骨下再骨化时停用。疾病活动阶段要用支具固定 9 ～ 18 个月。

（3）非激素类抗炎药和拐杖：主要目的用于减轻患儿疼痛，减少患肢负重。

（4）维持关节活动的理疗：一旦患儿自我感觉舒适，可使用维持关节活动的理疗。

2．手术疗法

（1）股骨近端截骨术：广泛用于 Perthes 病的外科治疗。术前给予皮牵引或骨牵引可能有助于达到恢复活动的目的。

（2）股骨近端内翻截骨术：是最常用的截骨术。这一手术可预防股骨头的畸形并恢复头臼匹配。头臼包容后，股骨头能继续生长和塑形。

（3）Salter 骨盆截骨术：手术条件是股骨头变形轻（关节造影证实）、关节无激惹疼痛和关节活动受限不明显。

（4）股骨和骨盆联合截骨术：本术式的指征是股骨头向外侧半脱位，头外侧钙化和干骺端变化较重。

（5）外翻截骨术：对股骨头扁平而出现绞链状外展的病例可考虑选用。髋内收时头臼相符，而在中立位或外展位时头臼不妥帖的患儿适宜行此手术。

（6）髋臼造盖术：手术指征有股骨头向外半脱位、头的覆盖不良和外展铰链现象。

（二）并发症

1.**肌萎缩**　术前患肢功能障碍，术后患肢制动，活动受限，血液供应相对减少，关节囊或者周围韧带失去韧性，关节活动受限，导致关节强直、肌肉萎缩。

2.**股骨头畸形**　股骨头与髋臼的解剖关系失常，股骨头有半脱位倾向，向外突出，活动受限，这是造成股骨头畸形的主要原因。

3.**肢体短缩**　术后产生内翻角过大，患儿不易自行纠正，导致肢体短缩。

4.**骨关节病**　髋臼不能完全包容股骨头，如髋关节半脱位、向外侧突出、关节活动受限明显，特别是外展，说明已残留股骨头畸形，导致骨关节病。

第二节　护　理

一、护理要点

（一）术前护理

1.术前一般护理参见股骨头骺滑脱部分。

2.**宣教**　告知家长监督患儿禁止下地负重活动，并在床头醒目标记。

（二）术后护理

1.术后一般护理参见股骨头骺滑脱部分。

2.**患肢的观察**

（1）血液循环的观察：轻按患肢趾甲，放松后，足趾由白迅速恢复粉红色，时间少于 2 秒，说明患肢血运良好。如发现脚趾末端发凉、麻木、苍白、发绀等，应及时报告医生处理，防止发生肢体坏死或缺血性挛缩等并发症。

（2）活动的观察：主要是脚趾的活动，应与术前相比较，如出现 5P 征之一（剧痛、苍白或发绀、麻木、无脉、感觉异常），应及时报告医生行减压处理。

3.**石膏的护理**

（1）保持石膏清洁干燥，勿向石膏中塞异物。

（2）石膏未干时，减少搬动。需要搬动时，应用手掌平托石膏，切忌用手指按压。

（3）石膏边缘如过于粗糙摩擦皮肤，应及时修整。石膏如挤压皮肤或松动，应及时松解或重新打石膏。

（4）观察伤口处石膏有无渗血，给予标记和记录，并及时报告医生处理。

4．管路护理　观察伤口引流管及引流液性质，保持引流管通畅，切忌打折、脱出。

5．疼痛的护理　参见儿童疼痛管理有关章节。

6．皮肤护理

（1）每日清洁患儿皮肤，护士动作轻柔，操作集中进行。

（2）使用溃疡贴覆盖骨突处皮肤，预防压疮。

（3）给予患儿臀下垫一条柔软的全棉毛巾，污染后及时更换。

7．宣教　参见发育性髋脱位术后护理部分。

二、功能锻炼

患儿长期卧床或者石膏固定更易发生肌肉失用性萎缩。功能锻炼应遵由被动到主动、循序渐进的原则。在康复期间治疗时，为获得满意的关节活动范围，应行早期关节功能练习。

1．术后即可进行足趾屈曲与背伸活动。

2．最大限度地屈伸患肢的小关节，带动小腿肌肉运动，有利血液循环，减少肿胀。

3．术后第一天开始进行下肢肌肉的收缩运动，首先指导患儿进行健侧肢体的股四头肌运动，待患儿掌握要领后，再进行患肢的功能锻炼。

4．臀肌收缩运动，患儿平卧，收缩臀肌保持10秒以上再放松，重复20下，3～4次/天。

5．疼痛缓解后指导患儿床上进行膝关节的屈伸运动。

6．小龄患儿拆除石膏后先做屈髋练习，让患儿在床上坐起，双手触双足，或坐在床沿两腿下垂，做抬腿动作，能主动完成屈髋动作后再进行适当的髋外展、外旋、内收、内旋，使髋关节恢复到最佳功能状态（图 16-5）。

　　7. 大龄患儿拆除石膏后改为皮牵引。皮牵引期间指导患儿逐渐练习屈髋，即反复进行坐起、躺下、再坐起、身体前屈等活动，并加强股四头肌收缩等功能锻炼，使患髋尽早恢复最大的屈伸功能（图 16-6）。

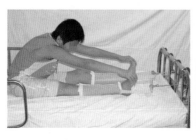 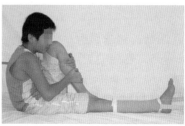

图 16-5　股骨头缺血坏死术后功能　图 16-6　股骨头缺血坏死术后功能
　　　　　　锻炼（1）　　　　　　　　　　　锻炼（2）

　　8. 不可过早让患儿站立，以防摔倒，引起钢板断裂或髋臼脱位，导致手术失败。

三、出院指导

　　1. 告知家长

　　（1）如患儿带石膏出院，石膏固定 4 ~ 6 周后，带患儿门诊复查，拍片证实骨折处骨痂生长好、骨折愈合后，可拆除石膏。

　　（2）如发生无法处理的情况，可电话咨询责任护士或直接到医院门诊挂号就诊。

　　2. 指导家长

　　（1）做好石膏护理，严防坠床等意外事件发生。

　　（2）加强患儿皮肤护理，严防各种并发症的发生。

　　（3）督促患儿进行正确的功能锻炼。在患儿石膏固定期间，督促患儿进行下肢肌肉等张和等长运动，以有效地保持肌力，并鼓励患儿在床上主动活动。

股骨干骨折　第十七章

第一节　概　述

股骨干骨折系指股骨转子下至髁上之间发生的骨干骨折，占全部儿童骨折与骺损伤的 2%，占所有下肢骨折的 10.6%。男性多于女性，10 岁以下儿童占多数。股骨是人体中最长的管状骨。股骨干为三组肌肉所包围，由于大腿的肌肉发达，骨折后多有错位和重叠，骨折远端常有内收移位的倾向，而已对位的骨折，常有向外弓的倾向。

一、病　因

股骨干骨折在儿童常见，从幼儿到青少年各个年龄段均可受累。多由直接或间接暴力所致。主要为直接暴力致伤，如机动车撞伤、重物砸伤等；间接暴力如高处坠落、运动性损伤和机器致伤等。骨折发生的部位以股骨中下 1/3 交界处最为多见，上 1/3 或下 1/3 处次之。骨折端因受暴力作用的方向、肌群的收缩、下肢本身重力的牵拉和不适当的搬运与手法整复，可能发生各种不同的移位。

二、分型及临床表现

（一）分型及临床特点
股骨干骨折有多种不同的分类方法。

1. 开放与闭合骨折　开放的股骨干骨折很少见，但是任何程度的皮肤穿透都应视为开放骨折。

2. 损伤部位分类　股骨干骨折常常发生在近中 1/3，中段的股骨干骨骨折发生率约为 70%，两端的骨折发生率相差不多。

特指的骨折如转子下骨折是指发生在小转子下 1～2cm 处的骨折，髁上骨折是发生在腓肠肌起点以上的骨折。

3．按骨折形态分类　根据骨折的形态分为横型、斜型或螺旋型，很少出现粉碎性骨折。

4．按移位的大小分类　侧方移位、前后移位及旋转畸形，可通过 X 线正侧位片，以百分数来描述，对短缩重叠的测量要精确到毫米。

5．特殊骨折　除了一般骨折的特性外，有其特殊性，在治疗上应予以重视。

（1）产伤骨折：宫内的股骨干骨折曾有过报道，但是大多数骨折是由于分娩过程中的产伤所造成的。尽管新生儿的肢骨有良好的柔韧性，但股骨、肱骨和锁骨的产伤骨折并不少见。产伤造成的股骨干骨折多为中段、横行骨折，这与胎儿宫中体位及分娩方式有关。

（2）虐婴骨折：对于 2 岁以下的股骨干骨折，虐婴是常见的原因。在这点上医生通过详细地了解病史及患儿家庭的社会地位，并对患儿进行全面体检，不难得知。

（3）病理骨折：病理骨折常发生于因全身骨质疏松或局部损伤而变得细弱的股骨干。造成全身骨质疏松的疾病很多，如脊髓发育不良、肌营养不良、脊髓灰质炎等，这些是由于肌肉缺乏正常的张力引起的骨质疏松，遇到轻微损伤毫无察觉便出现骨折。骨折可发生于骨干，更常见于股骨远端的干骺端。其特点是疼痛不重，无明显外伤史，常与脊髓炎相混淆；另外就是继发于骨肿瘤、类肿瘤等疾病造成的骨折。

（二）症状

多数伤者均有严重的外伤史，骨折部位疼痛剧烈、肿胀明显，有压痛、骨擦音和肢体短缩等功能障碍，部分患者局部可见大血肿、皮肤剥脱等，并可合并多处外伤或内脏损伤，严重时可发生休克。股骨干骨折 X 线片如图 17-1 所示。

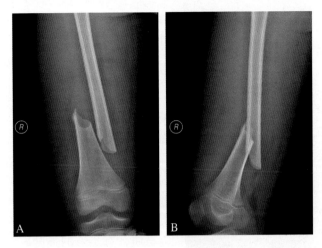

图 17-1　股骨干骨折 X 线片。A. 正位片；B. 侧位片

三、入院前注意事项

参见肱骨髁上骨折的入院前注意事项。

四、治疗原则

（一）治疗方法

治疗选择要考虑几个因素，包括患儿年龄、体重、骨折类型、合并伤等。

1. 非手术治疗　2～4岁多采用牵引复位加石膏或支具固定的保守治疗方法。根据 X 线所示骨折移位情况调整肢体位置、牵引重量，防止牵引不够或牵引过度，一般为 4～6 周。经 X 线显示有骨痂形成后，改为髋人字石膏或髋人字支具固定 4～8 周。

2. 手术治疗　手术治疗方法主要分两大类：一种是切开骨折端直视下复位，然后用钢板螺丝钉或髓内钉内固定；另一种是不直接暴露骨折端，通过外固定架或髓内钉在透视下完成骨折复位与固定。

（1）切开复位、内固定手术：大龄儿童股骨干骨折，特别是开放骨折、多发损伤，切开复位应用 AO 技术加压钢板螺丝

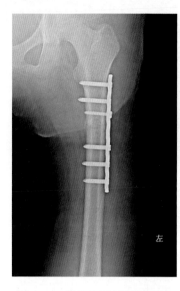

图 17-2　股骨干骨折钢板固定 X 线正位片

钉内固定是目前广为采用的治疗方法（图 17-2）。术后为了防止钢板断裂及钉子的脱出常需用髋人字石膏保护。

（2）闭合复位、髓内固定手术：近年来提出了闭合复位穿入弹性髓内钉的方法。其优点是住院时间短；骨折可以达到基本解剖复位，不影响正常的骨折愈合过程，不会造成生长紊乱与股骨头缺血坏死；弹性髓内钉为钛合金材质，有足够的强度，术后不需要石膏或夹板外固定。当然此种治疗方法也有其局限性：不适用于粉碎骨折与斜形骨折；骨折愈合后会出现 9 ～ 14mm 的过度生长。

（3）对青少年股骨干骨折应用带锁髓内钉内固定治疗也是一种可供的选择。此种治疗方法最好用于 12 岁以上的患儿。此种方法适用于粉碎骨折，以及不稳定的斜形骨折（图 17-3）。

（4）外固定架治疗：应用外固定架治疗 5 ～ 11 岁小儿股骨干骨折也是近年来比较多采用的一种方法。特别是用于多发骨折、广泛软组织损伤、合并颅脑外伤的病例。合理的应用外固定架治疗可以取得与牵引与石膏制动同样满意的结果。常用的外固定架有 Orthofix、HexFix、AO 外固定架与 Ilizarov 外固定架。其中特别是 Orthofix 具有持骨可靠、力臂短、便于闭合整复操作的优点。

（二）并发症

并发症包括：短缩愈合、成角畸形愈合、旋转畸形愈合、不愈合或迟延愈合、肢体缺血、休克、肠系膜上动脉综合征、针道感染、髋外翻、发热、骨折血肿感染、腓神经麻痹、再骨折。

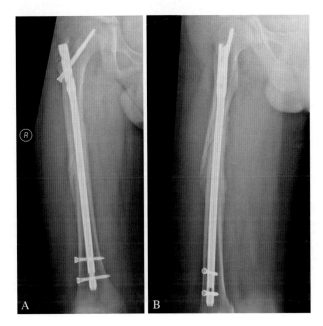

图 17-3　股骨干骨折带锁髓内针固定 X 线片。A. 正位片；B. 侧位片

第二节　护　理

一、护理要点

（一）术前护理

1．术前一般护理参见发育性髋脱位术前护理部分。

2．心理护理

（1）患儿多系意外受伤，创伤后疼痛，功能障碍，对疾病知识、医院环境不熟悉及经济原因等，而产生恐惧、焦虑等心理。

（2）患儿家长因担心手术能否成功而顾虑重重，故护士应关心、安慰患儿及家长，讲解疾病的治疗方法、过程和预后，石膏及支具的护理以及外固定架的使用，认真沟通，解除患儿与家长思想顾虑，满足其生理、心理的需要，使其积极主动地配合治疗。

3．体位　妥善放置患肢，减少不必要的搬动，减少患儿的痛苦，保持患肢持续抬高，以促进肢体末端血液回流，并严密观察患肢肢端血运、温度、感觉、活动的变化，发现异常及时通知医生给予处理。

（二）术后护理

1．术后一般护理参见发育性髋脱位术后护理部分。

2．体位

（1）全麻术后去枕平卧并禁饮食 6 小时，之后开始垫枕头。

（2）将患肢持续抬高，高于心脏水平。

3．石膏的护理

（1）保持石膏清洁干燥，勿向石膏中塞异物。

（2）石膏未干时，将患肢放在气垫上，并减少搬动。需要搬动时，应用手掌平托石膏，切忌用手指按压，以免造成石膏部分凹陷压迫皮肤形成压疮。

（3）石膏边缘如过于粗糙摩擦皮肤，应及时修整。石膏如挤压皮肤或松动，应及时松解或重新打石膏。

（4）观察伤口处石膏有无渗血，给予标记和记录。如渗血扩大迅速需及时报告医生处理。

（5）日间每 2～4 小时为患儿翻身一次，预防压疮的发生。

（6）宣教：单髋人字石膏需定时翻身，指导患儿家长翻身的方法（参见发育性髋脱位单髋人字石膏护理部分）。

4．外固定架的护理

（1）观察患儿针孔处有无血肿、渗液，体温有无异常，预防感染。

（2）保持针孔处清洁干燥，及时清理渗出物。

（3）为患儿摆好体位，避免压迫神经。患儿平卧位，患肢抬高 15～20cm，下垫软垫，足跟部悬空。

（4）观察患肢有无偏移、成角、扭转、不匀称等，定时检查螺帽、螺杆有无松动。

5．牵引的护理

（1）每日检查牵引装置是否有效：牵引连接正确、稳固、牵引力线正确、松紧度适宜；牵引锤悬空，重量准确；牵引绳在滑槽内，牵引滑轮灵活。

（2）体位：保持牵引绳与患肢在同一直线上，头部或足部不可抵住床头或床位栏杆。

（3）护理：每2～4小时打开牵引套一次，按摩患肢及骨隆突处皮肤数分钟后再予以固定。

（4）功能锻炼：指导患儿做踝泵运动、肌肉等长收缩锻炼。

（5）宣教要点：告知患儿及家长不能随意增减牵引重量或放松绳索；不可将被服压在牵引绳上；告知患儿家长给患儿增加营养，补充足够的维生素并多饮水。鼓励患儿诉说不适，告知患儿家长如发现患儿异常哭闹，及时通知护士。

二、功能锻炼

1．术后当日，被动行患儿足趾的屈伸训练。

2．次日行踝关节的屈伸训练，注意力量应轻柔。可用手轻挠足底使其主动行股四头肌的锻炼，锻炼次数和力度应逐渐加大，但应以患儿可以耐受为度。

3．早期多鼓励患儿做足趾的自主活动、足踝关节背伸、股四头肌收缩活动。

4．出院后动态观察足踝关节活动情况，发现问题及时处理，不断调整锻炼时间和次数。

三、出院指导

1．告知家长

（1）根据医嘱带患儿定期门诊复查，如发现患儿患肢血液循环、感觉、运动异常，立刻带患儿就医。

（2）注意保持石膏清洁干燥、不变形。如石膏沾上污垢，可用少量清水擦拭，之后用干毛巾擦干。如沾水过多致石膏变形，及时带患儿上医院更换石膏。

（3）如患儿发生无法处理的情况，可电话咨询责任护士或直接到医院门诊挂号就诊。

2．指导家长

（1）督促患儿在拆石膏后增加足踝关节的主动活动。协助患儿进行被动活动时动作轻柔，以不引起剧烈疼痛为度，避免由于被动反复粗暴屈伸膝关节及髋关节而引起再度损伤。

（2）如患儿戴外固定架出院，加强观察患儿外固定架针孔处有无血肿、渗液，并督促患儿继续功能锻炼。

成骨不全　第十八章

第一节　概　述

成骨不全又称脆骨病，属于先天性结缔组织缺陷。以骨形成不良，皮质菲薄，骨细小、脆弱，反复骨折，骨关节严重进行性畸形，关节松弛，蓝巩膜及牙齿形成不全为常见表现，往往造成严重残废。

一、病　因

成骨不全是基因变异的典型例证。近年来在生化、细胞超微结构和分子水平已有不少的研究。

1. 骨黏连蛋白、聚糖蛋白减少　聚糖蛋白从骨胶原纤维分离，严重者聚糖蛋白颗粒与胶原的交叉减少达95.2%。

2. 骨组织内胶原类型改变　正常骨组织中只有Ⅰ型胶原，Ⅱ、Ⅲ、Ⅳ型少，而成骨不全的长骨有多量的Ⅲ型胶原。

3. 骺生长板肥大，原始矿化区矿化紊乱　小柱断裂、矿化很差的区域，葡萄糖氨基酸基质有生化改变。

4. 骨膜增厚、微血管形成缺陷　动脉与毛细血管壁增厚，管腔为增生的内皮细胞和肌细胞所阻塞，骨膜细胞培养增值率高，胞浆内磷脂、滑面内质网增加，溶酶体、粗面内质网减少。

5. 磷灰石结晶　特别是小磷灰石结晶减少，Ⅱ型最显著，Ⅰ型儿童期减少，青年以后有所好转，而Ⅲ、Ⅳ型青年期也减少，特别是Ⅲ型更明显。

6. 骨细胞与骨痂细胞的培养细胞生长转移因子没有反应，骨细胞处于不同程度的未成熟阶段。

二、分型及临床表现

（一）分型及临床特点

Sillencec 从遗传发生学角度将成骨不全分为四型：

1．Ⅰ型为常染色体显性遗传，蓝巩膜，只表现为轻度骨畸形。

2．Ⅱ型为常染色体显性或散发，表现为极度骨脆性、宫内骨折、呼吸衰竭、新生儿死亡。

3．Ⅲ型为严重型，呈现宫内发育迟缓，出生后即出现骨折，临床上出现严重的骨关节畸形。

4．Ⅳ型为常染色体显性遗传，但无蓝巩膜，中度骨关节畸形。

本病有家族性，国内曾有多次同一家族连续四代多人发病的报道。根据临床特征，过去分为两型——先天型与迟发型，每一型又分为两个亚型。胎内夭折或出生时已有多处骨折、骨畸形，股骨和肋骨短、宽、扭曲者为先天 1 型；初生时除骨折外，骨形态正常的为先天 2 型。站立行走以前出现骨折为迟发 1 型，步行以后出现骨折为迟发 2 型。

（二）症状

1．骨脆性增加　轻微的损伤即可引起骨折，严重的患儿表现为自发性骨折。青春期过后，骨折趋势逐渐减少。

2．蓝巩膜　约占 90% 以上。

3．耳聋　常到 11 ～ 40 岁出现，约占 25%。

4．关节过度松弛　尤其是腕及踝关节，这是由于肌腱及韧带的胶原组织发育障碍所致。

5．肌肉薄弱。

6．严重的颅骨发育不良者，在出生时头颅有皮囊感。以后头颅宽阔，顶骨及枕骨突出，两颞球状膨出，脸呈倒三角形。有的患儿伴脑积水。

7．牙齿发育不良　牙齿呈黄色或蓝灰色，易龋及早期脱落。

8．侏儒　这是由于发育较正常稍短，加上脊柱及下肢多发性骨折畸形愈合所致。

9. 皮肤瘢痕宽度增加，这也是由于胶原组织有缺陷的缘故。

成骨不全患儿双下肢外观和 X 线片如图 18-1、18-2 所示。

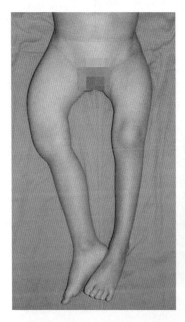 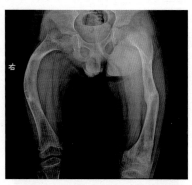

图 18-1　成骨不全患儿双下肢外观　图 18-2　成骨不全患儿双下肢 X 线片

三、入院前注意事项

参见肱骨髁上骨折的入院前注意事项。

四、治疗原则

（一）治疗方法

成骨不全的治疗主要是预防骨折，改善负重力线，增加骨骼强度，改善功能。

1. 非手术疗法

（1）药物治疗：有报道，骨化三醇（罗钙全）与鲑鱼降钙素（密钙息）可联合应用治疗伴有疼痛症状的成骨不全患者，用药数周后症状缓解，3 个月后骨密度增加、骨皮质增厚。

（2）康复治疗：在严格保护下水疗、练习坐直、加强骨盆与下肢肌力。可以独立坐直后，在长腿支具保护下练习站立，以后在支具保护、行走器帮助下练习行走。另外，Letts 等提出患儿可穿用真空裤矫形器练习站立，这种方法舒适、安全，可减少骨折的发生率。

2．手术疗法

（1）婴儿期可采用经皮或经骨折端髓内穿针处理，暂时维持骨的力线顺列，此时穿针要求不一定完全贯穿髓腔，部分在髓腔内，部分在骨旁。成骨不全左股骨干骨折治疗前 X 线片如图 18-3 所示。成骨不全左股骨干骨折髓内针固定 X 线片如图 18-4 所示。

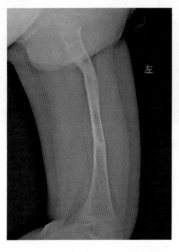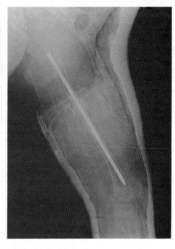

图 18-3　成骨不全左股骨干骨折治疗前 X 线片

图 18-4　成骨不全左股骨干骨折髓内针固定 X 线片

（2）3 ～ 4 岁以后更换可延伸的髓内支杆。多段截骨髓内钉或可延伸髓内支杆矫形术是治疗因成骨不全复合畸形的一种行之有效的方法。

（3）大年龄儿童胫骨多段截骨最好植骨，因为有出现不愈合的可能。股骨近端截骨线过高，术后有可能出现髋内翻。

成骨不全左股骨干骨折治疗后下肢外观如图 18-5 所示。

（二）并发症

1．广泛骨萎缩　可能与骨折后固定时间过长有关。

2．肌肉失用性萎缩　与患儿长期卧床及石膏固定有关。

3．髋内翻　与股骨近端截骨线过高有关。

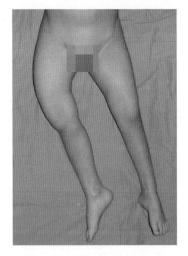

图 18-5　成骨不全左股骨干骨折治疗后下肢外观

第二节　护　理

一、护理要点

（一）术前护理

1．术前一般护理参见股骨头骺滑脱部分。

2．心理护理

（1）成骨不全患儿因为多次骨折的经历，会出现恐惧心理。从接诊开始，应以微笑面对患儿及陪护人员，耐心介绍规章制度。

（2）主动、及时、经常性地与患儿沟通。

（3）对家长担心的问题给予耐心解答，消除顾虑，尽量满足其合理要求。

（4）在与患儿接触中与患儿目光平视，手抚摸患儿头部或身体，患儿自然消除恐惧。

（5）告知家长疾病相关知识及护理要点，消除家长陌生感，取得他们的信任。

3．皮肤护理

（1）每日清洁患儿皮肤，按摩骨突处皮肤，动作要轻柔，操作集中进行。

（2）对于无法翻身的患儿，使用溃疡贴覆盖骨突处皮肤，预防压疮。

（3）给予患儿臀下垫一条柔软的全棉毛巾，污染后及时更换。

（4）对于患肢皮牵引的患儿，保持下肢皮牵引的牵引有效，随时检查皮肤，预防压疮。如出现局部皮肤发红，及时上调牵引套，避免皮肤继续受压。

（二）术后护理

1．术后一般护理参见股骨干骨折部分。

2．管路护理

（1）观察伤口引流管及引流液性质，保持引流管通畅，切忌打折、脱出。

（2）保持尿管通畅，观察尿液颜色。全身麻醉完全清醒后，鼓励患儿多饮水，开始定时夹闭尿管训练膀胱功能。

二、功能锻炼

患儿长期卧床及石膏固定更易发生肌肉失用性萎缩。因此，在骨折整复固定3天、损伤反应开始消退时，即开始训练。护士为患儿及家长讲解术后功能锻炼的方法及重要性，使患儿及家长全面配合。

1．股四头肌及小腿三头肌的静力收缩运动（等长运动训练），3组/天，20次/组。

2．足趾及踝关节的主动背伸活动（等张运动训练）有利于骨折部位的消肿和血液循环，3组/天，20次/组。

3．在康复期间治疗时，为获得满意的关节活动范围，应行早期关节功能练习。功能锻炼应遵循由被动到主动、循序渐进的原则。

三、出院指导

1．告知家长

（1）加强患儿皮肤护理，避免并发症的发生。

（2）石膏固定 4～6 周后，带患儿门诊复查，拍 X 线片证实骨折处骨痂生长好，骨折愈合后，可石膏拆除。

（3）术后 8～12 周，再次带患儿门诊复查，拍 X 线片。如骨折处愈合良好，无压痛，督促患儿逐步进行负重行走训练。

（4）如患儿发生无法处理的情况，可电话咨询责任护士或直接到医院门诊挂号就诊。

2．指导家长

（1）如患儿戴石膏出院，做好患儿石膏的护理，严防意外发生。

（2）督促患儿进行正确的功能锻炼。在患儿石膏固定期间，无须协助患儿行被动活动，鼓励患儿行主动活动，并督促患儿进行肌肉等张和等长运动，以有效地保持肌力。

（3）做好患儿饮食计划，适当控制患儿体重，为患儿建立健康良好的生活方式，以延长患儿寿命，提高患儿生活质量。

第十九章　习惯性髌骨脱位

第一节　概　述

习惯性髌脱位是先天性髌脱位的分型之一。先天性髌脱位分为先天性永久性髌脱位和先天性滑动性髌脱位。先天性永久性髌脱位的特点是其髌骨永久性脱位，不能主动伸膝，被动活动也不能消除膝关节畸形，出生时髌骨不在髁间窝内，这种脱位即使在全身麻醉下也不易复位，临床上极为少见。习惯性髌脱位即先天性滑动性髌脱位，是由多种复杂病因所致的一种发育性畸形，实际上存在先天性病理因素，外伤或其他原因仅是脱位的诱因。所造成的膝关节疼痛、肿胀、不稳定、脱位感等症状多无特异性，因此在幼儿期不易作出诊断，多数患儿是因体育活动受限而就诊。

一、病　因

此种疾患并非单一因素所致，往往是多种因素综合导致的结果，其中包括软组织和骨性结构的异常。

1. 骨性异常　可以有髌骨高位，且髌骨屈膝位时髌骨向外侧脱位；其股骨远端股骨髁的发育也常有异常，通常其外髁发育不全，髁间窝变浅，且股骨形态也与正常差异较大。

2. 软组织异常　与膝关节内侧关节囊、内侧副韧带松弛有关。由于先天性韧带、关节囊弹性降低，以及膝关节外侧软组织紧张，持续的向外侧的牵拉力使关节囊力量减弱，导致髌骨移向膝关节外侧。有的合并全身疾病，如先天性成骨不全、皮肤弹性过度综合征、马方综合征等。

二、临床表现

（一）症状

1．多在 10 岁后发病，女性居多。

2．一般无明显的外伤史，膝关节运动不受限制，行走时可无疼痛及跛行。患侧屈膝时髌骨向外侧脱位，伸直时即复位，髌骨外脱位在屈伸膝的过程中重复发生。

3．若为单侧发病，则双膝伸直位时患侧髌骨活动范围常较健侧明显增加。部分患儿在伸膝位时可以触及髂胫束在髌骨外上缘的索条样异常附丽。

4．患儿常表现为患侧膝关节不稳，易跌跤，上下楼梯困难，双侧者不能自己独立蹲下、站起。较大儿童患膝有疼痛，活动后加剧。

（二）体征

1．患侧股四头肌萎缩，尤以股内侧肌明显，髌骨移动度增大。

2．固定髌骨中线位时，膝关节屈曲不超过 30°；主动屈膝到 20°～30° 时，髌骨向外侧脱位，随髌脱位，膝可充分屈曲（图 19-1）。髌脱位 X 线片如图 19-2 所示。

3．存在股四头肌挛缩和（或）髂胫束附着点异常。

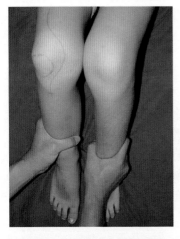

图 19-1　髌脱位膝关节外观

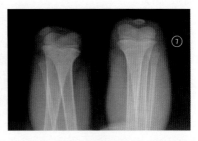

图 19-2　髌脱位 X 线片

三、入院前注意事项

患儿活动时注意安全，防止骨折。如有不适症状，应及时就诊。

四、治疗原则

（一）治疗方法

由于习惯性髌脱位致病原因和相应畸变复杂，所以单一的手术治疗往往不能达到有效的结果。

1. 治疗的目的　恢复正常的髌股关系及伸膝力线，髌骨与股骨髁之间达到解剖复位，有利于髌骨和股骨髁的正常发育，并可预防创伤性关节炎的发生。

2. 手术原则　松解剥离髌骨外侧的软组织及关节囊，紧缩膝关节囊内侧的软组织，增强关节囊张力，恢复髌骨的正常位置。

3. 目前临床上多采用广泛的软组织加骨性手术相结合的方法治疗，术后采用石膏固定将下肢制动于伸膝位。手术方法包括：

（1）内侧紧缩＋外侧松解＋髌腱外侧半止点内移术。临床上多用，解决了大部分畸形因素，效果良好。

（2）半腱肌移位术。

（3）胫骨结节内移术。对于生长期的儿童来说，有造成膝反屈的可能，极少采用。

（二）并发症

1. 血栓形成　长期卧床和石膏过紧可能导致下肢深静脉血栓形成。

2. 感染　可能是无菌操作技术不过关所致，术后感染常致关节疼痛和残废，以致手术失败。

3. 关节僵硬、粘连，肌肉萎缩　多因关节较长时间制动，关节内血肿机化，关节囊及周围软组织挛缩粘连所致。膝关节主动屈伸练习是预防关节僵直的有效措施。

第二节 护 理

一、护理要点

（一）术前护理

1．术前一般护理参见发育性髋脱位术前护理部分。

2．术前训练

（1）针对年龄较大患儿，术前训练床上大小便，以免术后卧位出现排便困难。

（2）教会患儿及家长股四头肌及膝关节锻炼的方法和要领，为术后锻炼做好准备：患肢抬高约 15°，保持 10～20 秒后缓慢放下，如此反复 10 次为一组，每天 3 组。

（二）术后护理

1．术后一般护理参见发育性髋脱位术后护理部分。

2．患肢石膏及渗血观察

（1）患肢术后行长腿管形石膏伸膝位固定，抬高患肢，保持中立位，禁止内、外旋，预防石膏边缘皮肤压疮和腓总神经压伤。嘱患儿少坐多躺，预防患肢肿胀。

（2）密切观察伤口渗血、渗液情况，通过石膏外面渗血是否扩大来判断出血量。一般术后 48 小时拔除引流管，防止关节积血和感染。

3．疼痛护理　除参见儿童疼痛管理部分外，了解患儿疼痛性质和程度，确定疼痛原因，观察疼痛时患儿的状况及全身情况，应用针对性的疼痛护理措施。

（1）制动肢体，矫正体位，解除外部压迫。

（2）可使用分散注意力或放松的技术。

（3）改变体位，1 次/1～2 小时，避免向患侧卧位。

（4）合理应用镇痛药物。

（5）遵医嘱给予镇静剂，促进患儿入睡。

4．预防感染

（1）保持敷料的清洁、干燥。

（2）发现敷料有渗血、渗液时，应在无菌操作下及时更换。

（3）术前、术后合理使用抗生素预防感染。

（4）密切观察体温变化。

二、功能锻炼

1．术后 2 周开始指导鼓励患儿主动进行股四头肌静力性收缩训练，以促进肢体的静脉淋巴回流，防止肌肉萎缩：患儿平卧位，足尖朝上绷紧，行腿部肌肉练习，每天不少于 60 次，应避免患肢疲乏、疼痛。

2．术后 3 ～ 4 周继续进行主动股四头肌锻练：患儿仰卧位健侧膝关节屈曲，患肢抬高约 15°，保持 3 ～ 5 秒再慢慢放下，反复练习。

3．术后 5 ～ 6 周去除石膏固定，做膝关节主动屈伸活动，禁止做膝关节被动屈伸活动：患儿在床上做膝关节主动屈伸应保持脚在床上滑动，尽量屈曲膝关节，可以从 10° ～ 20° 开始，在最大屈曲位停顿 5 ～ 10 秒，每天 5 ～ 6 次，逐渐增加活动范围。

4．拆除石膏 1 周后开始下床活动，下床锻炼从坐着踏固定自行车开始，3 ～ 5 天后试着行走及缓慢下蹲锻炼。

三、出院指导

1．告知家长

（1）保持患儿石膏清洁干燥、不变形，如石膏沾上污垢，可用少量清水擦拭，之后用干毛巾擦干。如沾水过多致石膏变形，及时带患儿上医院更换石膏。

（2）带患儿按医嘱定期复查，更换石膏或拆除石膏。

（3）如患儿发生无法处理的情况，可电话咨询责任护士或直接到医院门诊挂号就诊。

2．指导家长熟练掌握患儿功能锻炼方法，督促和协助患儿循序渐进锻炼。

胫腓骨骨折 第二十章

第一节 概 述

儿童胫腓骨骨折较常见，约占儿童管状骨骨折的15%，仅次于股骨、桡骨及尺骨的骨折。男女比例为 2 : 1，平均发病年龄为 8 岁，10 岁以下儿童尤为多见。其中以胫骨干单骨折最多，胫腓骨干双骨折次之，腓骨干单骨折最少。胫骨是连接股骨下方的支承体重的主要骨骼。腓骨是附连小腿肌肉的重要骨骼，并承担 1/6 的承重。骨折部位：50%～70% 的胫腓骨骨折发生在下 1/3，19%～39% 发生在中 1/3，上 1/3 则最少。骨折类型：斜行骨折占35%，粉碎性骨折占32%，横行骨折占20%，螺旋形骨折占13%。儿童小腿骨折中70% 为单独胫骨骨折，30% 为胫腓骨双骨折。开放性骨折占胫骨骨折的9%。

一、病 因

外因主要由于外来暴力作用所致，形成有直接和间接暴力等形式。

1．间接暴力 骨折发生在远离暴力接触的部位，即暴力通过传导、杠杆或扭转力量在着力点的远方折断。间接暴力多见为高处跌下、跑跳的扭伤或滑倒所致的骨折；骨折线常为斜型或螺旋型，胫骨与腓骨多不在同一平面骨折。

2．直接暴力 多见为压砸、冲撞、打击致伤，骨折线为横断或粉碎型；有时两小腿在同一平面折断，软组织损伤常较严重，易造成开放性骨折。有时皮肤虽未破，但挫伤严重、血循不良而发生继发性坏死，致骨外露、感染而发生骨髓炎。

3．间接或直接暴力 均可造成两骨折断端重叠、成角或旋转畸形。直接暴力造成者多为胫腓双骨折，间接暴力可造成单一胫骨或腓骨骨折。前者多为横骨折、短斜骨折或粉碎性骨

235

折，骨折缘多在同一平面上，且开放性较多。后者则易造成螺旋形、斜形或粉碎性骨折，骨折缘常不在同一水平缘上，多为闭合性，多见于运动伤或跌落伤。

4. 扭转暴力 婴幼儿通常由于扭转暴力引起胫骨下 1/3 的骨折，而无腓骨骨折。当胫骨骨折而腓骨未骨折时，完整的腓骨和骨间膜可以防止胫骨短缩，但可因小腿肌肉的收缩而引起胫骨向外成角。5 ~ 10 岁儿童以直接暴力引起的横行骨折多见，骨折可以移位或无移位，有时合并腓骨骨折。11 ~ 14 岁儿童最常见的损伤机制是旋转应力，常见的骨折类型是螺旋形和斜行骨折。单独腓骨干骨折少见。

二、临床表现

患肢疼痛、肿胀和小腿上端骨折部位固定压痛，膝关节因疼痛而导致活动受限，有纵向叩击痛。胫腓骨骨折 X 线片如图 20-1 所示。

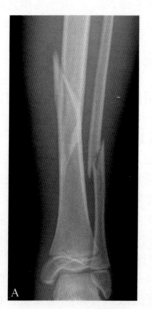
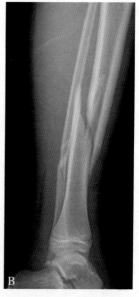

图 20-1 胫腓骨骨折 X 线片。A. 正位片；B. 侧位片

三、入院前注意事项

1.儿童受伤后给予患肢制动，抬高患肢，预防患肢肿胀。如果伤后患肢出血，可用清洁的毛巾简单包扎止血，立即赶往就近医院救治。

2.受伤后多听患儿主诉，多观察患儿受伤部位活动情况，有异常的现象如肿胀、疼痛等症状及时就诊，以免耽误治疗。

四、治疗原则

依骨折的位置及程度决定治疗方式。

（一）治疗方法

1.保守治疗 骨折复位后，用长腿前、后石膏托固定，石膏固定 6～8 周，每周复查，3 个月可以逐渐负重下地。

2.手术治疗

（1）外固定架固定技术：无论采用单臂或环形外固定架，操作时必须遵守复位-穿针-固定这三个基本步骤。穿针时应注意避开骨骺和胫骨嵴，穿针的安全区是骺板下 1cm（图20-2）。

（2）弹性髓内针技术：为髓内固定，操作简单且不干扰骨折端血运，逐渐被应用于儿童骨折的治疗。与外固定架相比，

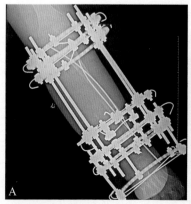
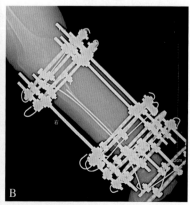

图 20-2　胫腓骨骨折外固定架固定 X 线片。A. 正位片；B. 侧位片

生活方便，感染率和再骨折率低，骨折愈合时间短，近年来对小龄儿童有取代外固定架之势，成为手术治疗闭合性腓骨骨折的首选（图 20-3）。

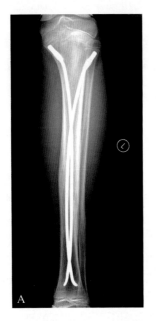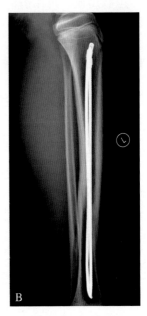

图 20-3　胫腓骨骨折弹性髓内针固定 X 线片。A. 正位片；B. 侧位片

（二）并发症

1．内外翻畸形，可能破坏膝踝关节力学结构。

2．小腿骨筋膜室综合征或血管神经的损伤。

3．下 1/3 骨折有发生迟缓愈合或不愈合的可能。

第二节　护　理

一、护理要点

（一）术前护理

1．术前一般护理参见发育性髋脱位术前护理部分。

2．心理护理　患儿多系意外受伤，创伤后疼痛，功能障碍，对疾病知识、医院环境不熟悉及经济原因等，而产生恐惧、焦虑等心理，同时患儿家长又担心手术能否成功顾虑重重，故护士应关心、安慰患儿及家长，讲解疾病的治疗方法、过程和预后，石膏及支具的护理以及外固定架的使用，认真沟通，解除患儿与家长思想顾虑，满足其生理、心理的需要，使其积极主动地配合治疗。

3．妥善放置患肢

（1）减少不必要的搬动，减少患儿的痛苦。

（2）保持患肢持续抬高，以促进肢体末端血液回流。

（3）严密观察患肢肢端血运、温度、感觉、活动的变化，发现异常及时通知医生给予处理。

（二）术后护理

1．术后一般护理参见股骨头骺滑脱部分。

2．患肢的观察

（1）血液循环的观察：轻按患肢足趾趾腹或趾甲放松后，足趾由白迅速恢复粉红色，时间少于2秒，说明患肢血运良好。如发现足趾末端发凉、麻木、苍白、发绀等，应及时报告医生处理，防止发生肢体坏死或缺血性挛缩等并发症。

（2）活动的观察：主要有足的屈伸活动等，应与术前相比较，如出现5P征之一（剧痛、苍白或发绀、麻木、无脉、感觉异常），警惕小腿骨筋膜室综合征的发生，应及时报告医生减压处理，防止造成肢体功能障碍。

3．石膏的护理　参见股骨干骨折石膏的护理。

4．外固定架的护理　参见股骨干骨折外固定架的护理。

5．宣教　告知家长：

（1）患儿术后须平卧及禁饮食6小时。

（2）在禁饮食期间如患儿嘴唇干燥，可以用勺子蘸少许温水轻轻为患儿湿润嘴唇。

（3）将患儿输液一侧肢体放在被子外以便观察，并协助扶好，防止患儿躁动使针脱出。

（4）不要用厚重的衣服、被子等物品覆盖石膏，以免影响其速干定型。

（5）可用气垫将患肢抬高，促进肢体末端血液回流。

（6）可以适当轻轻按摩、抚触外露患肢皮肤，减轻肿胀，避免压疮。

（7）若患儿患肢有外固定架固定，协助患儿将患肢抬高15～20cm，下垫软垫，足跟部悬空，预防压疮。

二、功能锻炼

1．术后第1天开始，指导患儿双手支撑进行抬臀及引体向上练习。

2．术后第1周，指导患儿行患侧足趾及踝关节的屈曲和背伸活动，大腿、小腿肌肉等长收缩，健侧下肢蹬床练习。

3．术后2～4周，指导患儿在床上做膝关节屈伸练习，然后逐渐下床活动。

4．术后5～6周，单腿逐渐负重，X线片显示骨折完全愈合后，可弃拐行走。

三、出院指导

1．告知家长

（1）保持患儿石膏清洁干燥、不变形，如石膏沾上污垢，可用少量清水擦拭，之后用干毛巾擦干。如沾水过多致石膏变形，及时带患儿到医院更换石膏。

（2）根据医嘱带患儿定期门诊复查。

（3）如患儿发生无法处理的情况，可电话咨询责任护士或直接到医院门诊挂号就诊。

2．指导家长　如患儿患肢有外固定架固定，加强观察患儿外固定架针孔处有无血肿、渗液，并督促患儿继续功能锻炼。

第一节 概 述

马蹄内翻足是常见的儿童足部畸形，表现为后足马蹄，中足内翻和前足内收，并可见高弓足。可分为先天性和并发两大类，前者多数人认为与遗传和环境因素有关，后者常继发于神经肌肉疾病，如脑瘫、脊髓脊膜膨出、小儿麻痹症或外部受压如羊膜束带综合征。发病率可因种族和性别有很大区别。中国人发病率为 0.39/1000，白种人为 1.2/1000，而大洋洲东部的波利尼西亚人为 6.8/1000。男性发病率为女性的 2 倍。

一、病 因

发病原因是多因素的。

（一）遗传因素

患儿中 24% 有家族史。第一胎有畸形的，第二胎患同样畸形的机会较一般人群高 20 倍。无家族史者治疗后不易复发，而有家族史者治疗后复发的占 10%，后者为常染色体显性遗传。

（二）组织学异常

研究发现所有组织均有异常。Ⅰ、Ⅱ型肌纤维的比率由正常的 1:2 增加到 7:1。骨异常包括，骨的原始胚基缺陷导致距、舟骨异常，软骨发育缺陷，胶原生成增加。对内外侧的筋膜的电子显微镜观察发现，成纤维细胞可能是导致挛缩和畸形的原因。此外还观察到从纤维细胞到成纤维细胞均含有收缩蛋白，这是导致畸形以及术后畸形复发的原因。

（三）血管异常

有发现大多数马蹄足合并胫前动脉发育不良或缺如。

（四）宫内因素

胎儿生长停滞学说指胎儿第 9 周开始足部一度呈马蹄内翻

状，第 10 周马蹄内翻和跖内收明显。由于某种不明原因致胎儿生长发育停滞而出现此畸形。另有推测在胚胎发育相应阶段感染病毒，损伤前角细胞而导致足畸形。

二、分型及临床表现

（一）分型与评分

1．病因学分型

（1）姿势性马蹄足：是由于怀孕后期子宫内的胎位所造成的。畸形足的柔韧性好，经连续石膏矫形后多能较快恢复。

（2）特发性马蹄足：病因为多因素。呈典型马蹄足表现，中等僵硬度。

（3）畸胎性马蹄足：通常伴有关节挛缩，脊髓脊膜膨出和其他全身疾病。足畸形非常僵硬，治疗困难。

2．Dimeglio 评分法　根据畸形及其僵硬度进行评分。其中，足下垂、跟骨内翻、前足内收及内翻各占 4 分，轻度僵硬为 1 分，极其僵硬为 4 分。此外，跟骨上方皮褶，足内侧皮褶及肌肉发育差各占 1 分。将分值相加后，按分值大小分级。

Ⅰ级：< 5 分，占 20%，表明畸形轻微或为姿势性，无需手术；

Ⅱ级：=5 < 10 分，占 33%，表明很容易复位；

Ⅲ级：=10 < 15 分，占 35%，表明畸形僵硬但可部分复位；

Ⅳ级：=15 < 20 分，占 12%，表明为畸形性。

（二）症状

马蹄内翻足的典型表现：畸形包括马蹄、高弓、内收、内翻和内旋畸形。马蹄内翻足在出生后有两种类型：即内因型（特发性）和外因型（姿势性）（图 21-1）。

1．外因型畸形较柔韧，骨性排列可不正常，但无明显严重的软组织挛缩。患儿的足跟明显，外踝部皮肤纹理正常。

2．内因型畸形僵硬，手法只能矫正一部分畸形。

上述骨性改变单侧者较双侧者轻，马蹄足严重者足跟似乎变小，是由于跟骨后端上翘藏于胫骨下端后侧的缘故，其上方

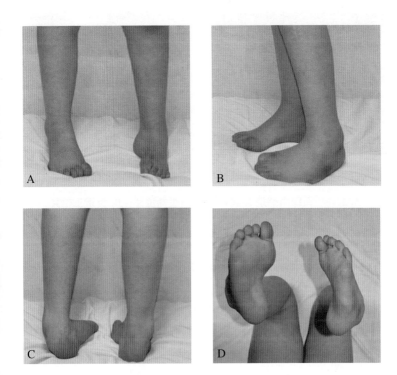

图 21-1 马蹄内翻足外观。**A.** 正面外观；**B.** 侧面外观；**C.** 后面外观；**D.** 足底外观

有皮褶。从后方看，跟骨内翻。距骨跖屈，可从足背侧皮下摸到突出的距骨头。舟骨居于足内侧深处，靠近距骨头。骰骨突向足外侧，前足内收、内翻。足内侧皮纹增多，而足外侧和背侧皮肤拉紧变薄，负重后又出现增厚的滑囊和胼胝。此外，可合并胫骨内旋及小腿三头肌萎缩。另外，神经性马蹄内翻足常合并有脑瘫等神经肌肉疾病。

马蹄内翻足 X 线片如图 21-2 所示。

三、治疗原则

（一）非手术疗法

适用于新生儿及年龄小于 6 个月的婴儿的特发性马蹄内

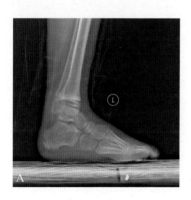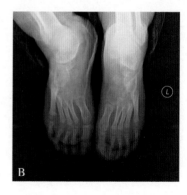

图 21-2　马蹄内翻足 X 线片。A. 负重侧位片；B. 负重正位片

翻足。

1．Ponseti 治疗法　采用经皮跟建部分切断术后行手法和石膏固定 4 ~ 6 周。

2．French 方法　每日由理疗师手法按摩后将患足置于 CPM 机上行软组织牵拉，后用支具固定于最大矫正位直至下次治疗前。

3．被动手法矫正　手法矫正后胶布固定，每周重复 1 次，需 6 ~ 10 周，之后需 3 个月的石膏巩固阶段，每 2 ~ 3 周更换一次固定石膏。

（二）手术疗法

手术疗法主要应用于 Dimeglio 分型 IV 型及部分 III 型，或保守治疗失败的马蹄内翻足患儿，手术年龄多大于 6 个月，以 6 ~ 18 个月为宜。手术治疗方法较多，有代表性的手术方法有：软组织松解术、肌力平衡术、截骨矫形术、三关节融合术及外固定支架（环）治疗法。马蹄内翻足术后 X 线片如图 21-3 所示。马蹄内翻足术后外观如图 21-4 所示。

（三）并发症

1．复发　近半数的马蹄内翻足患儿经手术治疗后复发需进一步的治疗。石膏矫正复发畸形可避免重复大的手术操作。在生长停止阶段最后运用骨性矫形手术。这种方法也常有并发症出现。

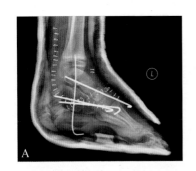
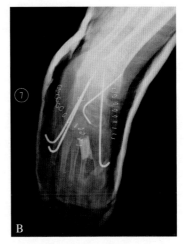

图 21-3 马蹄内翻足术后 X 线片。A. 侧位片；B. 正位片

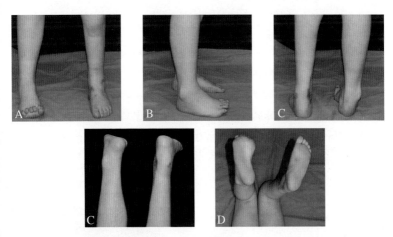

图 21-4 马蹄内翻足术后外观。A. 正面外观；B. 侧面外观；C. 后面外观
（1）；D. 后面外观（2）；E. 足底外观

2．僵硬 僵硬可能是由于治疗过程中关节压力大、手术
后筋膜间隔综合症，内固定材料、距骨缺血坏死及手术疤痕等
原因引起。

3．无力 三头肌无力影响活动功能，过度延长及行反复
延长肌腱手术都会增加三头肌无力的危险。

4．内翻畸形　常引起第五跖骨基底部跖侧压力过大。

5．过度矫形　后足外翻常出现在手术后，多为关节过度松弛的患儿。

第二节　护　理

一、护理要点

（一）术前护理

1．术前一般护理参见发育性髋脱位术前护理部分。

2．宣教　告知家长：

（1）为患儿每日温水泡脚 3 次，每次 20 分钟，以清洁皮肤皱褶，软化胼胝，防止感染。

（2）准备气垫，用于术后抬高患肢。

（二）术后护理

1．术后一般护理参见股骨头骺滑脱部分。

2．石膏（图 21-5）的护理

（1）保持石膏清洁干燥，勿向石膏中塞异物。

（2）石膏未干时，将患肢放在气垫上（图 21-6），并减少搬动。需要搬动时，应用手掌平托石膏，切忌用手指按压，以免造成石膏部分凹陷压迫皮肤形成压疮。

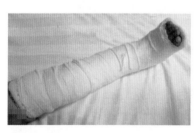

图 21-5　马蹄内翻足术后长腿石膏固定

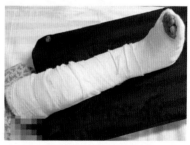

图 21-6　马蹄内翻足术后气垫的使用

（3）石膏边缘如过于粗糙摩擦皮肤，应及时修整，石膏如挤压皮肤或松动，应及时松解或重新打石膏，保持石膏的清洁干燥及其完整性，避免污染、潮湿、变形、折断。

（4）注意观察石膏的松紧和塑形，抬高患肢 30°，促进血液循环，减轻肿胀。

（5）观察伤口处石膏有无渗血，给予标记和记录，如渗血扩大迅速需及时报告医生处理。

（6）观察患肢或足趾的颜色、温度、感觉和运动情况，若发现皮肤苍白或发绀，皮温低，感觉麻木剧烈疼痛、不能活动足趾等周围循环障碍的症状，应及时报告医生处理。

3．皮肤护理

（1）患者石膏外固定，自己翻身困难，加强患儿皮肤观察和检查，防止皮肤压疮。

（2）倾听患儿主诉，防止石膏内皮肤压疮，必要时行石膏松解或修整。

（3）保持床单位整洁、干燥。

（4）每 2～3 小时协助患者翻身，更换体位。

4．宣教　告知家长：

（1）患儿术后须平卧及禁饮食 6 小时。

（2）在禁饮食期间如患儿嘴唇干燥，可以用勺子蘸少许温水轻轻为患儿湿润嘴唇。

（3）将患儿输液一侧肢体放在被子外以便观察，并协助扶好，防止患儿躁动使针脱出。

（4）不要用厚重的衣服、被子等物品覆盖石膏，以免影响其速干定型。

（5）用气垫将患肢持续抬高 30°，以促进肢体末端血液回流。

（6）可以适当轻轻按摩、抚触外露患肢皮肤，减轻肿胀，避免压疮。

（7）每 2～3 小时协助患者翻身一次，以增进舒适，防止压疮。

（8）在患儿饮食上增加营养，以促进身体恢复。

二、功能锻炼

1．术后 24 小时指导家长教患儿开始主、被动做足趾伸屈锻炼，按摩患儿患侧大腿的肌肉，并牵拉按摩足趾。

2．指导患儿及其父母主、被动为患儿进行石膏内肌肉的舒缩运动，如行股四头肌的收缩舒张运动，防止肌肉萎缩，锻炼肌力的同时促进血液循环，活动次数由少到多，以患儿能忍受疼痛为准。

3．鼓励患儿进行固定范围以外的肌肉收缩和关节的主动活动。功能锻炼宜循序渐进，待拆石膏后，则按早期康复训练计划进行康复锻炼，每日被动按摩足部，背伸外翻活动踝关节，动作轻柔，持续 5～10 分钟，每天两次。

4．外固定解除后嘱患儿 2 周内在床上训练，活动关节，作抬腿及肌肉收缩训练。

5．2 周后下床在家长的保护下开始行走训练。此后逐渐上下楼梯练习肌力和各关节协作功能。

6．另外，在每日泡脚的同时加用手法活动关节和挤捏腓肠肌，以增加患肢的血运，改善腓肠肌的营养，对增加关节的活动度，降低腓肠肌的疲劳均有益处。

三、出院指导

1．告知家长

（1）保持患儿石膏清洁，防止大小便污染，避免碰撞致石膏断裂，为患儿患肢下垫气垫，以抬高患肢，利于静脉血液回流。

（2）在患儿石膏固定 4～6 周后带患儿门诊复查，拆除石膏。

（3）在矫形术后的最初 6 个月内每月带患儿门诊复查 1 次，若拍片证实无复发倾向则改为每 3 个月带患儿门诊复查 1 次，坚持带患儿复查 1 年以上，以防复发。

2．指导家长

（1）加强观察患儿患肢末梢血液循环、运动及感觉情况，如发现患儿患肢肿胀、肢体发凉、发绀或苍白，做主、被动运动时剧烈疼痛，立即带患儿到医院诊治。

（2）给予患儿高热量、高蛋白质、高维生素、高钙的营养丰富的易消化饮食。

（3）坚持为患儿患肢进行按摩和功能锻炼，督促患儿勿过早负重行走，以防畸形复发。

第七篇

儿童骨肿瘤

第一节 概 述

单纯性骨囊肿（Simple Bone Cyst，SBC）又称单房性骨囊肿（Unicameral Bone Cyst）或孤立性骨囊肿（Solitary Bone Cyst），是一种好发于儿童及青少年长骨干骺端的局限性破坏性骨病损。囊内为单一腔，里面衬以薄膜并含草绿色液体。男性多于女性，男女之比为（2~3）：1。最初病变源于邻近骺板的干骺端，随生长远离骺板。发生于肱骨和股骨近干骺端的约占95%，其次为股骨下端和胫腓骨近端，偶见于跟骨、肋骨、掌骨和髂骨。

一、病因病理

真正的病因不详，似与骨生长旺盛时期干骺端发生局限性骨化不良有关。病理无特异性，镜下脂肪呈梭形结晶，还可见到囊壁骨折后形成的反应性新骨。

二、临床表现

1. 外伤甚至病理性骨折后意外发现。
2. 无外伤的，一般没有疼痛，股骨上端病变常因步态异常才引起注意。

三、治疗原则

（一）治疗方法

小的骨囊肿发生病理性骨折后偶可自愈。较大的囊肿多需手术刮除囊壁和内部的纤维膜，并植骨填充囊腔，否则骨囊肿照常发展。手术最好选本病的稳定期进行，即囊肿已经远离骺板，生长活动停止阶段。不宜在活动期进行手术，否则容易复发。

1. 肱骨骨囊肿（图 22-1）　采用吊带固定以使骨折愈合，并重建其稳定性。很少有病例在外伤后囊肿永久治愈。囊肿的治疗包括连续注射激素、骨髓或骨基质等保守治疗。有医生建议加压注射以断开囊内间隔或用套管针穿透骨性间隔。复发病例可以多次注射治疗，也可以采用病灶刮除自体骨移植或者是骨库骨移植。反复复发的病例治疗意见不一致。肱骨骨囊肿多孔多针留置术后 X 线片如图 22-2 所示。肱骨骨囊肿弹性髓内针固定术后 X 线片如图 22-3 所示。

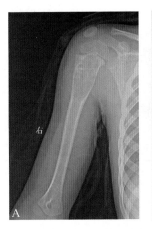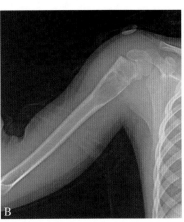

图 22-1　肱骨骨囊肿 X 线片。A. 正位片；B. 侧位片

2. 股骨骨囊肿　由于股骨持重，治疗更加困难。可以采用刮除植骨，发生骨折时可以用弹性髓内针固定。内固定常常是永久性的，即使囊肿复发，也可以防止再发生病理性骨折。另外也可选择注射治疗和单髋人字石膏固定 6 周。

3. 跟骨骨囊肿（图 22-4）　最佳的治疗方法是病灶刮除骨移植术，如果病灶很小可用注射疗法治疗。

腓骨骨囊肿手术切口如图 22-5 所示。腓骨骨囊肿术后 X 线片如图 22-6 所示。

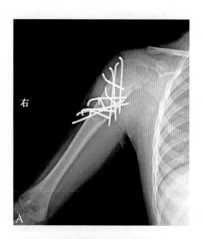
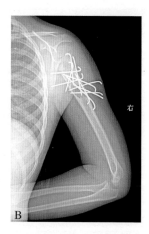

图 22-2 肱骨骨囊肿多孔多针留置术后 X 线片。A. 正位片；B. 侧位片

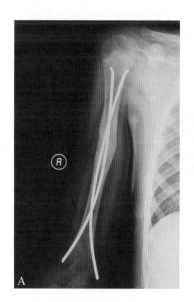
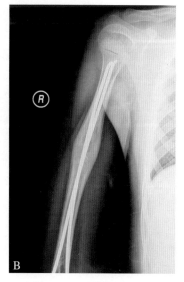

图 22-3 肱骨骨囊肿弹性髓内针固定术后 X 线片。A. 正位片；B. 侧位片

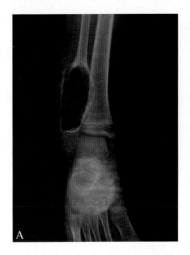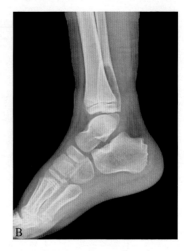

图 22-4　腓骨骨囊肿 X 线片。A. 正位片；B. 侧位片

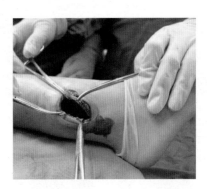

图 22-5　腓骨骨囊肿手术切口

（二）并发症

并发症包括畸形愈合、髋内翻和股骨头坏死。

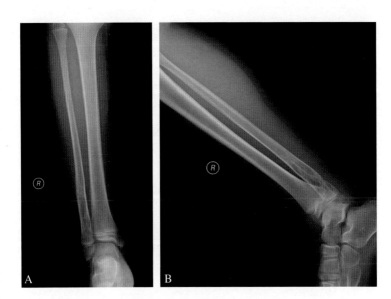

图 22-6　腓骨骨囊肿术后 X 线片。A. 正位片；B. 侧位片

第二节　护　理

一、护理要点

（一）术前护理要点

1．安全护理　告知下肢骨囊肿的患儿禁止下地活动，加强巡视监督患儿，并在床头悬挂禁止下地的卡通警示牌，以引起患儿注意。

2．完善各项检查　胸片、患肢 X 线片、心电图、抽血、留尿标本等。

3．备皮　手术前一天清洗患肢，修剪手术范围内皮肤汗毛，修剪指（趾）甲，用标记笔在患侧肢体避开手术区域进行标记。

4．皮试　了解患儿过敏史，术中及术后应用的某些抗生素需在术前进行药物过敏试验，以确保患儿能安全应用，避免发生过敏反应。

5．宣教　告知家长：

（1）术前一晚给予患儿清淡饮食。

（2）为患儿洗澡。

（3）注意患儿保暖，避免上呼吸道感染。

（4）手术当天 0 点开始监督患儿禁饮食。

（5）为患儿固定或拔除活动的牙齿。

（6）去除患儿身上的饰物。

6．其他

（1）下肢骨囊肿需长腿石膏固定的患儿应准备气垫。

（2）发放干净病号服。

（3）术前 30 分钟为患儿肌注术前针。

（4）患儿离开病房后为患儿准备手术床。

（二）术后护理要点

1．体位

（1）全麻术后去枕平卧并禁饮食 6 小时，之后开始垫枕头，并在确保安全的前提下根据患儿情况和舒适度适当摇高床头或翻身。

（2）上肢手术将患肢持续抬高，高于心脏水平。下肢手术为患儿患肢垫好气垫，抬高患肢。

2．监测生命体征　体温升高最常见，主要由手术吸收热引起，通常持续 3～5 天。

（1）如体温＜37.5℃，无须特殊处理，为患儿多饮水即可。

（2）如 37.5℃≤体温＜38.5℃，主要以物理降温为主，予以温水擦浴或使用化学冰袋。

（3）如体温≥38.5℃，可以使用降温药物，辅助物理降温，常用的儿童退热药有对乙酰氨基酚、布洛芬等。

3．静脉管路的固定和观察

（1）将带有静脉管路的肢体放在被子外以便观察有无渗液或管路脱出等情况。

（2）用儿童输液固定板固定管路。

（3）穿刺部位贴标签，注明穿刺时间。

（4）适当调节输液速度，定时巡视患儿，液体输完及时更换或拔除。

（5）如患儿躁动明显，可让家长协助固定患儿输液的肢体。

4．患肢的观察

（1）血液循环的观察：轻按患肢指（趾）甲，放松后，甲床由苍白迅速恢复粉红色，时间小于 2 秒，说明患肢血运良好。如发现手指或脚趾末端发凉、麻木、苍白、发绀等，应及时报告医生处理，防止发生肢体坏死或缺血性挛缩等并发症。

（2）活动的观察：主要有患肢手指或脚趾活动，应与术前相比较，如出现 5P 征（剧痛、苍白或发绀、麻木、无脉、感觉异常）之一，警惕骨筋膜室综合征的发生，应及时报告医生减压处理，防止造成肢体功能障碍。

5．石膏的护理

（1）上肢骨囊肿术后行 O 型石膏固定患肢，术毕返回病房应用气垫垫起患肢，使其高于心脏 15cm。密切观察患儿肢端皮肤颜色、温度、肿胀、感觉及运动情况，耐心倾听患儿的主诉。告知患儿家长石膏未干前搬动患肢时须用手掌托住石膏，忌用手指捏压，注意保护石膏，避免变形与折断。

（2）下肢骨囊肿术后如行单髋人字石膏固定，术后返回病房用自制棕垫垫于患儿身下，防止石膏变形，同时悬空足跟部，避免压疮。充分暴露石膏，勿遮盖衣物，冬季可用烤灯照射石膏，促使石膏快干。次日晨为患儿轴向翻身，以促进背部石膏干燥，同时方便检查患儿背部皮肤情况。护士应密切观察石膏松紧度，以可伸进两指为宜，如患儿进食后出现腹胀、憋气等症状，护士应立即检查石膏是否过紧，及时通知医生采取相应处理。

6．体位护理

（1）手术后第一天，除去下肢骨囊肿患儿棕垫，行轴向翻身，促进石膏快干。翻身注意事项：站于患儿患侧，以健侧为轴进行翻身，并悬空足尖，防止受到压迫。

（2）根据患儿病情，上肢骨囊肿患儿术后 24 小时可佩戴颈腕吊带下床行走，告知患儿注意安全避免碰伤。下肢骨囊肿应每 2 小时翻身一次，并随时检查皮肤状况，防止压疮。

7．饮食

（1）全麻术后 6 小时开始进饮食，饮食上无特殊禁忌。

（2）麻醉恢复后饮食以清淡易消化为主。

（3）可先让患儿喝少量温水，如无不适，循序渐进进食。

8．宣教　告知家长：

（1）患儿术后须平卧、禁饮食 6 小时。

（2）在禁饮食期间如患儿嘴唇干燥，可以用勺子蘸少许温水轻轻为患儿湿润嘴唇。

（3）将患儿输液一侧肢体放在被子外以便观察，并协助扶好，防止患儿躁动时针头脱出。

（4）不要用衣服、被子等物品覆盖石膏，以免影响其速干定型。

（5）可用气垫将患肢抬高，促进肢体末端血液回流。

（6）可以适当轻轻按摩、抚触外露患肢皮肤，减轻肿胀，避免压疮。

二、功能锻炼

及时有效的功能锻炼可以预防并发症，促进功能恢复。功能锻炼应遵循循序渐进的原则，避免运动量过大造成患儿病理性骨折。

1．上肢的功能锻炼　术后可指导患儿行手指的屈曲和伸展活动，同时观察患儿的手指血运情况，锻炼 1～3 次/天，30 分钟/次。

2．下肢的功能锻炼　术后可指导患儿行股四头肌等长及等张练习，如让患儿绷劲、勾脚等。锻炼 1～3 次/天，30 分钟/次。

三、出院指导

（一）上肢骨囊肿

1．上肢骨囊肿术后患儿一般行 O 型石膏固定，告知家长于术后 4 周带患儿门诊复查，拆除石膏。

2．由于石膏拆除后仍存在病理性骨折的可能，告知家长监督患儿进行力所能及的活动，避免过度活动导致克氏针顶于皮下，造成患儿疼痛或不适。

3．指导家长排除可能导致患儿摔倒的危险因素，防止骨折等意外事件的发生。

（二）下肢骨囊肿

1．告知家长在患儿拆除石膏后，进行床上活动时在旁陪伴。

2．指导家长在患儿可下地活动后，协助患儿在下床前于床边坐数分钟，然后缓慢站立，防止患儿因体位突然改变而晕倒摔伤。

3．下肢骨囊肿术后，指导家长监督患儿免负重3个月。

4．指导家长正确为患儿进行石膏护理及翻身。

5．指导家长正确协助患儿用拐杖行走，在患儿用拐杖行走时，家长从旁保护，及时调整患儿步幅，防止患儿跌倒。

第二十三章 成骨肉瘤

第一节 概 述

骨肉瘤（osteosarcoma）也称成骨肉瘤，是常见的骨原发性恶性肿瘤，其病变多位于生长快速的长骨干骺端，恶性程度高，不仅局部侵袭性强，而且容易复发和转移。青少年多见，男性多于女性，约为 2：1。典型的骨肉瘤最常发生在 10 ~ 15 岁。骨肉瘤的治疗一直备受国内外医学研究者的关注。骨肉瘤又是骨科领域中最重要、最具代表性的肿瘤。因为骨肉瘤常发生在十几岁的青少年，且一般认为预后较差，对临床治疗提出了挑战，给患儿本身、患儿家庭以至社会都带来了严峻的问题。早期诊断对骨肉瘤的治疗及预后非常重要。主要靠 X 线、CT 做出初步诊断，最后依靠病理活检确诊。

一、病 因

本病病因目前尚未完全清楚。肿瘤源于长管状骨干骺端部的骨髓腔。随后可穿透骨皮质并揭起骨外膜，使骨膜穿孔，在肌肉内也能发现软组织肿物。一般情况下，肿瘤中央部的骨化较四周重。骨化部分为黄色砂粒状。细胞较多的区域韧性较大，呈白色。肿瘤的纵剖面血管丰富、易出血。骨的干骺端和瘤体之间分界不清。骺板常不受侵犯，到晚期骺板破坏也较骨皮质轻。关节面的玻璃软骨也能防止肿瘤侵入关节内。偶尔在同一骨的不同高度出现两处原发肿瘤，即所谓的跳跃型病变。

二、临床表现

1. 多发于青少年，好发于四肢长管状骨干骺端（图 23-1）。
2. 主要症状是局部疼痛，初为间歇性隐痛，迅速转为持续性剧痛，夜间尤甚。

3．局部皮温高，静脉怒张，肿块生长迅速，压痛，可出现震颤和血管杂音，可有病理性骨折、关节功能障碍。

4．全身毒性反应，食欲不振，体重减轻，最后衰竭，出现恶病质。

股骨骨肉瘤X线片如图23-2所示。

三、入院前注意事项

1．减轻局部疼痛　口服去痛片。

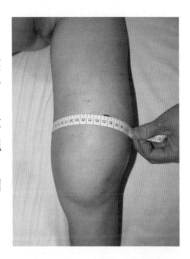

图 23-1　股骨骨肉瘤患肢外观

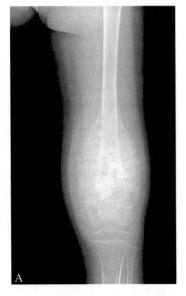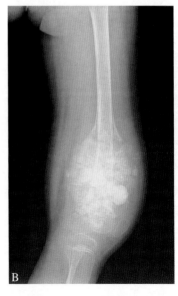

图 23-2　股骨骨肉瘤X线片。A.正位片；B.侧位片

2．病理性骨折的预防　由于肿瘤对骨质破坏严重，骨密度降低，稍有外力作用或无外力作用即可发生病理性骨折，应做好安全防护。

四、治疗原则

（一）手术治疗

手术治疗是治疗骨肉瘤原发灶的主要手段，但不再提倡截肢术，保肢手术成为治疗骨肉瘤的主流。保肢术主要适应证：①对化疗反应好，主要神经、血管未受累。②全身情况及局部软组织条件允许，可以达到广泛性切除。③无转移病灶或转移病灶可以治愈。④患儿有强烈的保肢愿望。⑤尚能承受高强度的化疗。

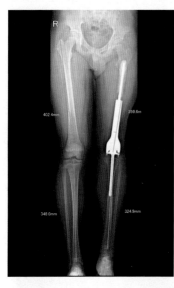

图 23-3　股骨骨肉瘤人工假体植入后 X 线片

总之，施行截肢还是保肢手术，主要看肿瘤的分期与肿瘤对化疗的反应，尤其是后者更为重要。新辅助化疗的有效实施是保肢术的关键环节，而手术则主要包括：肿瘤切除、切除后骨关节的重建、软组织覆盖。儿童常规保留肢体会带来肢体不等长问题，目前的解决方法有：①肿瘤切除后植入可延伸的假体（图23-3）；②骨延长术；③对胫骨上端或股骨下端的肿瘤行胫骨旋转成形术。

（二）化疗

对骨肉瘤的化疗（chemotherapy）始于 20 世纪 70 年代，主要在手术前后的同时辅以化疗药物，称为辅助化疗。手术前进行化疗，可以缩小肿瘤体积，为保肢术创造条件；抑制早期微转移；为制作个体化肿瘤假体创造时间，使手术切除更便利；

术后对标本进行肿瘤坏死率检查，从而评估化疗敏感性。常用的化疗药物有以下几种：

1．甲氨蝶呤（MTX） MTX是骨肉瘤化疗中最常用的药物，其疗效与剂量有密切关系，大剂量优于中等剂量。迄今为止，MTX被认为是单药有效率最高的抗骨肉瘤药物。

2．阿霉素（ADM） ADM是另一种对骨肉瘤有较好疗效的化疗药物。很多临床研究表明，缺少ADM的化疗方案或在化疗过程中减少ADM的用量会影响骨肉瘤患儿的生存率，但ADM对心脏有较大的毒性，且与总量（超过500 rag／m^2）和血浆ADM峰值呈正相关。

3．顺铂（CDP） 目前CDP主要与ADM联合用于对MTX缺乏敏感性的病例，两者的联合应用对骨肉瘤的有效率在40%～65%。尽管CDP有明显的肾、耳毒性，但CDP动脉内应用更显优越性，是骨肉瘤动脉内给药的首选药物。

4．异环磷酰胺（IFO） 被认为是第4种抗骨肉瘤的关键药物。IFO目前主要用于常规药物效果不佳病例的补充化疗，但有迹象表明其可能替代毒性较大的ADM和CDP成为骨肉瘤化疗的主要药物之一。

目前化疗给药方式有静脉途径、动脉灌注以及高温隔离灌注化疗。化疗疗效是决定患儿预后的主要因素，临床上有一定比例的患儿对化疗有原发性或继发性耐药，预后较差，因此化疗后要对患儿化疗药物的敏感性进行评估，以调整化疗方案。

（三）放射治疗

骨肉瘤对放疗（radiotherapy）不敏感，放疗一直作为手术前后的辅助手段，其疗效不佳，现很少采用。

（四）免疫疗法

随着细胞生物学、分子生物学及生物工程技术的迅速发展，以及生物反应调节理论的日益成熟，免疫治疗（immunotherapy）继手术、放疗、化疗之后，成为骨肉瘤治疗常用的第4种方法。免疫治疗主要包括非特异免疫治疗、特异性免疫治疗、过继免疫治疗和免疫导向治疗等。转移因子、干扰素、LAK细胞和肿瘤疫苗等均被试用，但并未获得公认的疗效。

第二节　护　理

一、护理要点

（一）术前化疗护理要点

1. 心理护理　骨肉瘤多发于青少年。由于患儿要忍受化疗的副作用及可能失去肢体的双重痛苦，患儿往往陷入悲观绝望的情绪中。护士应先取得患儿家长的认可，与患儿家长共同帮助患儿树立战胜疾病的信心和勇气，加强心理疏导，消除顾虑。护理人员需主动关心、体贴患儿，建立良好的护患关系，取得患儿的信任，消除其恐惧心理，增强战胜疾病的信心。责任护士应了解患儿的治疗方案和有关的药理知识，熟悉化疗药物的性质、用法和毒性反应，在应用前必须向患儿及家长解释化疗的目的及可能产生的毒性反应，让其有充分的准备，树立信心，配合化疗。

2. 合理保护静脉　化疗时使用静脉一般由远端向近端，由背侧向内侧，可左右手臂交替使用。尽量选择粗直的血管，一般不要采用下肢静脉给药。尽量避免在同一部位反复穿刺，推药过程中反复抽回血，以确保针在血管内。最好采用 PICC 置管化疗，减少药物对外周血管的刺激。一旦发生化疗药物外渗，应立即停药，并用硫酸镁冷敷，必要时行局部封闭、拮抗剂对抗等，减少药物对局部皮下组织的损伤。

3. 药物毒性反应的护理　大剂量化疗对肝肾功能、骨髓造血和消化系统等均有影响。化疗应在心、肺、肝、肾功能和血常规正常的情况下进行，在治疗及护理过程中要密切观察患儿的面色、口唇和口腔黏膜等有无溃疡和出血现象，有无皮疹和黄疸，大小便是否正常等。鼓励患儿多饮水，少量多次进食，增加营养以提高机体抵抗力，卧床休息以减少体力消耗，定期复查血常规、肝肾功能及心电图等，并注意有无发绀、气促和肺水肿等。

4. 饮食护理　恶性肿瘤可以引起体内蛋白质、脂肪、糖类、维生素、无机盐等营养物质的代谢失常。由于手术、化疗都需要足够的营养支持，因此，要保证供给患儿足够的能量和蛋白质。帮助患儿建立良好的饮食习惯，纠正偏食、挑食。保证患儿定时进餐，多食高热量、高蛋白质、高维生素、易消化食物，增强机体抵抗力，防止感冒。一旦出现恶心应及时补充水分，减少胃液丢失，具体方法如下：①放松，做深呼吸。②嚼口香糖，直到恶心症状缓解。③吃少量饼干、面包。④喝少量苏打水。⑤恶心过后，如感觉好转，应逐渐增加饮食。

5．病理性骨折的预防和安全护理　肿瘤对骨质破坏严重，骨皮质变薄，稍有外力作用或无外力作用即可发生病理性骨折。如发生病理性骨折，应给予石膏托外固定，保持功能位，观察患肢血运情况，指导家长及患儿不要随便变换患肢固定体位，防止过多移动而造成患肢缺血、坏死。尽量健侧卧位休息。上肢病变的患儿下床活动时要有人陪同保护。下肢病变的患儿床头挂禁止下地警示牌。

6．疼痛的护理　参见儿童疼痛管理相关章节。

（二）术后护理要点

1．严密观察生命体征变化　遵医嘱给予 24 小时心电监护，持续低流量吸氧。返回病房后 6 小时内每小时监测记录生命体征一次，术后 6 小时病情稳定后，每 4 小时监测记录一次，至术后 24 小时撤除心电监护及吸氧。

2．观察伤口渗血情况，保持引流管负压引流通畅，避免扭曲受压，准确记录引流液的颜色、量、性状；截肢患儿床边备止血带或沙袋，以备残肢大出血时对大动脉进行直接加压止血。

3．监测生命体征　参见骨囊肿的术后护理部分。

4．体位

（1）术后去枕平卧 6 小时，麻醉未完全清醒时，头偏向一侧，保持呼吸道通畅。保肢术后观察患肢局部情况。

（2）人工髋关节置换术后应保持患肢外展中立位。膝关节置换术后保持膝关节屈曲约 10°，两侧放置沙袋保持中立位。

（3）瘤段截除、人工骨植骨术后，保持患肢功能位，用垫枕等抬高患肢，以利于血液回流；石膏托外固定的肢体摆放，应以舒适、有利于静脉回流、不引起石膏断裂或压迫局部软组织为原则；密切观察肢体远端的指（趾）感觉、活动、麻木感，以了解肢体神经是否受到压迫或损伤。

（4）截肢术后早期用枕抬高残端，但不可超过 48 小时，卧床时尽量保持残端外展，残端可用弹力绷带包缠，以促进组织愈合，减轻残端肿胀与疼痛，使截肢残端尽快恢复到安装假肢的要求。

5．血栓的预防及护理　下肢深静脉血栓形成是严重的并发症之一。患儿长期卧床、患肢制动、手术大失血较多、术中血管壁损伤等造成静脉血流滞缓，血液处于高凝状态，容易形成血栓。深静脉血栓可能成为威胁患儿生命的一个重要因素，因为其形成和发展不易察觉，积极的预防才是减少深静脉血栓发生的关键。术后鼓励患儿多饮水，进行肢体按摩以预防血栓的发生。

6．饮食　参见骨囊肿术后护理部分。

7．宣教　参见骨囊肿术后护理部分。

二、功能锻炼

（一）残肢的护理及功能锻炼

1．残肢功能锻炼的目的在于改善截肢患儿全身状态，促进残肢定型，增强肌力，提高关节活动度，有利于充分发挥存留肢体及假肢的功能。

2．残端伤口无发热、无出血或渗液、无局部红肿、无剧烈疼痛时即可进行功能锻炼。

3．上肢残端功能锻炼　肩关节进行外展、内收及旋转运动；创面愈合后，可用宽绷带经常包紧残端，以促使软组织早日收缩。对残端进行按摩、拍打 3 次 / 天，30 分钟 / 次。

4．下肢残端功能锻炼　用残端踩在柔软物品上，3 次 / 天，30 分钟 / 次，为日后安装假肢创造良好的条件。

（二）保肢术后的功能锻炼

由于手术切除了正常的组织，无肌肉力量，可影响以后的活动及日常生活，因此股四头肌的功能锻炼显得尤为重要。术后患儿麻醉清醒后即可进行股四头肌的等长收缩和足趾活动。

对于疼痛明显的患儿，进行锻炼前可给予局部热敷，以改善血液循环，减轻锻炼时的疼痛。功能锻炼的进度需要依个体差异进行调整。

三、出院指导

1．告知家长

（1）由于患儿原位复发及转移率较高，应按医嘱带患儿定期门诊复查。

（2）术后1年内每月复查1次患肢局部正、侧位片和胸片，术后1～2年每2个月复查1次，以后每3个月复查1次。

（3）继续按时带患儿接受化疗，不要轻易终止疗程。

2．指导患儿自我检查，发现有肢体肿胀及疼痛时及时告知家长，家长立即带患儿就医。

3．指导患儿建立良好的饮食习惯，纠正患儿偏食、挑食等习惯。鼓励患儿定时进餐，多食高热量、高蛋白质、高维生素、易消化食物，增强机体抵抗力。根据患儿的口味，烹制各种色、香、味俱佳的菜肴，以提高患儿食欲，保证长期化疗的营养支持。

第八篇

关爱篇

儿童疼痛管理 第二十四章

第一节 痛觉产生的生理基础

一、痛觉的适宜刺激和感受器

能否引起疼痛不取决于刺激的能量形式，而取决于刺激的强度。任何能量形式的刺激只要达到一定强度而成为伤害性刺激，就是引起痛觉的适宜刺激。如过强的机械刺激（打击、挤压等）、过强的物理刺激（冷、热、声、光、电等）、过强的化学刺激（强酸、强碱等），以及过强的生物性刺激（毒蛇咬伤、黄蜂蜇伤等）都可引起疼痛。

痛觉感受器广泛存在于几乎所有组织中的某些游离的感觉神经末梢，它是一种化学感受器。当伤害性刺激作用于机体后，损伤的组织细胞和神经末梢即释放致痛物质，如缓激肽、5-羟色胺、组织胺、前列腺素、K^+ 和 H^+ 等，这些致痛物质作用于痛觉感受器，后者即产生神经冲动，传入中枢神经系统而引起痛觉。

二、痛觉的分类及性质

（一）皮肤痛觉

皮肤在受到伤害性刺激时可先后出现两种性质不同的痛觉，即快痛与慢痛。快痛呈尖锐的针刺样痛，定位明确，常伴有反射性的屈肌收缩，潜伏期和后作用均短暂。慢痛为强烈而难以忍受的烧灼样痛，定位模糊，呈放射状，常伴有情绪反应及以交感神经传出活动加强为主的植物性神经反应，潜伏期和后作用均长。传导快痛的外周神经纤维主要是 Aδ 纤维，其兴奋阈值较低，传导速度较快。传导慢痛的神经纤维主要是 C 类纤维，其兴奋阈值较高，传导速度缓慢。

（二）深部躯体痛觉

深部躯体痛觉指发生于肌肉、骨膜、关节、肌腱等组织的疼痛。其中最常见的形式是肌肉痛，主要由两种原因引起：一种是长时间肌肉痉挛，造成肌肉内血管受压，肌肉供血不足，导致部分缺血的肌细胞释放致痛物质（主要是缓激肽类）而引起疼痛，这称为肌源性疼痛；另一种是肌肉供血不足或其静脉回流受阻，造成正在活动的肌肉代谢产物（乳酸等）堆积而致疼痛，称之为缺血性肌痛。深部躯体痛为发生缓慢、持续时间较长的钝痛，定位不精确，呈弥散性，常伴有植物性神经反应，如恶心、呕吐、出汗、血压下降等，使躯体反应能力降低。

（三）内脏痛觉

内脏痛常由于机械牵拉、缺血、平滑肌痉挛及炎症等刺激作用于内脏器官而引起，而快速切割、扎刺或灼烧一般不引起内脏疼痛。其性质与深部躯体痛类似，常为"钝痛"。但内脏疾病除了引起病变的内脏疼痛外，还常引起躯体的特定体表区伴随深部的疼痛出现痛觉过敏，这种现象称为牵涉痛。牵涉痛定位明确，常先于内脏痛出现。

三、关于痛觉机制的学说

解释痛觉的学说很多，目前认为主要有以下三种。

（一）特异学说

19 世纪前叶，德国生理学家 J.P. 弥勒提出了"特殊神经能量学说"，认为感觉的性质取决于某种神经被兴奋。约 50 年后，在皮肤上发现了感觉的点状分布，如冷点、温点、触点、痛点等。这时组织学研究恰好发现皮肤中有 4 种神经末梢结构，于是有人将触、温、冷、痛 4 种皮肤感觉分别和这 4 种神经末梢对应起来。这样，不同的皮肤感觉分别有了自己的感受器。但随着越来越多不同形态的感受器被发现，人们逐渐怀疑不同的皮肤感觉是否一定与不同形态的感受器相联系。切割痛觉神经通路后痛觉还会恢复的事实，也使人感到痛觉似乎没有固定的痛觉通路。这样，特异学说逐渐受到批判。但专一的痛觉感受器和痛敏神经元的发现，则给予特异学说以有力的支持。

（二）型式学说

20 世纪 50 年代，牛津大学的一些神经组织学工作者提出了型式学说。他们认为没有特异的躯体感觉感受器，所有的躯体感觉末梢性质都是相同的，各种刺激由于其强度、地点、范围的不同，而兴奋了不同数量的神经末梢，各个神经末梢发放不同频率的冲动，由于神经脉冲不同的空间和时间的构型，引起了不同的感觉，其证据是：①在有毛的皮肤内没有发现任何特殊的末梢结构，只见到游离神经末梢分布在皮肤或毛囊根部周围；②人的角膜只有无髓鞘纤维的游离神经末梢，能区分多种感觉型式，不限于痛觉；③人的耳壳皮肤只有游离神经末梢，没有特殊的神经末梢结构，或者组成篮状包着毛囊，但能够感受触、温、冷、痛刺激；④先在皮肤上标记出感觉点，然后取下组织做形态学检查，很少发现有特征性的感受器；⑤人的皮肤每 $1mm^2$ 内含有 100 多个神经末梢，它们来源于许多纤维，即使极细的点状刺激也不免同时刺激到多种末梢。

型式学说的不足，一是此说忽视了游离神经末梢的生理分化；二是有人在有毛皮肤中观察到了有结构的感受器。

（三）闸门学说

1969 年，R. 梅尔察克和 P.D. 沃尔设想外周传入冲动进入 3 个系统：①闸门控制系统；②中枢控制的触发系统；③作用系统。他们把脊髓背角中传递痛觉信号的第 1 个神经元叫做 T 细胞，闸门控制系统控制着外周传入冲动至 T 细胞的传递，一旦 T 细胞的活动达到或超过临界水平时，便激活了作用系统，引起痛觉和一系列痛反应。外周传入冲动还沿着传导速度很快的神经通路上行，触发特殊的脑组织选择鉴别过程，反过来控制闸门系统。闸门学说的核心是闸门控制系统。他们认为 T 细胞的活动由脊髓背角罗氏胶质区（SG）的细胞控制，SG 细胞构成所谓闸门。粗纤维的冲动通过兴奋 SG 细胞而使初级传入末梢去极化，产生 T 细胞的突触前抑制；而细纤维的冲动则通过抑制 SG 细胞而使传入末梢超极化，产生 T 细胞的突触前易化。粗纤维冲动使闸门关闭，易于镇痛；细纤维冲动使闸门开放，易于致痛。粗、细纤维冲动的数量和比例决定 T 细胞的活动水平。此学说可以解释许多事实，例如带状疱疹就是因为粗纤维丧失，使 T 细胞处于较高的活动水平，因此轻触就引起痛觉。而摩擦皮肤或振动可能由于使粗纤维兴奋而止痛。

第二节　疼痛产生的原因和儿童疼痛的特点

有研究显示，儿童和成人一样能够感知疼痛。早在胎儿期，脊髓和脑就已经形成了伤害性刺激神经束髓鞘，P 物质和受体在胎儿的脊髓背角即可探测到。

一、疼痛产生的原因

（一）创伤

疼痛由创伤的刺激引起，并因刺激的种类、强度及创伤的范围、程度不同而不同。其特点是受伤部位疼痛明显，局部及邻近部位活动时疼痛加重，制动后减轻；受伤初期疼痛剧烈，随着致伤因素的解除，伤情向痊愈方向转归，疼痛逐渐缓解。一般情况下，创伤后 2～3 日疼痛可缓解，5～7 日可适应。如果疼痛不减轻甚至加重，应考虑是否并发感染或其他并发症。

（二）炎症

引起感染的致病菌不同，炎症疼痛的特点也不同。

1．化脓性感染　疼痛由炎症刺激引起，随着炎症程度加重而加重，严重时局部出现持续性疼痛。形成脓肿时，局部出现胀痛或跳痛，如脓肿破溃或窦道形成，则局部疼痛缓解。化脓性感染常伴有局部红、肿、热、压痛、功能障碍及不同程度的全身中毒症状。

2．骨与关节结核　疼痛开始较轻，随着骨与关节破坏程度加重而加重，形成全关节结核时，常出现剧痛。儿童常有夜啼现象，并伴有全身结核中毒症状，严重时可能出现类似化脓性感染的全身中毒症状，但局部无红、肿、热等炎性表现。骨质破坏后局部出现压痛与肢体功能障碍。

3．气性坏疽　发病时患儿自觉伤肢沉重或疼痛，如包扎过紧的感觉。随着感染加重，疼痛也持续加重，很快便出现伤肢胀裂样的剧烈疼痛，有极度的割裂感和分裂感，一般镇痛药无效。常伴有局部剧烈肿胀、压痛和全身中毒症状。

（三）急性缺血

疼痛因肢体急性缺血而引起，常见于骨筋膜室综合征、动脉痉挛等。表现为伤肢迅速出现进行性加重的疼痛，并伴有肢体肿胀、苍白、麻木、脉搏减弱及被动牵拉痛，多因屈肌急性缺血所致。如不及时处理，可导致缺血组织变性、坏死、坏疽。血液循环及时改善后，疼痛可迅速缓解。

（四）恶性肿瘤

早期一般无疼痛，随着肿瘤的增长、对周围组织破坏和压迫增加，疼痛从无到有、从轻到重，晚期表现为持续性剧烈疼痛，一般镇痛药物和镇痛方法难以奏效。患者除有明显肿瘤局部症状、体征外，还有衰弱、贫血、恶病质等表现。其病因除了骨肉瘤、尤因肉瘤等骨科恶性肿瘤外，还见于多发性骨髓瘤及各种癌症的骨转移。

（五）神经性疼痛

疼痛局限于某一确切神经分布区域内，呈放射状。初起时疼痛为间歇性，逐渐变为持续性。整个病程中疼痛时轻时重，但总的趋势是进行性加重。疼痛的发作和轻重常与肢体位置及运动有关。有明确压痛点，并伴有该神经分布区域麻木、酸痛、无力感、肢体活动受限、肌肉萎缩等。多见于腰椎间盘突出症、颈椎病等。

（六）截肢后疼痛

在截肢术后短时间内患者仍会感觉到截肢端有持续性疼痛，但这种疼痛会逐渐缓解，一般认为是一种生理现象。如疼痛长期不缓解，应考虑到断端神经瘤和幻肢痛的可能。断端神经瘤由切断神经的断端再生神经纤维而形成，如瘤体不被碰触可无疼痛，如瘤体一旦被触碰，即可产生针刺样剧痛，且沿神经进行放射。幻肢痛原因不明，常被认为是一种与精神心理因素密切相关的疼痛。患者对截断肢体产生一种幻觉，感觉截除段仍然存在并有疼痛，且与情绪有关。疼痛呈持续性钝痛，夜间尤甚。

二、儿童疼痛的特点

1. 儿童疼痛的诊断和治疗比较复杂。

2. 儿童疼痛的敏感性高，年幼儿的痛阈低于年长儿，因此年龄越小越易感受到疼痛。

3. 儿童疼痛的反应强烈，常伴有较强烈的生理生化变化。长期疼痛还会影响儿童食欲，造成营养不良。

4. 儿童对疼痛的回避性强，因害怕治疗而忍受疼痛。

5. 儿童无法准确地描述疼痛的性质和程度，给医生正确判断疼痛造成困难。

6. 儿童的新陈代谢快，医生和家长都担心用药可能发生的副作用，顾虑较多。

7. 儿童的器官代偿能力较差，各项生理指标易发生急剧的变化。

8. 儿童疼痛的持续时间明显短于成人，表现为高起点、短过程，但疼痛减弱后，导致疼痛的病因依然存在。

第三节　疼痛对机体的影响

一、躯体运动反应

1. 对呼吸的影响　剧烈疼痛可导致呼吸浅而急促，甚至呼吸困难直至呼吸暂停。

2. 对功能锻炼的影响　功能锻炼对于骨折疾病具有重要意义，可改善局部血液循环，促进创伤修复和关节功能恢复，但部分患者会因为怕痛而不敢活动，从而影响功能锻炼计划，进而影响患肢的功能恢复。

3. 易发生并发症　患者为避免疼痛加剧或尽量减轻疼痛，宁可躺着不动而不愿咳嗽、深呼吸，拒绝翻身或肢体活动，甚至禁饮食，从而导致一系列并发症的发生，如坠积性肺炎、压疮、泌尿系统感染、关节僵硬、肌肉萎缩、骨质疏松等。

二、植物神经内脏反应

1．疼痛刺激可引起内分泌功能紊乱，分解代谢增加，导致高血糖、负氮平衡、耗氧量增加、体温升高。

2．轻度疼痛可引起心跳加快、心搏出量增加、血压升高；剧烈疼痛可造成心跳减慢，偶尔可导致心搏骤停。

3．严重疼痛可引起胃肠反应，出现恶心、呕吐、消化能力下降、食欲减退等。

4．疼痛可影响睡眠质量，甚至导致失眠。

5．心理反应　疼痛引起的心理反应最常见的是恐惧和忧虑，长期疼痛还容易使患者产生悲观绝望甚至轻生的念头，这种心理状态反过来又可以降低痛阈，使疼痛反应加重，造成恶性循环。

另外，疼痛感受存在明显的个体差异，与患者对过去经历的回忆、痛因的分析、后果的预料、关注程度、情绪好坏等心理活动有关，也与患者的年龄、性别、性格、文化程度及所处环境有关。

三、疼痛对儿童的影响

（一）短期影响

1．疼痛可引起机体一系列的神经内分泌应激反应。

2．致痛的炎性介质异常释放可影响伤口愈合。

3．疼痛可导致患儿免疫球蛋白下降，影响术后康复。

4．疼痛可影响患儿睡眠。

5．疼痛可引起患儿哭闹致切口裂开、出血等并发症。

6．由于缺乏中枢抑制因素，儿童术后所引发的免疫反应较成人更为强烈，因此儿童对于疼痛的刺激可能会比成人更为敏感。

（二）长期影响

1．经常有疼痛的儿童在成年后对疼痛的刺激更为敏感。

2．经常有疼痛的儿童在成年后患有躯体症状的风险更高。

3．经常有疼痛的儿童在成年后更有可能患有慢性弥散性的肌肉、骨骼痛。

4．研究显示，患慢性疼痛的儿童中，有几乎 60% 的人在日常活动方面有困难。

（三）心理影响

1．儿童因恐惧心理会故意夸大病痛的严重性，以引起家长或医生的重视。

2．儿童会故意隐瞒疼痛，认为把重说轻、把轻说无可以免除医生的治疗。

3．儿童因害怕疼痛会产生抗拒、哭闹等一系列不良的心理症状，影响正常的治疗和护理。

第四节　儿童疼痛评估

一、影响儿童疼痛评估的因素

1．不同年龄阶段的儿童对于疼痛的认知能力、行为反应和感情表达方法不同，给儿童疼痛评估造成困难。

2．儿童疼痛具有不同于成人的特点：不能准确地描述疼痛；对疼痛的敏感性高；对疼痛反应强烈；对疼痛的回避性强；表达疼痛时行为夸张，从而影响儿童疼痛评估的准确性。

3．儿童疼痛管理在临床中重视度不够。

二、儿童疼痛评估指标

儿童疼痛评估主要涉及 3 个方面：自我描述、生物学评估和行为学评估。公认测量疼痛的金标准是儿童自己对所经历痛苦的表达（即自我描述）。1.5 岁儿童就可用语言描述疼痛，3 ～ 4 岁儿童能对疼痛程度进行较为细致的描述。生物学评估是通过测定心率、呼吸频率、血压、血氧饱和度等生理参数的变化进行评估。行为学评估是对面部表情、肢体运动反应、语言反应和自主反应程度进行综合评分。行为学评估是自我描述的重要补充，行为学上对长时间持续疼痛的评估并不成熟，但可较准确地评估短时锐痛。

（一）自我评估

1．视觉模拟评分量表（Visual analogue scales，VAS） 一般适用于年龄＞5岁的儿童。

2．面部表情量表 包括Wong-Baker面部表情疼痛评定量表（Wong-Baker Face Pain Rating Scale）、Oucher量表和面部表情疼痛量表（Faces Pain Scale-Revised，FPS-R），分别适用于3～18岁、3～12岁和4～16岁儿童。

3．Hester的扑克牌评分法（poker chip tool） 适用于4～7岁儿童。

（二）行为评估

1．行为观察程序行为评定量表（behavioral observation procedure behavioral rating scale，PBRS） PBRS是由Katz、Kellerman等制订的，适用于所有儿童。

2．东安大略儿童医院疼痛评分（children's hospital of eastern onterin pain scale，CHEOPS） 适用于1～7岁儿童。

3．表情、肢体运动、活动、哭泣和可安慰性（face、1egs、activity、cry、consolability，FLACC） 适用于2个月～7岁的儿童。

4．新生儿/婴儿疼痛评分量表（neonatal infant pain scale，NIPS）。

（三）生理学和行为评估量表

1．早产儿疼痛评分简表（preterm infant pain profile，PIPP）。

2．修订版儿童事件影响量表（children's revised impact of event scale,CRIES）。

3．舒适量表（the comfort sale） 适用于所有儿童。

三、不同年龄段儿童疼痛评估工具

（一）新生儿疼痛评估工具

评估方法可分为一维性和多维性两类。一维性指仅以行为指标为基础的评估方法，多维评估工具指采用生理和行为等多个指标进行主、客观两方面的综合评估。

1．新生儿疼痛评估量表（neonatal infant pain scale，NIPS）

由加拿大安大略儿童医院制订，用于评估早产儿和足月儿操作性疼痛，如静脉穿刺等。

2．早产儿疼痛评分简表（preterm infant pain profile，PIPP）适于早产儿和足月儿急性疼痛评估。

3．CRIES 量表　此量表限于胎龄＞32 孕周新生儿术后疼痛的评估。

4．DSVNI 量表（distress scale for ventilated newborn infants，DSVNI）　用于评估机械通气的新生儿对疼痛的多种行为和生理反应。

5．SUN 量表（scale for use in newborns，SUN）　是在 NIPS 和舒适标度两项标准基础上加以改进的方法，适合患病的新生儿。此外，急性疼痛评分（DAN）、舒适标度（the comfort sale）临床应用广泛。

（二）婴幼儿疼痛评估工具

东安大略儿童医院疼痛评分（children's hospital of eastern onterin pain scale，CHEOPS）广泛用于婴幼儿术后疼痛评估，其包含 6 项行为学指标（哭泣、面部表情、语言表达、紧张程度、对于疼痛点的反应、腿部位置）。所有项目得分总和即为患儿得分，所得值越高则疼痛程度越严重。

（三）学龄前儿童疼痛评估工具

大部分 3 岁及以上儿童能区分有无疼痛，能描述疼痛严重程度的 4 个阶段，即无痛、轻痛、中等痛和严重痛（剧痛）。3～7 岁儿童抽象、综合能力较差，因此，对学龄前儿童疼痛的测量主要通过直观形象的方法。

1．Wong-Baker 面部表情疼痛评定量表　0～5 共 6 张面部表情图片所示从微笑至悲伤和哭泣来表达疼痛程度，让儿童自己选择一个面孔来表达他 / 她的感受，具有较好的信度与效度。

2．面部表情 9 种差别量表法　表情 A～D 代表各量级的积极影响，表情 F～I 代表各量级的不良影响，表情 E 被确定代表中立表情。面部表情评估的方法实施简单，护士们可在口袋中携带这种面部表情表的印刷品，以便随时床旁应用，甚至可贴在患儿的床头或床边。

3．FLACC 量表　FLACC 量表对于在认知方面有欠缺的儿童进行疼痛评估时非常有效，主要用于 2 个月～ 7 岁儿童手术后疼痛的评估，它包括 5 个内容：表情（face）、肢体动作（1egs）、行为（activity）、哭闹（cry）和可安慰性（consolability）。每项内容按 0 ～ 2 分评分，总评分最高分数为 10 分。疼痛分数由医护人员根据观察到的小儿情况与量化表中内容对照而得。应用 FLACC 量表时，医护人员需观察儿童 1 ～ 15 分钟。

4．改良儿童疼痛行为评分标准（MBPS）　用于常规操作所致儿童疼痛的评估，如计划免疫注射等。在操作进行前应评估 1 次作为基准。主要指标包括：面部表情、哭闹情况、行动情况。所有项目得分总和即为患儿得分。所得值越高则疼痛程度越严重。此外，还有 Eland 颜色计分疼痛量表、Hester 的扑克牌评分法（poker chip sale）。

（四）学龄儿童疼痛评估工具

学龄儿童有较高的认知能力和表达能力，可以理解一些较抽象的概念，能够准确提供有关疼痛的信息。

1．视觉模拟量表（visual analogue scale，VAS）　该法是用 1 条 10cm 长的直尺或直线，在标尺竖直线的两端，标有从 0 ～ 10 的数字，数字越大，表明疼痛强度越大。让患儿根据自己的疼痛强度找出在直尺或直线上的相应位置。然后用尺量出疼痛强度数值即为疼痛强度评分。该法不仅能使医生和护士确切地掌握患儿疼痛的程度，而且有利于评估疼痛控制的效果。VAS 量表可被 5 岁左右儿童所掌握。此外，数字评定量表（numeric rating scale，NRS）、描述疼痛量表（verbal rating scale，VRS）、McGill 疼痛问卷法（McGill pain questionnaire，MPQ）在临床也较常用。

2．青少年疼痛测评工具（the adolescent pediatric pain tool，APPT）　APPT 是全面评估疼痛的多维测量工具，信度和效度较好，适用于评估儿童及青少年复杂的急性疼痛。包括评估疼痛空间分布的身体线图、疼痛强度标尺（word graphic rating scale，WGRS）以及疼痛描述语的测量。身体线图用预先印制的人体正面、背面图标记疼痛的部位。WGRS 也是一种视觉模拟量表，用直观目测疼痛标尺（100mm）标记疼痛的程度，依次使用无痛、轻度、中度、强痛和剧痛的词语来描述疼痛。疼痛描述语包括 67 个词语，对疼痛做出具体描述。使用该工具既能评估疼痛的情感及感觉方面，又能全面评估疼痛的部位、强度、时间特性等，为患儿和医护人员交流疼痛体验提供了机会，可以使护士充分了解患儿的个体化疼痛体验，并评价干预措施是否有效。

第五节　儿童疼痛干预措施

一、儿童疼痛的药物治疗

（一）镇痛药物

临床上镇痛药、局麻药、吸入麻醉药等均可作为儿童镇痛所需。

1．非甾体消炎药（NSAIDs）　此类药物常用于轻、中度儿童疼痛，可单独使用或与复合阿片类药（如可待因）联合应用，可减少阿片类药物的用量，最常用的是对乙酰氨基酚和酮洛酸。酮洛酸是唯一可经胃肠外给药的 NSAIDs。

2．神经安定及镇静催眠药　如地西泮、咪胜地西泮、苯巴比妥。

3．阿片类药物　此类药可给大多数患儿提供充足的镇痛作用并具有较宽的安全范围。可待因是儿童最常用的口服剂型镇痛药。口服首次剂量 0.5 ～ 1.0mg/kg。它与对乙酰氨基酚联合应用更有效，两者配伍比例为（20 ～ 30）：1。中、重度疼痛可用吗啡镇痛，口服首次剂量 3.0mg/kg。

（二）给药方式

给药方式可以选择口服、肌内注射、直肠给药、静脉给药、局部用药以及患儿自控止痛法（patient controlled analgesia, PCA）、硬膜外腔注射镇痛（epidural analgesia）、数控注射推进器持续给药法、微量泵持续给药等特殊给药方法。PCA 给药途径以静脉为主，可获得较稳定的血药浓度，能达到持续无痛，且最大优点是能满足疼痛控制的个性化治疗，镇痛效果确切。适用于 7 岁以上儿童术后镇痛，有些 5 ~ 6 岁儿童也可应用。对于年龄更小的、不具备自行控制镇痛能力或不能合作的儿童可以采取护士或家长控制模式（NCA）。PCA 在国外已广泛应用于术后及慢性疼痛的镇痛治疗。

二、儿童疼痛的非药物干预措施

（一）物理疗法

1. 按摩　按摩是我国的独特疗法，主要通过手法作用于人体经络穴位，使之产生"外呼内应"的功效，从而达到止痛、消肿、安神等目的。另有记载：治疗性按摩能促进放松和减轻癌症患者的焦虑和痛苦，对癌症患者按摩治疗后疼痛降低 60%，放松水平增加 58%，焦虑水平降低 24%。但因患儿对按摩的反应不同，护士在按摩时应密切观察患儿的反应，使患儿感到舒适、疼痛缓解或减轻。

2. 冷疗　冷疗法可增加疼痛阈值，减弱神经传导、炎症反应及微血管通透性，从而镇痛、消炎及减少出血。

3. 理疗　理疗能使机体局部消炎、消肿、解痉，改善血液循环，促进组织的新陈代谢和神经肌肉兴奋等，从而使疼痛减轻或消失。

（二）转移疗法

有研究表明，人们在某一时刻只能把注意力集中在一件事情上，如果把注意力从疼痛或伴有的恶劣情绪转移到某种感兴趣的活动，或从事能集中注意力的活动时，就能阻断条件刺激和反应之间的联系，而使人感受不到疼痛。

1. 音乐疗法　音乐除了能转移注意力外，还能起到移情的作用，现已经被应用到多种疼痛干预之中。音乐疗法的一个特点是：音乐是通过人耳进入人体的一种刺激。人耳是不能自动关闭的，所以音乐疗法可以在任何时候应用于任何人。音乐治病的实施方法一共有两种：被动式和主动式。被动式是使患者通过欣赏、感受音乐，在情绪、情感上发生变化，从而达到在生理、心理上进行自我调节的目的。主动式是让患者参与演唱或演奏活动，包括学习某种乐器的简易演奏法，也可同时结合体操或舞蹈动作及配合治疗人员对患者的交流而达到治疗目的。

2．幽默疗法　利用引起患者发笑的事情达到生理和心理的放松，如讲笑话，让患者看幽默杂志、电视、相声或小品等。

3．刺激健康皮肤　刺激痛区对侧的健康皮肤，以分散患者对疼痛部位的注意力。

4．其他转移注意力的方法　可以通过阅读、聊天、听故事、数数、深呼吸等方式转移患儿的注意力，也可通过陪患儿看动画片来分散患儿的视觉注意力。玩小游戏则既分散了患儿的视觉注意力、听觉注意力，又分散了患儿的行为注意力，能很有效地减轻患儿的疼痛感受程度。

（三）心理行为疗法

1．心理暗示疗法　暗示疗法是通过给患儿积极暗示来消除或减轻疾病症状的一种治疗方法。心理上的暗示会使患儿情绪稳定、乐观，从而减少不良反应的发生。护士在护理过程中从容不迫，态度和蔼认真，表情自然，以微笑面对患儿，使患儿及家长对护士产生一种崇拜感和信任感。另外，还可以利用患儿的好奇心理和患儿多接触，多夸奖患儿，让患儿不拒绝治疗。

2．认知行为疗法　认知行为疗法（CBT）在慢性疼痛的认知及信念的控制调解中起着非常重要的作用。它强调重塑患者对待疼痛的态度，使患者清楚认识到紧张焦虑与疼痛强度之间有着密切的关系；通过减轻疼痛发生时的过度紧张和焦虑，从而减轻疼痛体验，改善患者的疼痛信念。其中，认知重建是CBT 的重要环节，能够把疼痛由一种单纯的生理感觉转变为由认知、情绪和社会环境等影响的问题，使患者相信即使疼痛持续存在也能提高其生存质量。

3．松弛和意念干预　松弛指应用某种身体活动，如节律性呼吸或有规律地使肌肉紧张和松弛，以达到减轻或减少环境刺激、肌肉紧张、情绪紧张和疼痛感觉的目的。意念是指运用有目的的思想活动，设想能达到某种治疗目的，借此减轻疼痛。有研究显示，通过深呼吸，可使疼痛患者放松全身，提高痛阈，降低或消除痛苦体验。

4．袋鼠式护理　袋鼠式护理是指以类似袋鼠等有袋动物照顾婴幼儿的方式，即由皮肤接触的方式将患儿直立式地贴在胸口，提供其所需的温度和安全感，以减轻患儿焦虑。过程中触摸并加以温柔的低声呼唤，在拥抱时进行眼神交流，给予心理安抚。

5．阅读疗法 阅读疗法主要是运用心理学的原理，根据患儿的爱好选择读物，通过阅读图书，让患儿与作品的情节产生共鸣，以书中人物的榜样形象来激励患儿，培养患儿的意志力量，帮助其建立和巩固战胜疾病的信心，从而提高患儿应对疼痛的能力，使患儿能舒适地度过疼痛期。

6．情感和社会支持 对于有一定认知和行为能力的大龄患儿，注重沟通和交流，因势利导，调动患儿积极的心理因素，帮助患儿分析疼痛的反复性，解释与疼痛有关的问题，从而减轻患儿的心理压力。另外，鼓励患儿参加社会活动，争取亲属、朋友的支持，使患儿受到正性的影响，以克服紧张焦虑情绪。帮助其树立战胜疾病的信心和勇气，用积极的心态勇敢面对疼痛。

7．家长协助心理行为干预 家长的认知水平与情绪变化、心理及行为状态对患儿的心理活动有着直接的影响，家长的行为倾向可以改变患儿的行为倾向。患儿发生疼痛时，陪护家长将会毫无疑问地受到患儿的影响，而表现出焦虑不安的情绪，这种情绪又反过来影响患儿，两者互为因果、相互影响，致使患儿疼痛加重。因此，护士要注重对陪护家长的疼痛知识宣教，并进行适当安抚，通过对家长的心理行为干预，从而间接影响患儿的心理行为，使其稳定情绪，积极应对疼痛。

（四）其他缓解疼痛的方法

1．提供舒适的环境 护理学理论认为舒适是没有病痛折磨、心情愉悦、精神放松的良好体验，任何破坏这种状态的原因都可以造成不舒适，而不舒适的最高程度就是疼痛。因此，为患儿提供舒适的住院环境是必要的。保持病区安静、宽敞、明亮，病室布置卡通化、清洁、整齐的床单位和舒适的卧位能够减轻患儿的不适感。同时，患儿病房内多使用暖色，以利于增强患儿对病房的亲近感，对患儿正确面对疾病及疼痛有着积极的影响。

2．非营养性吸吮　通过非营养性吸吮可刺激口腔内的触觉感受器以提高疼痛阈值，促进 5- 羟色胺释放而产生镇痛效果，同时吸吮动作也能起到一定的安抚作用，分散注意力。此法适用于 1 岁以内的婴儿，过程中注意保持安慰奶嘴的清洁，每次吸吮时间 15 分钟左右。

3．饮食疗法　有研究报道，口服糖水及富含脂肪的饮食能减轻婴儿疼痛的强度，吃冰激凌、喝饮料也是有效的方法。母乳、蔗糖和葡萄糖作为味觉刺激物，能推迟患儿疼痛面容和啼哭出现的时间，缩短疼痛和啼哭的持续时间，保持血氧饱和度和心率平稳。

4．安慰剂　安慰剂指在医疗方面用来描述使患者感到舒适的无害处理。安慰剂一般由葡萄糖、淀粉、维生素等组成，一些学者认为安慰剂还包括患者的医疗环境，如语言、手势、手术操作等。安慰剂效应是通过患者心理作用而产生效果的，因此，其效果既有积极的一面，也有消极的一面，如出现恶心、头晕等类似药物的副作用。在将安慰剂应用于疼痛管理过程中时，护士仍然要注意观察患儿的用药反应，防止消极效应的发生。

第一节　关爱情怀

一、关爱与照顾是护理之根本

护理自有人类产生以来就出现了，它是人们谋求生存的本能和需要。远古人类在火的应用中，逐步认识到烧热的石块不仅可以给局部供热，还可以消除疼痛。随后，人类创造了"砭石"和"石针"，将其作为解除病痛的工具。在母系氏族里，男子负责狩猎，而妇女们负责管理氏族内部事务，照顾老、幼、病、残者，家庭的雏形由此产生。护理往往象征着母爱及妻子对丈夫的关爱。初始的家庭或自我护理意识成为抚育生命成长的摇篮，它伴随着人类的存在和人类对自然的认识而发展。

19 世纪之前，世界各国都没有护理专业。"医学之父"希波克拉底（Hippocrates）教患者漱洗口腔，指导精神病患者欣赏音乐，调节心脏病、肾脏病患者的饮食；我国传统医学专著中虽然并无"护理"一词，但中医治病的一个重要原则是"三分治，七分养"，即改善患者的休养环境和心态，加强营养调理，注重动、静结合的体质锻炼等；唐代杰出医药学家孙思邈创造的葱叶去尖插入尿道，引出尿液的导尿术；明、清时代为防治瘟病而采用的燃烧艾叶、喷洒雄黄酒消毒空气和环境，用蒸汽消毒法处理传染病患者的衣物等护理技术。从现代观点看，这些行为都属于有益于患者康复的护理。由于科学技术的局限性，此时的护理主要以怜悯、施恩的人道主义精神照顾患者，处于家庭护理、经验护理阶段，医护仍为一体。

南丁格尔在克里米亚战争中救护伤员的卓越成就和牺牲精

神，使她成为近代护理学的奠基人，为护理成为一种科学、一门专业，作出了重大贡献。自此，护理专业、南丁格尔奖以及国际护士节陆续诞生，一批批为护理事业奋斗不息的人成为全世界护士的楷模。

随着现代医学的飞跃发展和人类健康内涵的拓展，护理服务的范畴也随之扩大，当代护理理念和模式都要求护理人员秉持以人为本的理念，从关爱出发，让关爱行为渗透到每个护理行为中去。关爱之心、奉献精神和照顾行为一直是护理专业的核心、护理文化的根本，这一点一直是护士的工作重点，从南丁格尔创建"护理"这个行业之初，历经上百年的风风雨雨，始终没有改变。护理理论学者 Watson 曾提出："关爱行为是护理要素，是护理专业人员必须具备的最具有价值的品质。"美国护理学会也提出"现代护理实践的四个基本特征之一是'建立和促进健康和治愈所需要的、体现关爱的关系'"。关爱护理是整体化护理的核心，关爱是护理的核心概念与中心任务，是人类生存、健康和提高患者适应能力及促进康复的重要因素。患者在整体护理中感受到的关爱越深，对护理的满意度就越高。关爱护理的内涵首先强调对人的敬重、对生命的敬重，随着时间的流逝、空间的动态观而为他人服务。要求护理人员不仅要用肉眼去看患者的表象要求，更要用心去透视患者内心深处的渴望，做到与患者同在、与我们的小患儿同在，想患者所想，急患者所急。

二、关爱的独特表达方式

护理理论家 Roach 提出，护理关爱有独特的表达方式和内涵，它是由同情（compassion）、能力（competence）、信心（confidence）、良心（conscience）及义务（commitment）几方面组成，即 5C 理论；同时 Roach 也强调了护理关爱是知识的积累、能力的培养及经验的积累。护理学家 Brown 认为护理关爱包含了任务和情感两方面的维度：任务方面包括观察病情，在患者需要时给予帮助，提供信息，展示专业知识，提供个体化的帮助等；情感方面则强调护士个人和职业方面的素质。

美国纽约东北部的撒拉纳克湖畔镌刻着西方一位医生特鲁多的铭言:"有时,去治愈;常常,去帮助;总是,去安慰。"这段铭言越过时空,久久地流传在人间,至今仍熠熠闪光。由于"去治愈"需要丰富的科学知识和实践积累。"治愈"是"有时"的,不是无限的,医学不能治愈一切疾病,不能治愈每一位患者。在技术之外,医护人员常常要用温情去帮助患者。医学和护理技术本身,都是对身处困境的人的帮助。通过医护人员的帮助,人们才能够找回健康、保持健康、传承健康。而安慰,是一种人性的传递,是情感的表达;同时,也是医护人员的一种责任,它饱含了人文精神,告诉人们,医护人员的职责不仅仅是治疗、护理,更多的是帮助、安慰。

因此本书在前七篇侧重点为护理人员的专业技术,而本篇则着重阐述护理人员的"个人和职业方面的素质",更关注每一个小儿骨科的医护人员尤其是他们所拥有的关爱理念、大爱情怀。

三、关爱释放正能量

一个眼神,一缕微笑,一句问候……关爱,在肃静的病房里默默流淌,像一湾清泉,渐渐地滋润患儿的心田,使他们身心舒畅,感受春天般的温暖。

南丁格尔说过"护士必须要有同情心和一双愿意工作的手。"本着以人为本的信念,无论什么时候,无论碰到什么困难,我们的护士都与患儿的父母一起守护患儿的生命,关心患儿的冷暖,感受患儿的痛,感受患儿的喜,感受患儿的苦,感受患儿的悲。给患儿打针的时候,我们抱紧患儿,为他们擦拭泪水;给患儿输液的时候,我们轻抚患儿,鼓励他们勇敢;给患儿服药的时候,我们为患儿打气加油,好吃的糖果是我们给患儿准备的礼物;给患儿做牵引的时候,我们安慰患儿,一切操作至轻至柔,这是我们和患儿拉钩钩的约定!

正是我们的大爱,燃起了患儿希望的灯,增强了患儿战胜疾患的信心。抚平了患儿的伤口，得到患儿的牵手，赢得家长的"放手"。护士的大爱行为带给患儿平静，带给患儿舒适，带给患儿信任，带给患儿微笑，带给患儿勇气，带给患儿幸福，这就是我们小儿骨科护士对维护人类尊严和人类健康的承诺，也是我们工作的价值。因为人是最宝贵的，能够照顾人使他康复，是一份神圣的工作。

第二节 《积水潭之歌》

一、积医人的至诚至真

对于护理人员来说，医院是一棵大树，北京积水潭医院是我们全体护理人员的一棵参天大树。她壮大，我们壮大；她威武，我们威武；她枝叶繁茂，我们欣欣向荣。她已经走过将近60年的里程，我们伴随她60年的历程。60年来，她不断实践着苏格拉底的誓言，传承着"精心为人，精艺未倦，精诚刻镂大医"的积医人的胸怀，从而把"最幸福的喜悦，是重获的健全；最迷人的笑脸，是修复的容颜；最感激的画面，是自由若昨天"留给我们的患者，留给他们的至亲至爱，正如我们积水潭医院院歌所唱到的那样："最诚心挂牵，最倾心奉献，谱写最美诗篇。"这首旋律优美、歌词朗朗上口的院歌由我院年轻的医生安岩作词，陈修远作曲，又经过田伟院长的指点，反复锤炼，将我院"精诚、精艺、精心"的院训刻画得既形象又唯美，它对积医人气节的注释到位而又深刻。它记录了我们积医人的春夏秋冬，它歌颂了我们积医人的日日夜夜、点点滴滴，是积水潭院景的真实写照，水天之间，是医生和护士博大的胸怀，是积水潭医院的大爱无华。

二、北京积水潭医院院歌

《积水潭之歌》

星月啊星月，睡莲啊睡莲，水天在一潭之间交接；
秋叶啊秋叶，冬雪啊冬雪，流年在一水之间上演。
最幸福的喜悦，是重获的健全；
最迷人的笑脸，是修复的容颜；
最感激的画面，是自由若昨天；
最诚心挂牵，最倾心奉献，谱写最美诗篇。
俏立寒雪，心怀桃野，梅芳在春归之后高远；
执手相约，共济世业，固执于我青春的志愿；
精心为人，精艺未倦，精诚刻镂大医的注解；
要风华铭记我身为积医人积水成潭的气节。
愿风华铭记我精艺精诚为民的信念。

积水潭原为京杭大运河终点的皇家港口——"积水潭港"，是上交皇粮与商品交换的集散地，也是清朝延续了二百年的"棍贝子府"。1956年，在这个昔日的王府旧址上，诞生了北京积水潭医院——一家王府花园式医院。曾经尊贵神秘的王府，变成了救死扶伤的圣洁殿堂。医院内环境优美，绿树成荫，碧绿的湖水，幽静的假山，洋溢着皇家园林的神秘气息。装饰典雅朴素的病房，为患者提供优质的医疗护理服务和舒适安静的休养环境。分分秒秒，日日夜夜，星月流转，一年四季，半个多世纪过去了，坐拥一泓碧水的积水潭，已发展成为以骨科和烧伤科为重点学科，内、外、妇、眼、耳鼻喉、皮肤性病、中医内科、中医正骨、针灸、理疗康复科等并驾齐驱的三级甲等大型综合性医院。

一直以来，北京积水潭医院的院级领导们坚持用科学的管理理念来建设医院，逐步形成了"发展战略是关键、学科建设是根本、科教兴院是基础、基础建设是保障"的管理思路，医院得到了飞速发展，其中脊柱外科、创伤骨科、矫形骨科、手外科、小儿骨科、骨肿瘤科、运动医学科和烧伤科的医疗技术达到国内及世界领先水平。

不拒细流，积水成渊，坚持"精诚、精艺、精心"的院训，践行"以人为本，增强品牌优势"，努力实现"国际知名、国内著名、区域优势"的战略目标。而每一次飞跃都是积医人爱的奉献；每一次的努力，都是积医人爱的牵手。大爱背后是我们的一心向上。大爱换来了区域优势，大爱换来了国内著名，大爱换来了国际知名，大爱换来了患者的生命，大爱换来了患者的健康与幸福，大爱换来了患者对我们的认可、信任。大爱燃起患者对生命的渴望！

这就是积淀厚重的"积医"文化，这就是朴实无华的"积医"人！

三、关爱之传承

从北京积水潭医院小儿骨科创建之初，创始人孟继懋老先生就为我们树立了很好的榜样，刻苦钻研，兢兢业业，踏踏实实，一心为患者着想，乐于奉献。50年前，在抢救"草原英雄小姐妹龙梅和玉荣"的过程中，小儿骨科的医生护士们一起谱写了一曲大爱篇章。他们不分昼夜，没有休息日，一心只为救治"龙梅和玉荣"。他们从家里拿来吃的，拿来用的，把龙梅和玉荣当做自己的孩子、自己的姐妹，他们的故事流传至今，他们的照片被我们存留，他们的故事始终激励着一代又一代人。

1976年唐山大地震，多少患儿来到我们小儿骨科救治，他们有的失去了父母，有的失去了兄弟姐妹；有的失去了腿，有的失去了手，但他们在小儿骨科得到了爱，重获了笑容。

2003年在非典期间，小儿骨科的医生和护士纷纷踊跃报名支援前线，不顾病毒的来势汹汹，不顾家人的反对，毅然决然走上前线，与非典斗争，与死神斗争，救死扶伤。

大爱一直传承至今。

众所周知：儿科不好干。患儿病情复杂，变化快；家长多，情绪大；挣钱少，杂活儿多，责任重，不落好。也因此，铁打的营盘流水的兵，辞职的医生、护士不在少数，但凡能留下来的，必定是非常爱孩子的；但凡能留下来的，必定是用真诚的热情服务患儿的；但凡能留下来的，必定是用心来热爱小儿骨科的。每天早晨还没到上班时间，主管医生都会主动提前进入病房，他们仔细询问患儿的病情，细致查看影像学资料；认真听取护士对患儿病情变化的汇报，将前一日手术的患儿、特殊的患儿、当日手术的患儿等重要内容一一交班，流程规范，内容详细；晨会后例行床旁查房是最精彩的部分，主任们和他们的医疗团队，包括医生、护士和进修学习人员，为每个患儿做检查，内容包括：询问患儿基本情况，专科查体，病情讲解，回答患儿及家长提出的问题等，主任们从理论到实践一一讲解，医生们认真听讲、埋头记录……接下来是去手术室为患儿做手术，一台手术下来，往往是几个小时甚至十几个小时，经常不能准时吃饭。就这样，从清晨到深夜，医生办公室、护士站的灯长明，小儿骨科的医护人员日夜兼程！

四、关爱成就优秀

如果世界是一间小屋，那关爱就是小屋中的一扇窗；如果世界是一艘船，那关爱就是茫茫大海上的一盏明灯。被人关爱是一种美好的享受，关爱他人是一种高尚美好的品德。懂得关爱的人，心是柔软的；懂得关爱的人，对生命敬畏，对生活负责！正是因为懂得关爱他人，关爱那些备受痛苦折磨的患儿，我们的医生和护士们尽可能地帮助患儿及他们的家人，增强他们面对困难、克服困难的勇气，同时不断地加强自身的业务学习，有了专业知识和技术的支撑，以及患儿和家长的认同和鼓舞，我们才能以过硬的专业技术，减轻患儿的身心痛苦，使他们重现笑颜。

不仅如此，医生们也各有特长，有人写的一手好字，有人作图绘画特棒，还有人是羽毛球高手……可谓一科之内，能文能武之人俱在。正是因为受到医生们长年优秀素质的熏陶，我们在护理上也一直延续着小儿骨科的优良传统，每日例行护理查房，每周专科理论知识学习。此外，责任护士也会与主管医生一同查房，了解每一位患儿的治疗进程，及时向医生反映患儿情况。除了精湛的专业护理之外，护士们把每个患儿都当做自己的孩子去关爱照顾，每天扮演着妈妈和阿姨的角色，陪着孩子们游戏，倾听他们诉说，像爱自己的孩子一样爱护病区的每一个患儿，更像爱家一样爱着小儿骨科。为了让患儿家属更加了解小儿骨科的疾病，我们还利用自己的时间设立了护理宣传栏。宣传栏上，配图生动、解释清晰，让家长们都能详细了解如何照顾自己的宝贝。我们就是这样努力以优质的服务呵护患儿，以精心的护理守护患儿的健康。这就是我们——小儿骨科的医护精英！

北京积水潭医院的大爱情怀，让我们逐渐懂得了关爱的涵义，而关爱将我们自身塑造得更加坚强、更加优秀，胸怀更宽阔，性格更加开朗。是"精艺、精诚、精心"的大爱让我们播下关爱的种子，并用心浇灌，无悔付出，默默奉献，让爱的种子深深扎根于温情的土壤中，待到它萌出新芽，满树繁花，芬芳落尽，绿意依然！只因关爱，我们不思回报；只因关爱，我们不断磨砺，只因关爱，我们救治生命，为患儿撑起一片蓝天。

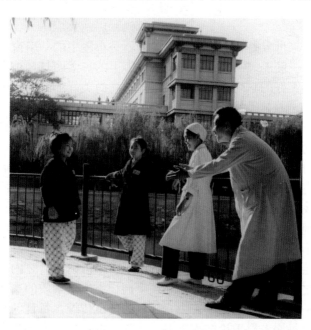

北京积水潭医院小儿骨科创始人孟继懋主任为草原英雄小姐妹龙梅和玉荣做康复训练

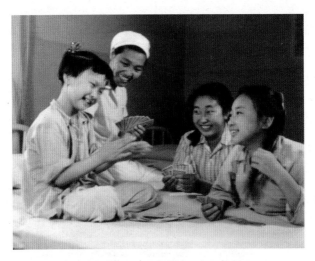

北京积水潭医院小儿骨科第一任护士长郑允宜与患儿一起做游戏

大江东去浪淘尽千古风
流人物故垒西边人道是
三国周郎赤壁乱石穿空
惊涛拍岸卷起千堆雪江
山如画一时多少豪杰遥
想公瑾当年小乔初嫁了
雄姿英发羽扇纶巾谈笑
间樯橹灰飞烟灭故国神
游多情应笑我早生华发
人生如梦一樽还酹江月

医生的书法

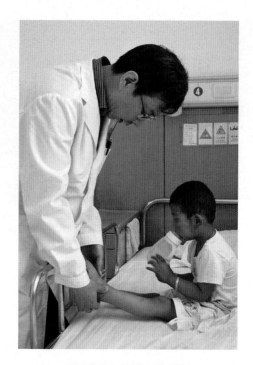

医生仔细为患儿查体

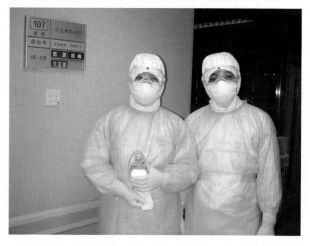

奋战在非典一线的同志

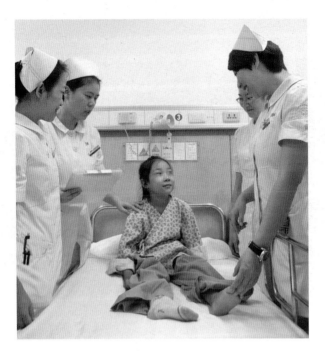

每日护理查房

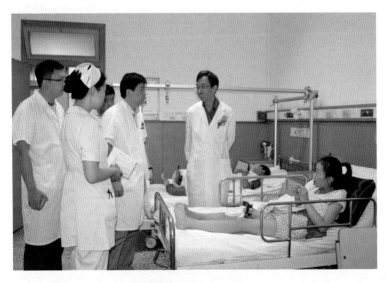

医生与责任护士查房

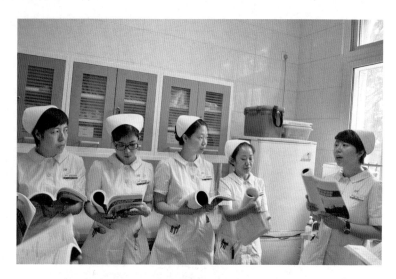

护理理论学习

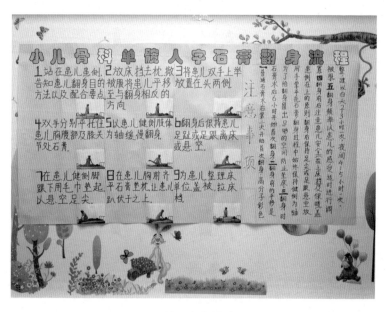

护理宣传栏

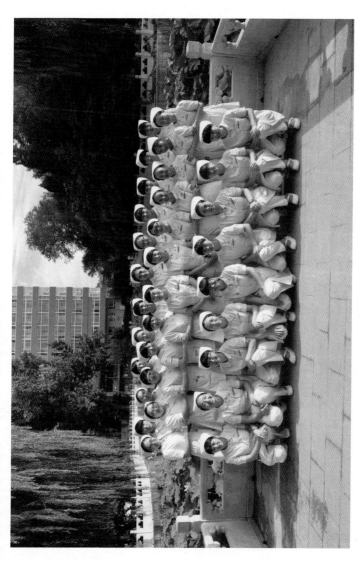

北京积水潭医院小儿骨科护士合影

第三节　南丁格尔的灯永远照耀我们

一、南丁格尔的灯

北京积水潭医院现任院长田伟教授，在2014年"五·一二"护士节前夕，充满热情地为护士们创作了一首散文诗，献给护士，这不仅仅是一首诗，而是一位院长对护士的关爱，是医生对护士的关爱，是医生对护士的肯定，是医生对护士的信任。这首诗题为"南丁格尔举起的灯"，以讲述故事的口吻将护理事业的起源向人们娓娓道来，并指出了护理的核心内涵，即关怀和照顾。护理道路漫长且崎岖，但我们牢记着在南丁格尔像前的宣誓："终身纯洁，忠贞职守，尽力提高护理之标准；勿为有损之事，勿取服或故用有害之药；慎守患者家务及秘密，竭诚协助医生之诊治，勿谋患者之福利。"我们始终坚守这份职业，坚守这份荣耀，用爱心、执着、精益求精的技术和优质的服务为更多患者的健康保驾护航。而护理人员在给患者提供专业、规范的护理同时，更注重护理的初衷——关怀和照护。这也是北京积水潭医院一贯秉承的护理理念：以优雅服务、优质护理为主题，将照顾、关怀贯穿于护理服务的始终，为患者提供优质、全面、高效、全程的护理。

请读者与我们共同欣赏田伟教授的这首诗：

南丁格尔举起的灯
—— 献给敬爱的护士

100多年前，
欧洲有过一场惨烈的战争。

昏暗的教堂里，
躺满了，
绝望等死的伤兵。

没有有效的治疗，

只有抬进的，
哀号者。
抬出的，
已经冰冷。

一个年轻战士，
浑身血染，
恐惧悲鸣。

不想死啊！
我的上帝，千万别带我走！
20岁，
我既没体验荣耀，
也没有过爱情。

但是，
上帝没有回答，
只有时间的流逝，
抬进抬出的脚步，
渐渐消失的呻吟，
伴随着，
年轻战士的，
意识的朦胧。

恍惚之间，
面前亮起了一盏，
橘黄色的灯。

一对洁白的翅膀，
伴随着，
暖暖的光影。

天使，

是你来接我走吗？
也许该再见了？
我不想走！
不过，
就带走我吧，
20 岁的生命，
也许会有好的，
来世再生。

怎么想到死？
你是如此健壮威猛。

随着悦耳的女声，
面前浮现出，
一张秀丽的脸庞，
带着善良甜美的笑容。

原来是一位年轻修女，
戴着展翅如飞的洁白帽筒。

她给同样年轻的他，
清洗换药，
喂饭喂水，
鼓励他和死亡斗争。

伴随她的笑容，
出现了，
他的笑容。

死亡的幽灵，
渐渐地，
逃离了年轻战士。
历史见证了，

奇迹的发生。

多少年过去，
年轻的战士不再年轻，
当所有人生记忆都远去的时候，
永远都忘不了的，
是那盏橘黄色的油灯。
他甚至不知道女孩子的名字，
南丁格尔，
却记得，
灯光中天使般的笑容。

他更不知道，
从那一天，
一个新的职业——护士，
神圣诞生。

关怀和照料，
是治病最重要的法宝，
至情至圣。

今天，
每当我们忙碌着，
从血管里抽取信息，
往血管里注入着药物，
数也数不清。

我们是否还记得，
关怀和照顾，
是护理最重要的法宝，
至情至圣。

对于患者最重要的，

是给他生的希望，
给他关心鼓励，
还有，
像花开了一样，
绚丽的，
关爱的，
暖暖的笑容。

护士节又到了，
感谢护士们的辛苦奉献，
感谢你们为患者献出了，
花样年华。
感谢这个职业，
伟大而光荣。

也希望大家回眸深思，
那第一盏亮起的，
是天使的圣洁。
是最宝贵的关切。
是包治百病的良药，
是引领生命的，
橘黄色的油灯。

哦不，
是心里的灯，
圣洁光明。

二、举起南丁格尔的灯

关爱是人类最自然的感情，是所有的人彼此联系以及与他们的世界联系的方式。这种自然感情起源于母亲对孩子的关怀照顾。关爱是人类一种天性的具体表现，它存在于日常生活中。从人类文明诞生开始，人们为了生存的延续和更美好的生活，在关爱自我的同时，也在关爱着非自我现象的存在和变化。这种对自我、非我以及两者关系的关爱作为一种心理活动，是与生俱来的天赋本性和自然情感。

关爱更是南丁格尔精神的实质所在，南丁格尔的精神之所以可以代代相传，也是因为关爱，因此，我们要继续高举南丁格尔的灯，把关爱给患儿，不仅包括技术，还有更重要的那就是服务态度和人文关怀。要尽可能多地给予患儿精神上的呵护、心理上的宽慰、行为方式上的指导；尊重和同情患儿，寻求与患儿情感上的共鸣；适时满足患儿对舒适与安全的需求，给予患儿心理的慰籍与支持；满足患儿的现实需求和潜在需求，并对患儿进行各种人性化的关怀护理，使患儿时刻感受到被尊重、理解、关心和支持。

患儿生病住院，身体脆弱，心理情感也很脆弱。我们要给予患儿一个安全、舒适的治疗性环境。舒适不仅仅是温度、湿度、光线、噪声的适量控制与清洁的维持，更是营造一个让患儿感受到被重视的人文环境。

在每一个护理环节中，始终对患儿融入关爱、尊重的服务理念，通过巡视和以家人般的周到关爱，给患儿一种依赖感和安全感。在与患儿的沟通中，唤起患儿向往健康、善待生命、接受护理和得到友爱的情感。

关爱就是人文精神在护理工作中的体现，尊重每一位患儿，善待每一个生命，是关爱的首要因素。在现实社会生活中，人与人之间的疏远、人与自然的隔阂都一步步地加深了人的孤独感和压抑感，人患病后更需要有情感的疏导和宣泄。患儿来到我们的病房，都会有一种迷失的感觉，但我们的热情迎送、我们专业的介绍、我们温暖的语言，给了患儿一种家庭般的温馨。我们一个肯定的眼神、一句鼓励的话语，都会给患儿带来莫大的支持，尤其对于身患重病、心理脆弱的患儿更是雪中送炭。患儿需要的是这样的护士：有信心、有能力，而且态度乐观。而我们就是这样一群人：患儿需要的是尊重，我们就给他尊重；患儿需要沟通，我们就友好地与他进行沟通和交流。关爱是一种人性，是一种情感，是一种伦理章程，是人与人之间的一种关系，是一种护理介入。关爱是对人的生存状态的关注，对人的尊严与符合人性的生活条件的肯定和对人类的解放与自由的追求。人文关怀就是关注人、关心人、重视人的个性、满足人的需求和尊重人的权利。我们就是把关爱进行到底的实践者。

南丁格尔说过"护理是精细的艺术中之最精细者。"护理不仅是高技术含量的知识密集型工作，更是一项最具人性、最富人情的工作。它是科技性和人文性完美结合和统一的专业，不仅是一门科学，更是一门艺术。"艺术"更多被阐释为对多元的亦是多彩的人性的关注和照护。护理中的仪表美、操作美、语言美、行为美、流程精，充分显示我们的护士职业美，我们就是一群这样美丽的天使。

护理是一门极具人文精神的学科，关注的是在病痛中挣扎的、最需要关爱和帮助的人。我国首位南丁格尔奖获得者王琇瑛说"患者无医，将陷入无望；患者无护，将陷于无助。"护理工作从一开始便注定了是进行关怀、照护和帮助的职业，而关爱正是护理的核心。没有关爱，就没有护理。护理因为融入了人文关怀，其内涵才丰富和深刻，而护理工作因融入了关爱才显得伟大和高尚，并被人们所称颂。试着去关爱了解每一位患者，虽然这样导致护理工作更加复杂，工作量也更大，我们可能会更累，但是患者满意了，不再抱怨了，我们会得到更多的理解、赞扬和尊重。

关爱在护理工作中集中体现在人性化服务上，更多地给予患者精神上的支持和鼓励、心灵上的慰藉、情感上的呵护，用爱心、贴心、耐心、责任心与患者建立亲情关系。在与患者饱含爱心的沟通中，唤起患者追求健康、珍惜生命的美好愿望，达到呵护生命、减轻痛苦、促进康复的护理目标。关爱塑造了护理工作的灵魂，绚烂了白衣天使的圣洁与美好。

南丁格尔曾说"护士其实是没有翅膀的天使，是真善美的化身。"南丁格尔照顾患者是无微不至的，《护理笔谈》中有一个护士陪她查房后说到："这是一条走不完的路，这是难以忘怀的。在我们慢慢走时，一片静悄悄；这些深深痛苦的人们没有呻吟，没有喊叫。到处是忽隐忽现的灯光，南丁格尔小姐手提着油灯，当她俯身查看患者时，就放下油灯。我必须承认，我羡慕她对待患者的态度是那么温柔，那么亲切。"士兵们亲切称她为"提灯女神"。现代护理学的奠基人南丁格尔，将她的一生都奉献给了护理事业。她所融入的关爱精神，昭示着所有的护理工作者崇尚科学、崇尚务实、崇尚奉献，激励着护理工作者以无私的精神辛勤工作、终身不悔。我们会提着南丁格尔的灯，让它永远照耀我们前进的道路，不左不右，勇往直前！

第四节　和孩子们的那些事

可爱的小儿骨科护士们
——北京积水潭医院护理部副主任　董秀丽

有一种关怀是无私的，有一种爱是伟大的，有一种奉献是平凡的。踏上护理这条漫漫长路之时，我还是一名懵懵懂懂的少女。转眼间，几十年过去了，孩子们的哭哭啼啼和欢声笑语，一本本厚厚的病历，护士站里深夜依旧长明的灯，伴随我度过了在小儿骨科的无数个日日夜夜，也帮助我蜕变成为一名成熟而坚强的护理工作者。为此我要感谢那些曾经培养

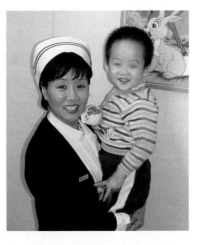

北京积水潭医院护理部董秀丽副主任与患儿合影

和帮助过我的小儿骨科领导和医生，感谢那些曾经陪伴我，与我共同奋斗在临床护理一线的小儿骨科的护士姐妹们。因为你们的博大，才有我的胸怀；因为你们的高尚，才有我的品行；因为你们的纯净，才有我的心灵！每当忆起那些与你们相处的点点滴滴，我的心就会变得柔软……

记得那时我还是小儿骨科的科护士长、护理部大力倡导

"优质护理、优雅服务"后，我们科转变了护理模式，每个病房都有固定的责任护士，几乎所有的家长和大龄患儿都能叫出自己责任护士的名字，患者满意度也大大提高。我知道，这都是我们的护士们辛勤劳动换来的成果。

　　每日晨查房前的"请家长"是我们小儿骨科一大难题。一天，当我走到1号病房巡视时，看到一名男家长正怒气冲冲地指着护士侯燕，大声说道："你什么态度啊！你就知道让我们走，我的孩子在这儿，我怎么走！你凭什么不让我们陪？"而小侯虽然眼泪在眼睛里打转，仍然勇敢地站在那里面对他："这都是为了让孩子有个良好的治疗环境，请您配合我们的工作，谢谢！"于是我忙走过去，让小侯继续在病房工作，然后把家长拉到一边说："您好！我是病房护士长，有什么事您可以跟我反映。"原来是由于他的孩子昨晚摔断了腿急诊入院，担心孩子没人照顾，一时着急，就对小侯嚷起来。我初步了解情况后，安抚了家长情绪，请他离开了病房。交班之后，我主动找到他，请他进病房，和他一起站在1号病房门外，一边看着孩子，一边看看我们护士的工作。不一会儿，家长的态度和情绪有了很大改变，后来他感慨地对我说："我一直以为护士就是打打针、发发药，今天近距离看到你们护士工作，才知道你们这么忙！侯护士这一上午进进出出病房十几趟，除了给孩子们输液，又是翻身，又是锻炼，还管喂水接尿、讲故事玩游戏……病房那么多孩子，就她一人，也能把孩子们管得服服帖帖，我家就一个孩子我都弄不了，她真的很棒！"听到家长发自内心地赞扬我的护士，作为护士长，我的心里无比骄傲！我把小侯和家长叫到一块儿，就病房管理和宣教不到位跟家长真诚地道了歉，而家长此时也有些后悔之前过激的言行，一直表扬侯护士的工作认真仔细，并再三表示以后一定配合护士工作。就这样，一场看似猛烈的风波被我们护士的优雅言行、优质服务化解开了。

　　这样的事在小儿骨科时有发生，而我总会在解决和处理事件的时候，让患儿和家长看到、感受到我们护士默默的付出，同时我也欣慰于我有一支如此优秀的队伍，有一群这样无私奉献的同事！她们能够在琐碎而又繁杂、辛苦的工作中正视平凡，她们能用柔弱的肩膀挑起一份女儿、母亲、妻子的重担，她们在面对需要救助的患儿时，总会挺身而出，不求回报！

我可爱的小儿骨科护士们，正是用她们清泉一般恬静而悠远、广博无私的爱，轻轻地抚平患儿们身体的创伤，静静地滋润着他们痛苦彷徨的心灵。正是因为有了她们做我坚强的后盾，我才得以更加坚定不移，在护理事业这条布满鲜花和荆棘的道路上勇敢前行！相信经过我们这样一代代优秀护理人的辛勤耕作，护理事业定会结出芬芳醉人的累累硕果！

守护生命
——北京积水潭医院小儿骨科科护士长　李燕华

从彼时对白色制服的怦然心动，到此时与护理事业的相濡以沫，对我来说，它早已不再仅仅是一份工作，而是我的生命与生活。小儿骨科，这个已陪伴我走过 28 年的大家庭，让我从一个懵懂少女成长为肩负重任的护士长。一路走来，虽有艰辛和泪水，也不乏委屈和无奈，但更多的是收获与满足。那些用爱书写的故事，个个弥足珍贵，值得我用一生去回味。

记得几年前，科里收治了一名严重车祸伤的女孩，大腿多处骨折合并皮肤剥脱伤。女孩刚刚以优异的成绩考进省重点高中，父母为此特意带她到北京参观北大、清华等知名学府，谁知却遭遇了这突如其来的变故。但女孩表现得非常坚强，还经常安慰因为担心她病情而偷偷流泪的父母。我被女孩的坚强所感动，每天都要到床边陪她聊天，给她鼓励和生活上的照顾，看着她精神状态一天天好转，我感到无比欣慰。由于创伤严重，女孩每一次伤口换药都异常痛苦，看到她脸上痛苦却忍隐的表情，我的心像被揪着一样疼！为了鼓励女孩，每次换药时我都会陪在她身边，抱着她，把她的脑袋埋在我怀里，不让她去看那令她痛苦的画面。即便如此，我仍然能够感觉到她紧紧抓着我手的那份紧张。虽然换药对于她来说依旧是痛苦的经历，但在我的陪伴中，女孩已经不似之前的满头大汗和紧张害怕了，换药偶尔也能在我们的聊天中顺利进行。"李阿姨，有你在，我就没那么害怕了"，女孩的这句话，成为了我工作的动力，因为我希望带给每一个孩子这样的感受，在他们最脆弱、最难捱的时刻，用自己的行动与力量让他们感知这份存在，告诉他们，不要害怕，有我在！

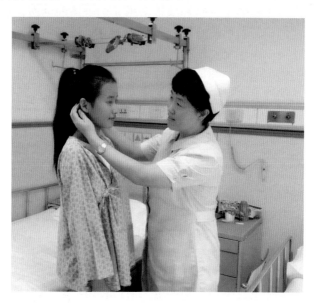

北京积水潭医院小儿骨科李燕华护士长与患儿合影

　　护理工作有着区别于其他职业的特殊性，它与患者的生命息息相关，尤其是儿科的护理难度更高。面对一个个还不能用确切的语言来表达需要的孩子，护士的业务水平和责任心显得更为重要。为了让我们掌握得更多，临床经验更丰富，主任们经常利用自己的空余时间为我们讲解疾病的相关知识，使我们受益匪浅。护士之间更是情如姐妹，工作中互相协助，生活中彼此照顾。这样的和谐，让每天繁重的工作变得快乐和轻松；这样的集体，让人心生羡慕，而我可以充满自豪地说："我是小儿骨科人！"

　　"爱在左，同情在右，走在生命的两旁，随时播种，随时开花，将这一径长途，点缀得花香弥漫。"正如冰心老人的这句话，我们守护在生命的两旁，不离不弃，无怨无悔！

用爱搭建沟通的桥梁
——北京积水潭医院小儿骨科护士长　王楠

作为小儿骨科的护士长，每天我的工作就是面对那些年轻而鲜活的生命，用我的技术和服务，将他们的伤痛抚平，使他们能微笑着迎接新生活。

2014年3月的一天，和平时一样，交班、查房、准备迎接新入院的小患儿。这时来了几个肤色黝黑的藏族老乡，其中一个人手里拿着住院条。于是我按照惯例上前询问："您是不是要住院的患者家长？"家长似乎要说话，张了张嘴，没说出来，但是看得出很着急。于是我又一次询问，怕有些家长听力不好，我刻意把音量稍微提高了些，结果还是得不到回答。我以为是聋哑人，便指了指她手中的住院条，示意她递给我。一看住院条，我大概明白了这些人是要给孩子办住院手续，于是按照流程开始办理。但由于无法沟通，评估和入院宣教无法完成。我一边思考着如何进行评估和宣教，一边把他们领进病房。这时，从身后跑来了一个人，气喘吁吁地说："我们，住院！"一看他的肤色和衣着，我便知道他和这些人是一起的。能沟通！这是我首先想到的。然而过了一会儿，我才知道他只能说一些常用的汉语。于是，我们连说带比划才办完了入院手

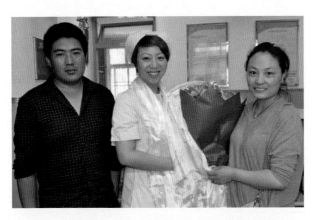

北京积水潭医院小儿骨科王楠护士长与患儿家属合影

313

续。后来得知原来他们是从西藏来北京给孩子看病的一家人，全家只有孩子父亲会说些汉语，其他人只懂藏语。于是，靠着孩子父亲会的为数不多的汉语，加上我 14 年来与来自全国各地患儿家长沟通的经验，我耐心细致地解决了这名西藏小患儿的住院问题。

孩子出院后的某一天，在病房门外，我又看见了孩子的父亲，他看见我很激动，嘴里蹦出不连续的几组词，我听后想了一阵，没明白，试着问了问他出院后可能会遇到的一些问题，似乎都不是。孩子父亲越发着急，我只能一边安抚他的情绪，一边问他家里有没有其他会说汉语的亲人、朋友。他听了猛然一拍脑袋，拿出手机接通电话，说了几句藏语后把手机交到我手上。经过一番周折，我总算明白，原来他是想要复印孩子的病历，不知道地点和流程，于是我把复印病历的相关信息告诉了电话那头。正准备离开，想到孩子父亲在我走之后可能会遇到的困难，我停住了脚步，示意他跟我一起去办理相关手续。就这样，当我把病例复印件交到孩子父亲手上时，他开心地笑了。

第二天，他和孩子妈妈来到病房，这一次手里多了一条哈达和一束鲜花。他径直来到护士站找到我，虔诚地把这条代表西藏人民最高礼节的洁白哈达给我戴上，并一个劲儿地说着"谢谢"。

这一条哈达、一声"谢谢"，简单而又不简单！每一天我似乎重复着相同的工作，但谁又知道每一天会有怎样的故事发生。护理工作就是如此，它的不平凡见于平凡，而平凡中，更显不凡！

在我眼里，每一位小病患都是一个美丽的折翼小天使，渴望着有一天还能再次飞翔，我希望能用我的爱心、关心、耐心、细心和责任心，擦干他们的眼泪，抚平他们的伤口，修复天使之翼，使他们可以重返乐园！

坚持的意义
—— 北京积水潭医院小儿骨科护士 李莉

南丁格尔说过:"护士是没有翅膀的天使。"人们也常常把护士称为"白衣天使。"可当每天都在重复一些琐碎的工作时,有时真觉得自己选错了职业。然而一件小事却让我真正体会到了护理工作的意义和价值。

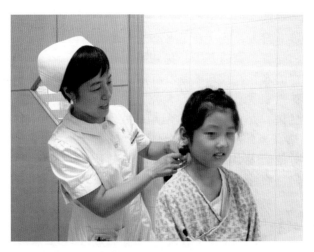

北京积水潭医院小儿骨科李莉护士与患儿合影

那是几年前的一天上午,我正在换药室为肿瘤患儿们进行 PICC 导管维护,"下一个。"门开了,一个八九岁的小男孩坐在轮椅上被推进门来,这是个名叫岩岩的"老"患者,年龄虽然不大,但是已经经历了近十次的化疗并进行了关节置换手术,再有几次化疗后整个疗程就结束了。长时间的相处,我与孩子和家长早已成为了老朋友,一边和孩子聊着家常,一边有条不紊地进行操作。消毒、换贴膜和输液接头,一切进行得很顺利,直到冲管时,我感觉阻力特别大,用注射器抽也抽不动,我的心里"咯噔"一下。堵管了?我立刻仔细检查,发现管子里有血迹,可能是因为血液反流形成血栓堵塞了导管。岩岩和妈妈似乎也发现了异常,神情紧张地望着我,我的心里虽急，但还是故作镇静地说："别着急，阿姨有办法通开它。"于是我一边迅速地在导管末端接上三通，直端连接溶栓药，侧端连接注射器，用注射器回抽使导管内形成负压，开放直端使药物进入导管内……反复几次后，导管依然被堵得死死的，一点变化也没有。这时已是下班时间，同事们正在交班准备去吃午饭了，岩岩妈妈虽然没有说什么，可两眼直勾勾地盯着我每一步操作，而此时岩岩的眼泪也已经在眼圈儿里打转了。反复的抽吸，我的手已经被注射器硌得发疼，此时若是选择拔管，也是符合常规的，但一想到岩岩已经经历了那么多次化疗，再次置管难度非常大，我实在不忍心，于是决定再试一试。几次努力之后，导管总算通开了，我如释重负地松了一口气，汗水打湿了洁白的衣衫，我却丝毫没有察觉，只看到岩岩和他妈妈脸上露出感激和欣慰的笑容。

虽然这只是一件小事，但却让我印象深刻。一名好护士，要始终站在患儿身旁，为他们守护健康，时常温柔地俯下身来，倾听他们内心的声音，为他们拭去泪水，鼓励他们，勇敢面对，昂首前行！

感动一刻，让爱永恒
——北京积水潭医院小儿骨科护士　王瀛波

喜欢孩子，仿佛从来是人类灵魂深处的本性。然而，选择儿科，却是需要一些勇气的。

护理工作繁琐而细碎，眼睛像是放大镜。作为一名小儿骨科的护理工作者，除了需要具备扎实的基本功、敏锐的洞察力、精准的操作技术之外，更需要一颗仁爱的心灵。这是全体医务人员的共识，也是我工作的准则。

记得有一次，病房里收治了一名脑瘫马蹄足的患儿，是被遗弃在福利院门口的 3 岁男孩，既不会说话，也不能下床走路，所有的生活护理都需要依靠福利院的阿姨及护士。也因此，我对他投入了更多的时间和精力，每天给他穿衣喂饭，帮他用温水泡小脚丫，一有空闲，我就抱着他，和他说话，给他念故事书，哄他高兴。时间久了，他虽然不会说话，但一看到我就会微笑，我心里暖暖的。一次在我给他喂饭时，他竟然叫了一声"妈妈"，这一声"妈妈"瞬间让我红了眼眶，心里又感动又酸涩，让我觉得所有的付出都是值得的。

"世上只有妈妈好，有妈的孩子像个宝。"每个孩子都是一名天使，儿童福利院的孩子们虽然不幸遭到父母遗弃，但他们又是幸运的，他们从各位"妈妈"身上感受到天下最温暖的母爱，他们的生命也必将会因为各位"妈妈"的关爱和呵护而变得灿烂和美好。

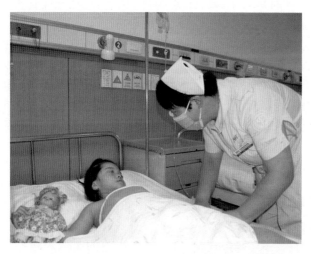

北京积水潭医院小儿骨科王瀛波护士与患儿合影

类似这样的故事，每天都在不断地发生着。为了完成这份平凡却也特殊的工作，我们每个护理人员都付出了汗水和辛劳。常言道，医者父母心。作为医护人员，我时刻牢记着自己的使命。作为儿科人，我始终呵护着手中稚嫩的生命和他们对爱的渴求，对任何患儿都不嫌弃、不抛弃、不放弃。因为我是儿科人，孜孜不倦，无悔付出！

我和小胖儿们有个约定
——北京积水潭医院小儿骨科护士　金薇

在我负责护理的患儿中有这样一群特殊的孩子，他们患有同一种疾病——股骨头缺血坏死。

股骨头缺血性坏死是系列综合征，包括股骨近端和股骨头缺血，主要的临床表现为跛行，患髋疼痛，活动受限。因此，凡是诊断为股骨头缺血性坏死的患儿入院后常规禁止下地，目的是为了减轻患儿的疼痛症状及减慢股骨头缺血性坏死的进程。

这些患儿入院后通常被分在我负责的 103 号病房，我经常会在病房中亲切地叫他们"小胖儿"，因为这些原本活泼好动的孩子在院外长期禁止下地活动，所以体重越来越大。他们在病房里可是一刻都不能闲着，孩童的天真让他们入院后早把医生的嘱托抛在了九霄云外。为了让这些可爱的孩子们能够尽快康复，我便和他们有了一个秘密约定。

每个新入院的患儿在进入病房后，我都会把他（她）叫到身边悄悄地对他（她）说，"如果你想过几天就能和小伙伴一起去爬山，如果你想下次赛跑的时候超过你们班的第一名，那咱们就要有个秘密约定——'禁止下地'，大小便一定要叫护士阿姨，好吗？"每当听完我说这些，天真无邪的孩子们总是会瞪大那双精灵般的眼睛，不时地眨呀眨的，好像在思考，又好像在试探，最后却总能如我所愿伸出小手指"好的，阿姨，我们拉钩。"

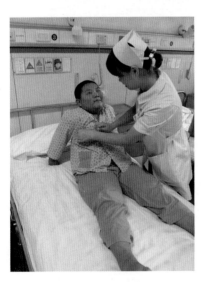

北京积水潭医院小儿骨科金薇护士与患儿合影

于是，每天查完房，做完病房的基础护理和术前准备，我就一直被"钉"在了病房。小胖儿们一会儿"阿姨，我喝水"，一会儿"阿姨，我要上厕所"，还时不时经常有"阿姨，你帮我把这个玩具给4床"，或者"阿姨，6床抢我的iPad，不还给我"……我也会经常提醒孩子们，"小胖儿，坐下，不许站在床上，记得我们的约定哦""今天不做手术的小朋友都喝点水""有没有想上厕所的小朋友"……很多小患者是带着作业住院，每天上午也经常是这些小患者写作业的时间，有时小患者也会问："阿姨，这道题我不会做，您给我讲讲"……

那天，这样的场景都会上演，有时我觉得自己好像不是护士，而是幼儿园老师、小学老师，甚至初中老师。这些孩子寄托在我身上的不仅是病患上的护理，更是精神上的鼓励与生活上的帮助。看着他们一天天的康复，我更是感到责任的重大。我们是小患者的护士阿姨，我们还是小患者的保育员，我们更是小患者的心理咨询师——这就是我们小儿骨科的护士们。

那天，又有一个新患儿入院了，我刚把他叫到身边，没想到，在他身边几个患儿异口同声地说"阿姨跟你有个秘密约定——禁止下地！"

靠近我，温暖你
——北京积水潭医院小儿骨科护士　张妍

"大头儿子，小头爸爸""白龙马，蹄朝西"等等这些少儿歌曲，都是平常孩子所唱出的稚嫩歌曲。但对于我们护士来说，工作过程中，主要关注的不是这些，而是孩子们、家长们对我们的诉求，"阿姨，我疼；阿姨，尿尿；阿姨，我不舒服""护士，孩子吐了；护士，孩子要翻身；护士，孩子尿床了；护士，孩子怎么还疼啊"。然而我们要用一连串的问题才能弄清楚孩子哪里疼。有时要花费30分钟，才能给一个孩子抽血或打针。过程中夹杂着孩子的哭声、叫喊，和家属的抱怨。所以对于儿科护士来说，我们接触的不仅是一个孩子，而是一个或者更多的家庭。这就需要我们：多一些关心，多一句问候，多一句解释，多一些理解。

　　患儿中，有一群不一样的"天使"。他们的命运坎坷，人群中的他们样子那么的特殊，肢体残缺，面色灰暗，头发稀疏。他们得的病俗称"骨癌"。我们病房，主要承担小龄儿童的化疗工作，工作难度大，与患儿沟通难，家长问题多，对护理质量要求高。对于这些，我总是最大限度满足孩子的要求，减轻孩子的痛苦，努力使他们喜欢我，愿意说出心里话。短短的几句话看似简单，可要做到、做好，非常不易。要了解每个患儿长达一年的治疗过程中的重点要点、病情变化、性格特点、爱好，有时，小到他们喜欢玩什么游戏，看什么动画片，不喜欢吃什么；大到对哪种药物敏感，对药物特异性反应，家长忌讳谈及的事情，功能锻炼的进展等事情。不厌其烦地用孩子最容易接受的话语解释他们的问题，努力使他们心情愉悦，坚持配合治疗。细心洞察孩子和家属的心理情绪变化，必要时，给予他们发泄的空间。经过长时间的接触，我渐渐喜欢上了这些孩子。每一次送他们走进手术室前，笑着告诉他们："宝贝别怕，一会就睡着了，等你醒来，就会看见阿姨了。"而在他们返回病房后，看到情绪激动、悲伤痛哭的家长，看到被子下空无的肢体，我的内心只能暗藏悲伤，还是要表面镇定着告诉孩子："宝贝回来了，没事了，睡觉吧。"安慰那一个个哭得情绪失控的妈妈，告诉他们，现在孩子最需要的是她的坚强。

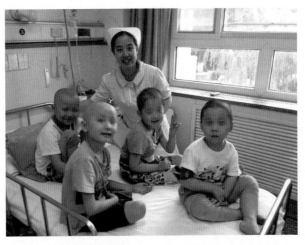

北京积水潭医院小儿骨科张妍护士与患儿合影

有一句话,"爱自己的孩子是人,爱别人的孩子是神。"我觉得,这里的神代表的是一种高尚的精神。人的生命中,精彩和苦难是并存的。既然我选择了和这些苦难的孩子在一起,我就一定要用全部的力量,和我的同事们一起,帮助他们,给他们信心和力量,一路向前!

愿善良的心在天堂里快乐
——北京积水潭医院小儿骨科护士　李娜

2002 年毕业至今,我已经在小儿骨科工作了 12 年。在这平凡的工作岗位上,每天经历着各种各样的事,面对着形形色色的人。曾经的年轻莽撞,逐渐磨练成熟,我已经能以平常之心迎来送往一批批患儿。

然而曾有一个患儿令我深受震撼,终生难忘。孩子的名字叫阿旭,男孩,12 岁,大庆人,当时是因为前臂骨肿瘤收入病房。在最初的住院阶段,我们像往常一样护理着这个孩子,生活护理、发检查单、发口服药。第一次穿刺结果回报,正如朱主任预先判断,是恶性骨肿瘤。所有人都知道这种疾病的预后不好,生存率极低。遵循家长的意愿,我们对孩子隐瞒了病情。接下来是一个连一个的化疗疗程,每次给孩子做治疗时,他都端个脸盆,说不了两句话就是一阵呕吐,一天呕吐十几次是常见的,看着非常令人心疼。

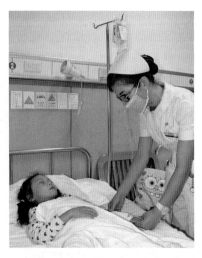

北京积水潭医院小儿骨科李娜护士与患儿合影

真正和孩子建立感情还是在我做他的责任护士的时候。作为孩子的责任护士,各项操作都由我负责,自然与孩子和家长的沟通机会多了很多。无论治疗还是生活上，我会向家长交代得很详细，家长和孩子很信任我，我叫他"阿旭"，他叫我"娜姐"。在近一年的治疗中，我和患儿以及家长建立了很好的护患关系，阿旭会告诉我他表姐、表弟的事情，我会给阿旭讲我的小女儿。我喜欢和孩子们聊天，他们天真无邪，童言无忌，与他们聊天会让我觉得每一天的工作都是那么的开心。做一些有创操作时，我会哄哄他们、逗逗他们，有的孩子们会说，其实扎针没那么可怕，然而在我们的心里，做了多少的努力，无非就是想换来家长与患儿的肯定，只要我们踏踏实实用心做了，换来一句"谢谢""您辛苦了"，是很容易的！

在第 10 次化疗后，阿旭的胸部 CT 结果显示：肿瘤细胞已经扩散。医生向阿旭妈妈交代，孩子最多有 5 年的生存时间。虽然在最初诊断时，大家都清楚恶性肿瘤的结果并不会太好，但面对这么年轻的生命、这么可爱的孩子，所有人都抱着极大的希望去医治，家长也特别积极地配合治疗。阿旭对妈妈说："妈妈，我是不是快要死了？"阿旭妈妈哭着对我说："李娜，我真的没办法承受白发人送黑发人啊！"然而我只能默默看着，抚摸阿旭妈妈的肩膀，然后在阿旭面前开心地笑，让孩子觉得姐姐每天那么开心，他也应该开心。

在阿旭全家放弃治疗前，我给他买了他最喜欢的车模，让孩子一起带回了老家。之后我们会经常发短信。一次，阿旭妈妈给我打电话，说孩子高热不退已经一周多了，孩子想跟我说说话。我通过电话安慰阿旭，鼓励他只有配合治疗，病才能好得快，说这句话时已觉得有些苍白无力，但孩子还是轻声答应了，而电话这头的我忍不住默默地流下了眼泪。

没过多久，我女儿眼睛做手术，阿旭关心地问着妹妹的情况，那时听着阿旭的状态觉得还好，却没有想到，那是我们最后一次通话。忙乱了一个星期，女儿病情稳定了，想起了阿旭，呼叫他，没有回应，再呼叫，还是没回应……直到有一天，阿旭的手机来电，我高兴地接通，却是阿旭妈妈。才知道，阿旭已经走了，两个多月了，最后一次关心完我的女儿后就走了……我心里特别难受，这孩子竟然在自己生命的尽头还关心着其他生病的孩子，这样可爱的孩子怎么能那么早就离开了我们！后悔没在阿旭生命的最后几天去看看他，后悔没有多鼓励鼓励他。愿善良、乐观的阿旭在天堂快乐！

阿旭，这个 12 岁的可爱男孩，深深地改变了我一直以来对护理工作的认识和态度。护理不仅仅是简单的操作，更重要的是关怀！

我的"小确幸"
——北京积水潭医院小儿骨科护士　彭琳琳

我是一名普通的护士，是一名工作在小儿骨科的普通护士。在工作中，我总是以饱满的热情、温暖人心的语言、真挚的眼神、悉心的护理为患儿以及家长排忧解难，送去我温暖的爱心。因此也获得了许多家长及孩子的赞誉。最初踏入护理的行业时我就知道，作为一名护士，要爱岗敬业，关心集体，关心同事，关心患者，更要做医生的好帮手、护士的好姐妹，更加重要的是，我们是孩子以及家长生命的守护神。

时光飞逝，我在护理岗位上已经工作了 11 年，时间不算短，随着时间的推移，在临床一线经历的日日夜夜，已使我对这份工作的认识不似当初，逐渐感受到了"以患者为中心"的内涵，感受到了"救死扶伤"的高贵，感受到了"守护神"的分量！

这是我工作中的一个"小确幸"！在 2010 年的夏天，一个再普通不过的工作日，我接收了一个 12 岁的名叫丽丽的大姑娘，她是一个漂亮爱笑的女孩子，因为右侧髋关节脱位住院，是专程来我们医院做骨盆三联截骨手术的。4 年以前，骨盆三联截骨术的病例相对比较少，当时的护理措施没有现在这么系统规范，我只是知道这个手术创伤大、术后出血多、费用高，护理上只是根据孩子术后出现的问题对症处理。

丽丽住院后，我很少见到她父亲的笑容，每天都是眉头紧锁。通过和丽丽交流，我了解到她家住边远山区，家境拮据，父母离异，她还有一个姐姐和一个弟弟，父亲拉扯带大三个孩子。一时之间，我不知该如何继续交谈，害怕伤害到她，可又忍不住想，我应该怎么去帮助丽丽，帮助这样一个父亲？回家后我跟父母谈起了这一家人和事，妈妈说："替她爸爸搭把手，从最简单的开始帮！"

从那以后，我对丽丽的家庭多了一些关注，术前细心、耐心地嘱咐她父亲注意事项，想到孩子术前需要清洁皮肤，而她父亲又不便带孩子洗澡，于是在手术的前一天，我带着丽丽在病房的浴室为她洗了澡，替她做好一切术前准备，这位沉默寡言的父亲第一次对我露出了笑容，浅浅一笑说了声"谢谢"，我当时感觉真的很开心，甚至想对他说声"谢谢"。

接下来一切顺利，手术很成功，孩子恢复得也很好。我每

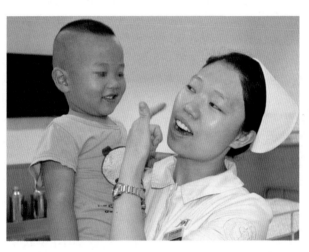

北京积水潭医院小儿骨科彭琳琳护士与患儿合影

天到病房的第一件事就是先去看看丽丽，给她梳头、洗脸、收拾病床，其他的孩子有时说我偏心，我只是回应"我对你们一样好！但是姐姐手术了，你们要一起照顾姐姐哦！"其他的孩子也很懂事，会经常陪着丽丽说话、做游戏。

丽丽出院前的一天，我在上班的路上看到一个熟悉的身影，仔细一看是她的父亲，手里拿着一个袋子，站在住院楼门口。他看见我，立刻走过来，把袋子塞到我手里，说："我们是乡下人，来的时候没带别的，就给孩子带了几个家里种的苹

果，您要不嫌弃就收下吧，这是我和孩子的一点心意！在北京这个大城市遇到了你们这些好心人，是我和孩子的福气。这苹果甜着呢，下回我们来复查再给你们多带些！"一瞬间，满满的幸福向我涌来，虽然手里仍在推脱，可是心里真真实实感受到了这份"甜"，那么甜！

这就是我的"小确幸"——很小，可又是在这一刻确确实实感动我！当我们用辛勤的汗水和努力的工作换来孩子的康复和家长一声朴实的"谢谢"，幸福便溢满胸襟！

一颗平凡的天使心
——北京积水潭医院小儿骨科护士　胡亚楠

"天使"一词在字典里的意思是：神仙的使者，是幸福和温暖的化身。我的职业被誉为"白衣天使"，这是人们对护士形象和内在美的深情赞誉。而我只是万千护理同仁中普通的一员，无数个阳光灿烂的早晨，无数个不眠不休的夜晚，我感受着生命的美妙，一晃就是十年。

我是一名普通的护士，一名小儿骨科护士。记得刚入行时护士长说过，儿科不同于成人科室，你会觉得每天和孩子们在一起会无比快乐，虽然辛苦，但我们付出所得到的满足与幸福感是其他任何职业所不能相比的，孩子们天真无邪的笑脸，会让你忘却所有烦恼。开始我还有些懵懵懂懂，但随着时间推移，我越来越强烈地感受并喜欢这种痛并快乐着的美妙，享受这份职业带来的成就感。很痛，很辛苦，小儿骨科一年四季都很忙，寒暑假尤其忙，累的时候回家不想说一句话，只想瘫在床上睡一个大觉，但第二天上班一看到孩子们天真无邪的笑脸，听着他们喊："阿姨，阿姨，我今天好多了，腿不疼了！"听到家长真诚地和自己说一句："谢谢，感谢您对我家孩子的精心照顾。"一切辛苦都灰飞烟灭。

10年间，发生了很多让我刻骨铭心的事，有一件事让我至今难忘。两年前的一天，我像往常一样在护士站忙碌着，这时候来了一对父母带着两个孩子办住院，我仔细一看，是一对双胞胎兄弟，哥哥（嘉嘉）因为脑瘫、马蹄内翻足要住院，弟弟（昊昊）一切正常。正好他要住我负责的 103 号病房，于是我就给家长做入院宣教，宣教的过程中孩子妈妈一直不怎么说话，问她问题也是爱搭不理的，我心里犯嘀咕：怎么这么没礼貌，以后肯定特麻烦、不好沟通。办好了住院手续，爸爸就带弟弟离开了，留下妈妈和哥哥在医院。我也没多想，继续工作。接下来的两天，妈妈还是这种状态，一直到嘉嘉要手术了，我要给他做术前准备，妈妈问我："护士，嘉嘉这个手术复杂么？我担心一个人照顾不好他。"我说："您别太担心，这是个小手术，没有您想象得复杂，有任何问题您都可以问我，我很乐意给您解答。"这时，嘉嘉妈妈的眼圈好像有点红了，她给我讲述了嘉嘉的故事。嘉嘉和昊昊是一对双胞胎，嘉嘉是哥哥，昊昊是弟弟，昊昊很健康，但嘉嘉出生的时候，大脑严重缺氧，医生说可能活不了了，但嘉嘉却顽强地活了下来。遗憾的是嘉嘉在 10 个月的时候被诊断脑瘫，右脚跟不能着地，于是，嘉嘉开始了漫长的治疗过程。嘉嘉从小穿矫正鞋，一直穿了 9 年，妈妈也担心了 9 年，从那个时候起妈妈就特别照顾哥哥，对哥哥的所有要求都尽量满足，因为她觉得亏欠嘉嘉的，昊昊经常问妈妈，"为什么你总是满足哥哥的要求却从不满足我的？"说到这，嘉嘉妈忍不住哭了，我也忍不住哭了，我也

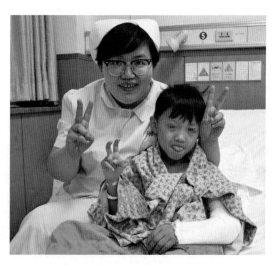

北京积水潭医院小儿骨科胡亚楠护士与患儿合影

是一个当妈妈的人，我深深地知道妈妈对孩子的那份爱是任何感情都比不了的！家里养两个孩子开销很大，嘉嘉妈妈不上班，全靠嘉嘉爸爸的小本生意支撑着整个家，所以爸爸带昊昊回老家了，只留了妈妈一个人在北京照顾嘉嘉，她很担心一个人照顾不好儿子，而且很担心手术。她说，她压抑了9年，从来没和别人说过她的心里话，跟我说出来，心里畅快多了。和她聊过之后，我暗暗下了决心，一定要帮她把儿子照顾好。第二天，嘉嘉要手术了，我给嘉嘉换好衣服，通知嘉嘉妈妈随着嘉嘉一起去手术室，她听了之后又哭了，一把拉住我说："护士，怎么办，我很害怕！"我拉住她的手说："您放心吧，您既然来了我们医院，就要相信我们，这是一个小手术，很快就能做完，您一定要坚强，孩子还需要您的照顾呢！"之后我又叮嘱嘉嘉："孩子，你要坚强，咱们做完手术马上就回来了，一定不要让妈妈担心！"嘉嘉冲我点了点头，摆了个"V"的手势。4个小时后嘉嘉回来了，迷迷糊糊中他说："阿姨，做完手术了吧，我回来了，我很坚强，没有哭。"我说："嘉嘉真棒，真的很棒，晚上也要坚强，会越来越好的！"第二天上班，我问嘉嘉："昨天手术害怕了吗？晚上疼了吗？"他说："我不害怕，我不要妈妈担心，伤口有点疼，我吃了止疼药，已经好多了！"嘉嘉妈妈这个时候也放松了，她说，做完手术终于踏实了，悬着的心终于着地了。接下来的几天，嘉嘉都表现得特别好，输液、抽血都很配合，妈妈看着儿子一天比一天好，也终于露出了久违的笑容。出院的时候，嘉嘉妈妈跟我说，有机会一定要去她家里玩，特别感谢小儿骨科护士们的照顾，技术一流、服务一流，她多年的心结也终于解开了。听到这番话，我内心的自豪感和满足感直涌心头，马斯洛最高层次的需要"自我实现"的满足感就是如此了吧！

在小儿骨科工作10年了，每天都有感动的事情上演，这只是万千令人感动的事情中的小小一件！你知道英镑的后面印有南丁格尔的肖像吗？燃烧自己，照亮别人，南丁格尔是我们护士的骄傲。每一位护士都是坠入凡间的天使，我们都有一颗平凡的天使心，默默付出，不求回报，就像皎洁的玉兰，默默吐露芬芳。当你面对雍容的牡丹、娇艳的山茶时，请不要忘记玉兰。当你在玉兰树下赏花，赞叹玉兰的芬芳，你能说沙沙作响的风声不是皎洁的玉兰在笑么？

爱，不需要回报
——北京积水潭医院小儿骨科护士　邢娟

　　时光，总是不经意从指尖溜走。转眼间，我做一名儿科护士已经 8 个年头，许多事让我印象深刻，但我更愿意记住的，是孩子们那一张张可爱的、充满阳光般灿烂笑容的脸庞。有了他们，我对美好的生活更加向往，也有了向前的动力。

　　一个周五，又是我上夜班的日子，因为连续休息了几天，对病房患儿的病情不是很了解，在白班同事交完班后，我又和前夜护士简单交流了一下特殊患儿、特殊事件，于是开始了我们的夜班工作。

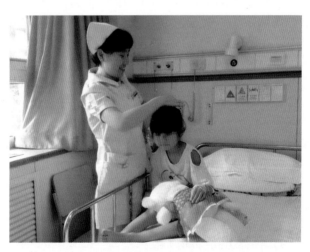

北京积水潭医院小儿骨科邢娟护士与患儿合影

　　7 点半左右，一个家长叫我帮忙给他家孩子翻身，我问清了床号、姓名，大概了解了病情后随家长来到了患儿身旁。看到我过去，听到我要给他翻身，小家伙特别抵触，用稚嫩的语气说："阿姨，我可以一会儿让我妈妈给我翻身吗？"看着孩子可爱的脸庞，我对他说："咱们现在翻过去，多趴一会儿，睡觉前阿姨再帮你翻过来，时间刚刚好，把后背晾一晾、擦一擦，多舒服啊。"小家伙用怀疑的眼光看着妈妈说："妈妈，我怕，你过来，我跟你说句悄悄话。"他的妈妈温柔地看着孩子，凑上前低声说："妈妈和阿姨一起给你翻身，肯定不会疼的。"小家伙眨巴着眼睛，对我说："阿姨，您轻轻的好吗？""好，阿姨给你很轻很轻地翻。"我向家长简单说明了一下翻身的方法，与家长一起配合着给孩子翻身，并把身体放到舒服的体位后，孩子扭过头来对我说："阿姨，真的不疼啊，谢谢阿姨。"看着孩子脸上天真的笑容，我的心顿时被融化了，夜班的疲惫感也一扫而光。

周一我开始了责任护士的班次。巧合的是，我正好负责那个小朋友所在的病房。一大早，我来到病房，开始整理床单位。看到小家伙，我问他："你这两天翻身了吗？"孩子开心地对我说："阿姨，我每天都翻身，一点都不疼呢。"看着小家伙恢复得这么快，我欣慰极了。通知家长孩子出院的消息时，孩子妈妈温柔地说："护士，谢谢你们这么长时间悉心的照顾，孩子才能恢复得这么快。"小家伙也跟着说："阿姨，我回家后会给您打电话的，向您汇报我锻炼的成果。""好，好，好，阿姨等着你的好消息。"

每天这样的事情数不胜数，每当看着住院的孩子们做完手术后痛苦的表情，我心里也替他们难过。在经过我们的精心护理与照顾后，看到他们恢复得那么好，家长们怀着万分感激的心情离开，我的心里有说不出的自豪感。现在的护理模式也早已不是我刚参加工作那会儿的样子了，我们和患儿、家长建立了深厚的感情，患儿、家长也都非常信任我们，给予我们的工作极大的认可。我感觉自己的付出是值得的，即使付出辛劳、受到委屈，能看到孩子们恢复健康，脸上露出灿烂的笑容，心里全部的阴霾一扫而光。我们是大家眼中的白衣天使，天使给予人间圣洁的爱，我们给予患者无私的爱。爱，不需要回报。

把爱延续

——北京积水潭医院小儿骨科护士　高朋飞

年少无畏，满怀着一腔热血我选择了护理这个职业。护理事业是伟大的，然而道路却是不平坦的，需要无私的奉献，需要默默的承受，更需要如亲人般无微不至的照顾与关怀。

作为一名小儿骨科护士，我工作了6年，也成长了6年。接触过形形色色的家长、性格迥异的患儿，患儿病情或轻或重，但他们治愈疾病的迫切希望始终如一。每个小患者的病情都牵动着全家人的心，对于他们来说孩子生病、手术，都是沉重的打击，因此，心理护理是责任护士的首要工作，尤其是对于骨肉瘤患儿的家庭。

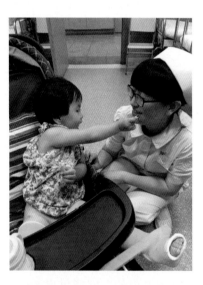

北京积水潭医院小儿骨科高朋飞护士与患儿合影

阿德是个13岁的大男孩，一米七几的大个子，患桡骨骨肉瘤住进小儿骨科接受治疗。他是个特别听话懂事的孩子，在跟阿德父母接触的过程中，我了解到他的学习成绩特别好，父母也为他付出了大量的心血，他就是全家的希望。所以当得知孩子得了骨肉瘤后，阿德的父母无法接受，反复询问疾病的预后及其他患儿的治疗情况，每次我都耐心地讲解和安慰，陪孩子聊天，缓解孩子和家长的紧张情绪。阿德每次看到我都追着叫"飞飞姐"，每次看到他天真无邪的笑脸，我心里都特别不是滋味，生怕有一天它会消失不见。

化疗是个痛苦的过程，药物的副作用把阿德折磨得痛苦不堪，再坚强，他也不过是个孩子，反复的呕吐，让他一点精神都没有。终于在第三次化疗后，阿德哭着对我说："飞飞姐，我不想输液了！我难受，总想吐！"看着他痛苦的脸，我也只能试着安慰他说："阿德，男子汉要坚强，输液是为了治病，病好了才能回家，才能不让爸妈担心。""可是飞飞姐，我真的难受。""阿德是最棒的，等你病好了，我带你去我家给你做好吃的，好吗？""嗯！飞飞姐，我答应你要坚强！"就这样，我事无巨细都会为阿德考虑全面，亲力亲为，阿德和他的父母也都很信赖我，每次在治疗和护理中碰到疑问都会第一时间咨询我，就连日常生活中的事也会找我商量。在阿德治病住院的两年里，我和他及他的家人建立了很深的情谊。

　　2011 年 4 月的一件事让我至今记忆犹新。早前的某一天，我跟阿德聊天时无意间提起将要在 4 月去阿德所在的城市——大庆的亲戚家，他问我哪天，我只随口说了个大概日子，而他一本正经地让我去时找他玩儿。本以为这只是一个孩子的玩笑话，可当我踏出火车站的那一刻，远远地听见有人叫我，一抬头，只见阿德捧着一大束鲜花冲我跑了过来，身后，他的父母冲我远远地微笑。我不敢相信自己的眼睛，问道："你们怎么知道我今天坐哪趟车来？"阿德妈妈告诉我，"阿德听说你要来，高兴坏了，说一定要来接你，到大庆就这么几趟火车，我们猜你可能会坐这趟，这就一个出口，我们盯住了就一定不会错过你！"东北的初春非常寒冷，火车晚点 40 分钟，他们却等了整整两小时！看到他们冻得通红的鼻子，感动一时间哽住了我的喉咙……原本简单的护患关系，逐渐升华成了彼此之间的特殊友情，这大概就是我们护理人终其一生所追求的吧。

　　我是一名白衣天使，我要在平凡的护理岗位上兢兢业业做好每一件事，挥洒青春，把爱延续！

阿姨，跟我回家吧！
——北京积水潭医院小儿骨科护士　孙洁

　　自从护理部开展以"优雅服务、优质护理"为主题的责任制整体护理以来，我成为管理小儿骨科 8 号病房的第一个责任护士。这是全科最特殊、也最难管理的病房，因为收治的全是恶性骨肉瘤的患儿，这种病恶性程度高，预后极差，截肢或保肢术后 5 年存活率仅为 5% ～ 20%。患儿还要经过反复多次的化疗，由于病情重、用药复杂、病程长，家长的负面情绪多。所以最初的工作也的确不太顺利，繁重的化疗接连不断，让我几乎没有喘息的时间，常常是整个上午连一口水都喝不上，然而忙碌却并没有冲淡我的抵触，我害怕这样一个充满压抑和悲伤的病房。日子一天一天在煎熬中度过，本以为这种状态会一直持续下去，却没有料到我的心其实早已在不知不觉间和这些不幸的孩子深深地系在了一起。他们一丝一毫的变化越来越真实地牵动着我的每一根神经，即使下了班，我的心里仍然充满着牵挂。

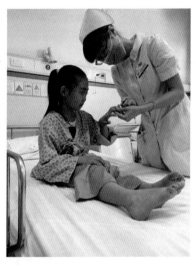

北京积水潭医院小儿骨科孙洁护士与患儿合影

人间最悲哀的是厄运难抵，8 号病房有个小姑娘，清清瘦瘦，苍白的面容抵挡不住稚嫩的孩子气。她只有 7 岁，被诊断为右股骨骨肉瘤，奔跑的年纪只能躺在病床上。化疗引起的剧烈而频繁的呕吐让她本就苍白的小脸越发没有血色。可即使经历了 4 次化疗，她还是不得不进行截肢手术。"阿姨，我不会死吧？"生与死的挣扎，失去一条腿的恐慌，对于孩子来说，实在是太沉重、太残忍的包袱，甚至痛过疾病所带来的不幸。我想我必须做点什么，让这个可怜的孩子至少在心灵上感到温暖和安慰。除了保证她的治疗，配合家长做好她的生活护理，我绞尽脑汁地想怎样陪她玩，怎样才能让她快乐。在空闲时间里，我陪她画画，给她讲故事，和她一起唱她最喜欢的"虫儿飞"，就这样，孩子苍白的脸上慢慢露出了笑容，她也渐渐地对我产生了信任和依赖。

终于到了手术那天，纵然我见过太多的生离死别，当我看到躺在病床上小脸儿蜡黄的孩子，右大腿根部只剩下厚厚的纱布，我的心中还是无限的悲凉。

孩子醒了，眼神里是巨大的惊恐。她大声喊叫："是不是我的腿没有了？我知道我的腿没有了，我的腿……"她是那么痛苦、绝望。

"妈妈，宝宝腿疼……阿姨，宝宝难受……"

孩子的内心承受着无可选择的巨大伤害，身边传来家长无能为力的啜泣。这时候，我紧紧地握住孩子的手，我知道此时此刻，所有语言都无法抚平这份伤痛，我唯有，唯有把我满腔的怜悯化作更周到、更细致、更轻柔的护理，以减轻她肉体的疼痛。

在我们细心的照料下，孩子一点点地恢复了，我看着她能够慢慢坐起来，能够拄着拐下地，看着她清瘦的小脸再次露出笑容，我无比高兴。她又开始缠着我让我在她手上画手表，缠着我给她唱歌，会把她的零食悄悄地塞到我兜里。她出院的那天，拉着我的手对我说："阿姨，你跟我一起回家吧！"此时，作为她的责任护士，我内心是欣慰和自豪的。

见过太多的悲伤，我变得越发柔软。多想，用我纤弱的双手，消除孩子们面对疾病的恐惧与悲伤。

恍然间，那可怜的小姑娘，像凋萎而又花开的蔷薇，苗壮顽强的生命，苍翠中，焕发明媚的笑靥。我明白，生命如此脆弱，对于那些罹患各类肿瘤的孩子，往往再精湛的医术，也难以抵挡死神的威胁。因此，理解、同情，像照顾自己的弟弟妹妹一样用心地照顾他们，帮助他们从绝望的深渊中爬起来，是我义不容辞的神圣职责。

我身边的故事
——北京积水潭医院小儿骨科护士 孙婷婷

时间如流水一样悄悄地流过我的生命。我永远都记得授帽仪式上，微弱的烛火映衬下，第一次戴上燕帽的那一幕，是如此的美丽、圣洁，心中抑制不住的激动、兴奋。白色的燕帽象征着纯洁、高尚，干净得没有一点灰尘，纯洁得没有一点柴米油盐的味道。这种感觉、这种想法一直持续到我走出校门的那一刻，存在于我工作生活中的每分每秒。

一直认为，最不理想的科室就是儿科：孩子不配合、家属难缠、工作难度大。而最后，偏偏就分到了儿科。在工作中，我见过了形形色色的人，处理过各种棘手的情况，经历过了各种悲痛的场景，当然也感受过许多温暖的画面。现在我渐渐地发现，儿科其实是一个充满了希望、挑战、温暖的地方，是一个见证成长的地方。每天的工作中都会有一些开心的、委屈的、温暖的事发生在自己身边。

记得两年前，我负责的病房里一个因为股骨头骺滑脱住进来的大男孩。来到陌生环境的他很腼腆，不爱和周围人说话，每天只是倚在床边看书。为了跟他拉近距离，我主动跟他聊天，从学习聊到生活，聊他生活中的点点滴滴，我认真倾听他的诉说，希望通过这种方式让他慢慢走出病痛的阴影。渐渐的他的话多了起来，也询问了我很多有关他疾病的问题。为了让他主动配合治疗，我从各个方面给他详细讲解了一遍，在这个过程中我明显感受到了他的心情有好转。最后，我微笑着认真地告诉他："为了以后不再得这种病，你别只顾着学习了，也该减减肥了。"他被我逗笑了，同时心情也好了许多。牵引治疗

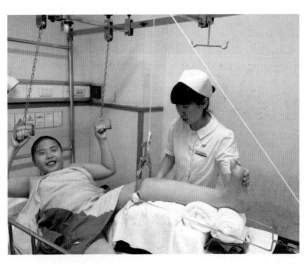

北京积水潭医院小儿骨科孙婷婷护士与患儿合影

过程中，我每天都检查他的牵引效果、皮肤情况，监督他做功能锻炼。一开始他还愿意跟我分享他的感受，但依然表现得很腼腆。直到有一天，我发现他额头和身上起了一些晶莹的小水疱，这些水疱最终被确诊为水痘，随后他就被单独隔离了。他从别人的谈论中知道了这种病会传染，于是他脸上的笑容变少了，除了他的父母以外，他很少再跟别的人交流。虽然我每天都进出他的病房数次，但是他跟我的交流还是明显少了，每次基本都是他的母亲跟我沟通。见到他这样，我主动告诉他："别担心，水痘不是什么大病，很多小孩都会得，不用治疗也能自己好的。"听到这些，他尴尬地挤出了一个微笑，说："我现在得传染病了，您每天还来关心我，为我做这做那，谢谢您！"我忽然发现他眼角有一滴晶莹的泪珠滑落。他妈妈见状，赶紧笑着跟我解释到："我儿子心思重，刚才还跟我念叨说，挺谢谢你的，谢谢你每天来看他，关心他。"听到这一席话，我心里顿时暖暖的，一时倒不知说什么好。现在回想起来，虽然这是很小的一件事，但是这么腼腆的孩子能说出这样一句话，还是触动了我心底最柔软、最温暖的地方，我仿佛瞬间理解了他所有的感受，这也是他对我工作最大的肯定。

平凡的护理工作岗位上，每天都在发生着平凡的故事，而正是发生在身边的这些温暖的小故事，使天使灿烂微笑后的辛苦，变得那么微不足道。这些或快乐，或难过，或温暖，或悲凉的故事，就像一本小说，也许有各种不幸的开头、经过，但结局一定会是开心和幸福的。在谱写这些看似平凡但不平淡的故事时，我会一如既往地努力去为它们画上幸福美满的句号。

爱的感悟
——主编寄语

任何一本关乎护理常规的书，都没有"关爱"这样的章节，这似乎与护理常规毫不相关。

多少次在键盘上打出串串文字，但多少次又删去。因为，我忐忑；因为我无所是从；因为，不管怎样开头，不管写什么，都觉得不能表达自己的心情，都不能写出我们的护士，尤其是小儿骨科护士对工作的付出、对患儿的付出。这里付出的不仅是汗水，不仅是辛苦，更是她们的心灵，她们的青春，她们的大爱情怀。

她们让护理工作充满了爱，在患儿痛苦和挣扎时，是护士给他们以支持，给他们以安慰，更重要的是给他们战胜疾病和痛苦的信心。小儿骨科的护士们用自己的亲身经历和生动的实例讲述了很多很多爱的传奇、生命的奇迹。她们的故事里没有惊天动地的大事件，没有浮华的辞藻，有的只是慢慢的爱，她们的故事我读了一遍又一遍，每一次都触动我的心灵。现在我把那些让我感动到流泪的故事片段摘录下来与大家分享，想必你也会如我一样感动。

护士长李燕华，每当她的小患者换药时，她都会及时出现在他们身边，就因为那女孩的一句话："李阿姨，有你在，我就没那么害怕了"，因为她希望带给每一个孩子这样的感受——在他们最脆弱、最难捱的时刻，能够用自己的行动与力量让他们感知这份爱的存在，告诉他们，不要怕，有我在！

护士王瀛波："在给患儿喂饭时，患儿竟然叫了我一声'妈妈'，这一声'妈妈'，瞬间让我红了眼眶，心里又感动又酸涩，让我觉得所有的付出都是值得的。"

护士金薇："每个新入院的患儿在进入病房后，我都会把他（她）叫到身边悄悄地对他（她）说，'如果你想过几天就能和小伙伴一起去爬山，如果你想下次赛跑的时候超过你们班的第一名，那咱们就要有个秘密约定——禁止下地，大小便一定要叫护士阿姨，好吗？'每当听完我说这些，天真无邪的孩子们总是会睁大精灵般的眼睛，不时地眨呀眨的，好像在思考，又好像在试探，最后却总能如我所愿伸出小手指'好的，阿姨，我们拉钩。'"而这样约定的背后是金薇一次次为患儿接大便、接小便，一次次为他们翻身、擦洗，累到腿软。

护士张妍："在工作中我总是关注患儿的诉求，'阿姨，我疼；阿姨，尿尿；阿姨，我不舒服'；关注家长的诉求，'护士，孩子吐了；护士，孩子要翻身；护士，孩子尿床了；护士，孩子怎么还疼啊'然而我们要用一连串的问题才能弄清楚孩子哪里疼。有时要花费30分钟，才能给一个孩子抽血或打针。整个过程中还总夹杂着孩子的哭声、喊声，甚至是家长的抱怨声。这就更需要我们：多一些关心，多一句问候，多一句解释，多一些理解。每一次送他们走进手术室前，笑着告诉他们，'宝贝别怕，一会儿就睡着了，等你醒来，就会看见阿姨了'。而在他们返回病房后，也会告诉孩子，'宝贝回来了，没事了，睡觉吧。'"

护士李娜："患儿们都亲切地叫我'娜姐'。在患儿阿旭（化名）出院前，我给他买了他喜欢的车模，孩子带回了老家。之后我会经常给他发短信。一次，孩子高热一周多，还是想跟我说说话。我通过电话安慰阿旭，鼓励他只有配合治疗，病才能好得快，这句话对于得了恶性肿瘤的患儿来说是那么苍白无力，但孩子还是轻声答应了，而电话的这头我忍不住默默地流下了眼泪。"

护士彭琳琳："当出院患儿家长把自己家种的几个苹果塞到我手里，说'我们是乡下人，您要不嫌弃就收下吧，这是我和孩子的一点心意！在北京这个大城市遇到了你们这些好心人，是我和孩子的福气。'一瞬间，满满的幸福向我涌来。"

护士孙洁："当患儿出院时拉着我的手说'阿姨，你跟我一起回家吧'，心里总是暖暖的。"

护士孙婷婷："有一天，我发现他（患儿）额头和身上起了一些晶莹的小水疱，这些水疱最终被确诊为水痘，随后他就被单独隔离了。他从别人的谈论中知道了这种病会传染，于是他脸上的笑容变少了，除了他的父母以外，他很少再跟别的人交流。虽然我每天都进出他的病房数次，但是他跟我的交流还是明显少了，每次基本都是他的母亲在跟我沟通。见到他这样，我主动告诉他'别担心，水痘不是什么大病，很多小孩都会得，不用治疗也能自己好的。'听到这些，他尴尬地挤出了一个微笑，说'我现在得传染病了，你每天还来关心我，为我做这做那，谢谢您！'我忽然发现他眼角有一滴晶莹的泪珠滑落。"

……

还有很多很多感人的、温馨的故事，每一个故事都充满着爱，正是护士爱的能量、正是护士的鼓舞、正是护士的泪水和欢笑俘获了我的心。我希望大家能慢一点，从从容容地像品尝咖啡一样享受"关爱篇"，一次尝一点，每一次啜饮都会给你一点温暖的亮光，一点精神上的刺激，一点灿烂的奖励。护士们讲述的每一个故事，都以不同的方式滋养我的心、我的头脑、我的灵魂。

护士的故事描绘了让生命更美好的蓝图，给出了日常护理工作中解决问题的方式。尽管这些方式无法在教科书中找到，但却树立了有效的、创造性的方法。正是大爱的情怀让她们充满智慧，充满力量，给了她们创造的灵性，是爱让她们超越日复一日平凡生活，让她们清醒地迎接美好的明天，是爱鼓舞她们去实现南丁格尔的誓言。

舍地·赛·巴巴说："生命是首歌——唱它，生命是游戏——玩它，生命是挑战——迎接它，生命是梦——了解它，生命是牺牲——贡献它，生命是爱——享受它。"

我说："护士是首歌——唱她，护理是挑战——迎接她，生命是爱——播种她。"

"爱在左，同情在右，走在生命的两旁，随时播种，随时开花，将这一径长途，点缀得花香弥漫。"正如冰心老人的这句话，我们守护在生命的两旁，不离不弃，无怨无悔！

高小雁

2014 年 8 月 12 日

参考文献

1. 田伟，王满宜.骨折 [M].北京：人民卫生出版社，2013.

2. 田伟.积水潭实用骨科学 [M].北京：人民卫生出版社，2008.

3. 高小雁，彭贵凌.积水潭创伤骨科护理 [M].北京：北京大学医学出版社，2014.

4. 高小雁.骨科用具护理指南 [M].北京：人民卫生出版社，2013.

5. 高小雁.骨科临床护理思维与实践 [M].北京：人民卫生出版社，2012.

6. 高小雁.骨科护理必备 [M].北京：北京大学医学出版社，2012.

7. 宋金兰，高小雁.实用骨科护理及技术 [M].北京：科学出版社，2009.

8. 潘少川.小儿骨科学核心知识 [M].北京：人民卫生出版社，2006.

9. 潘少川.小儿骨折 [M].北京：人民卫生出版社，2006.

10. 潘少川.实用小儿骨科学 [M].北京：人民卫生出版社，2005.

11. 吉士俊，潘少川，王继孟.小儿骨科学 [M].济南：山东科学技术出版社，1999.

12. 杜克，王守志.骨科护理学 [M].北京：人民卫生出版社，1995.

13. 史学，陈建军.实用儿科护理及技术 [M].北京：科学技术出版社，2008.

14. 贺爱兰，张明学.实用专科护士丛书——骨科分册 [M].湖南：湖南科学技术出版社，2008.

15. 杜克，王守志.骨科护理学 [M].北京：人民卫生出版社，1995.

16. 施诚仁，金先庆，李仲智.小儿外科学［M］.北京：北京人民出版社，2009.

17. 任蔚虹，王惠琴.临床骨科护理学［M］.北京：中国医药科技出版社，2007.

18. 蒋协远.肘部骨折脱位的治疗进展［J］.中国骨伤，2010，23（9）：645-647.

19. 高小雁."沟通护士"在临床护理工作中的应用［J］.中国误诊学杂志，2010，10（8）：1814-1815.

20. 高小雁.住院患者对护士沟通情境需求与现状评价的调查分析［J］.中国全科医学，2010，13（z1）：38-39.

21. 董秀丽，郭超，沈杰，等.骨科护士疼痛知识与培训需求的调查分析［J］.护理学杂志，2012，27（24）：70-72.

22. 郭源.股骨头缺血性坏死 - 发育性髋脱位治疗的严重并发症［C］.中华医学会第十届骨科学术会议暨第三届国际COA学术大会论文集，2008：203-205.

23. 郭源.Pemberton 截骨术治疗发育性髋脱位的适应证和技术［J］.中华小儿外科杂志，2005，26（11）：605-606.

24. 郭源，王承武，易传军，等.儿童习惯性髌骨脱位的手术治疗［J］.中华外科杂志，2000，38（12）：897.

25. 郭源，王承武，范源，等.儿童"不可复性"肱骨髁上骨折的治疗［J］.中华小儿外科杂志，1998，19（2）：67-69.

26. 朱振华，杨劼，宋猛，等.钻孔留针治疗儿童单纯性骨囊肿［J］.中华小儿外科杂志，2006，27（11）：607-609.

27. 俞志涛，王承武，范源，等.儿童双骨肢体单骨骨折对关节的影响［J］.中华小儿外科杂志，1997，18（3）：160-162.

28. 张建立.儿童发育性髋关节发育不良诊疗参考［J］.中国骨肿瘤骨病，2011，10（5）：454-455，463.

29. 王玉琨，蒋协远.移位型儿童肱骨髁上骨折的治疗选择［J］中国骨伤，2013，26（2）：89-91.

30. Yan Gui-sen，Yang Zheng，Lu Ming. Relationship between symptoms and weight-bearing radiographic parameters of idiopathic flexible flat foot in children［J］. Chinese Medical

Journal，2013，126(11)：2029-2033.

31．闫桂森，杨征，张骥，等．儿童创伤性髋关节脱位的临床特点与治疗 [J].中华骨科杂志，2010，30（6）：579-583.

32．徐易京，傅刚，张建立，等．Southwick 角和 Klein 线在股骨头骺滑脱诊断中的作用 [J].中国矫形外科杂志，2010，18（9）：709-711.

33．杨征，郭源．发育性髋脱位髋臼指数与闭合复位后结果的相关性研究 [J].中华小儿外科杂志，2010，31（3）：200-203.

34．尤海峰，吕学敏，朱振华，等．儿童长骨骨折不愈合原因分析与治疗 [J].中华小儿外科杂志，2010，31（3）：183-186.

35．Xuemin Lu，Kun Wang，Jianli Zhang.Management of missed monteggia fractures with ulnar osteotomy，open reduction and dual-socket external fixation [J]. Journal of Pediatric Orthopaedics，2013，33(04)：398–402.

36．吕学敏，闫桂森，郭源，等．复合软组织手术对儿童习惯性髌骨脱位髌股关节适应性的影响 [J].中华骨科杂志，2010，30（9）：870-875.

37．Gang Fu，Hisatake Yoshihara，Noriaki Kawakami. Microcomputed tomographic evaluation of vertebral microarchitecture in pinealectomized scoliosis chickens [J]. Journal of Pediatric Orthopaedics Part B，2011，20(06)：382-388.

38．傅刚，王玉琨，张建立，等．CT 三维重建与仿真手术在股骨头骺滑脱治疗中的应用 [J].中华小儿外科杂志，2011，32（6）：448-450.

39．徐刚，蔡槚伯，郭源，等．儿童股骨颈骨折后股骨头缺血性坏死的相关因素分析 [J].中华创伤骨科杂志，2008，10（8）：706-710.

40．杨劼，俞志涛，张建立，等.Perthes 病患者术前影像学特征与预后的关系 [J].中华医学杂志，2013，93（21）：1640-1643.

41．董轶非，周达飞，张建立，等."8"字钢板治疗儿童低磷性佝偻病所致下肢畸形 [J].中华小儿外科杂志，2014，35（3）：203-207.

42．Chao Feng，Yuan Guo，Zhenhua Zhu.Biomechanical analysis of supracondylar humerus fracture pinning for fractures with coronal lateral obliquity [J]. Journal of Pediatric Orthopaedics，2012，32(02)：196-200.

43．冯超，王玉琨，张建立，等.大收肌腱移位重建内侧髌股韧带治疗儿童复发性髌骨脱位初期效果分析 [J].中华小儿外科杂志，2012，33（6）：429-433.

44．张骥，王玉琨.儿童股骨头缺血性坏死临床分型的新特点 [J].中国组织工程研究与临床康复，2008，12（7）：1327-1330.

45．张涛，郭源.Pemberton 截骨术治疗大龄儿童髋关节发育不良的疗效分析 [J].中国矫形外科杂志，2008，16（17）：1281-1284.

46．鲁明，王玉琨，王承武，等.儿童寰枢椎旋转移位 [J].山东医药，2010，50（28）：46-48.

47．边臻，郭源，田伟，等.闭合复位治疗发育性髋关节脱位发生股骨头缺血坏死的相关因素分析 [J].中华小儿外科杂志，2008，29（11）：678-681.

48．李燕华，郭欣，邱芳芳，等.肿胀明显 Gartland Ⅲ 型儿童肱骨髁上骨折 56 例的术前护理 [J].中国误诊学杂志，2011，11（5）：1209-1210.

49．王楠，覃倩，叶蕾，等.Ferguso 手术治疗婴幼儿发育性髋脱位的术后护理 [J].现代临床护理，2013，（7）：33-34，35.

50．代少君.使用小儿髋部锁定加压接骨板治疗发育性髋脱位患儿的术后康复训练 [J].中国实用护理杂志,2011,27（1）：38-39.

51．叶蕾，董秀丽.伯尔尼髋臼周围截骨术治疗年长儿髋臼发育不良的护理 [J].护士进修杂志，2008，23（17）：1589-1591.

52. 李莉，董秀丽，覃倩，等．人类位石膏固定治疗婴幼儿发育性髋脱位的观察与护理 [J]．护士进修杂志，2009，24（20）：1857-1858.

53. 詹延，叶蕾，代少君，等．股骨髁上骨牵引治疗儿童股骨头骺滑脱 71 例的护理 [J].中国误诊学杂志,2010,10（35）：8737-8738.

54. 王瀛波，董秀丽，代少君，等．人工假体置换术治疗儿童股骨成骨肉瘤的术后护理 [J]护士进修杂志,2010,25(24)：2279-2280.

55. 杨楠，李燕华，代少君，等．头颈胸支具应用于儿童肌性斜颈术后 47 例的护理 [J].中国误诊学杂志,2010,10（32）：8010-8011.

56. 郭欣，李燕华．弹性髓内针在儿童股骨干骨折中的应用与护理 [J].护士进修杂志，2009，24（21）：1975-1976.

57. 金薇，代少君，李燕华，等．儿童臀肌筋膜挛缩症 40 例术后康复训练的护理 [J].中国误诊学杂志，2011，11(5)：1222-1223.

58. 董傲雪．亚叶酸钙含漱对儿童 MTX 化疗致口腔溃疡效果分析 [J].中国误诊学杂志，2010，10（34）：8350-8350.

59. 胡亚楠，叶蕾，代少君，等．楔形截骨术治疗肘内翻患儿的术后护理 [J].护理学杂志，2012，27（16）：31-32.

60. 杨雪，李燕华．儿童发育性髋脱位术后早期功能锻炼的效果 [J].山东医药，2014，54（7）：102-103.

61. 覃倩，叶蕾．小儿骨科护士疼痛知识掌握情况调查 [J].护理学杂志，2013，28（16）：20-21.

62. 潘少川．我国小儿骨科的发展与走向 [J].山东医药，2011，51（24）：1-1.

63. 潘少川，王晓东．我国小儿骨科发展历程 [J].中华创伤骨科杂志，2005，7（1）：19-21.

64. 李虹彦，殷欣，刘涛，等．术后患者疼痛控制现状及满意度影响因素分析 [J].护士进修杂志，2012，27（9）：824-826.

65. 中华医学会儿科学分会急诊学组，中华医学会急诊分会儿科学组，中国医师协会重症医学医师分会儿科专家委员会，等．儿童心肺复苏指南 [J]中国小儿急救医学，2012，19（2）：112-113.

66．陆华，冯升．儿童疼痛评估的研究进展 [J]．上海护理，2011，11（5）：72-75.

67．梁斯华，陈艳萍，汪亚红，等．浅谈儿童肱骨近端成骨肉瘤的护理体会 [J]．中国新技术新产品，2012，（2）：12-13.

68．叶健鸿，彭俊，杨璐，等．帕瑞昔布钠在腹腔镜胆囊切除术中预先性镇痛的效果 [J]．实用医学杂志，2011，27（8）：1422-1423.

69．高雁华，卢桠楠，叶西就，等．芬太尼复合右美托咪啶用于腰椎术后患者镇痛的效果 [J]．郑州大学学报，2011，46（5）：805-807.

70．彭丽，朱云峰．舒芬太尼应用于小儿麻醉新进展 [J]．医学综述，2011，17（24）：3796-3799.

71．史廉铭．儿童围术期非甾体类抗炎药的应用 [J]．中外健康文摘，2010，7（19）：210-211.

72．郭建芸，张玉勤，杨志梅，等．儿童肱骨髁上骨折 168 例功能锻炼指导与护理 [J]．中国误诊学杂志，2011，11（24）：5994-5994.

73．高家义，张建立．钛制弹性髓内钉治疗儿童尺桡骨骨折 [J]．中国骨与关节损伤杂志，2010，25（7）：633-634.

74．王志勇，桑锡光，柳豪，等．交锁髓内钉治疗尺桡骨骨折的回顾性疗效分析 [J]．山东大学学报（医学版），2011，49（1）：78-81.

75．马琼，周正宏，何静，等．髋人字石膏固定在先天性髋关节脱位术后患儿中的应用 [J]．中华现代护理杂志，2012，18（32）：3910-3911.

76．段旭玲，马丽萍，李林，等．先天性马蹄内翻足护理 [J]．中外健康文摘，2012，9（12）：432-433.

77．任秀智，吴国华，曾装，等．多段截骨矫形髓内固定治疗儿童成骨不全症致下肢畸形 [J]．中国骨与关节外科，

2010，03（5）：388-390.

78. 刘凤，黄干秀，夏燕，等.改良Ponseti方法治疗先天性僵硬型马蹄内翻足患儿的护理 [J].护士进修杂志，2012，27（7）：607-608.

79. 王永玲.综合手术治疗儿童习惯性髌骨脱位的护理 [J].中国实用医刊，2010，37（3）：75.

80. Mary S, Kathleen A, Douglas N. Use of intranasal fentanyl for the relief of pediatric orthopedic trauma pain [J].Clinical Investigations, 2010, 17(11): 1155-1160.

81. Mehrotra A, Nair AP, Das K, et al. Congenital paediatric atlantoaxial dislocation: clinico-radiological profile and surgical outcome [J]. Child's Nervous System, 2012, 28(11): 1943-1950.

82. Intra-articular corrective osteotomy of humeral lateral condyle malunions in children: early clinical and radiographic results [J] . Journal of Pediatric Orthopaedics, 2013, 33(1): 20-25.

83. The use of a joystick technique facilitates closed reduction and percutaneous fixation of multidirectionally unstable supracondylar humeral fractures in children [J]. Journal of Pediatric Orthopaedics, 2013, 33(1): 14-19.

84. Dahmoush HM, Pollock AN. Monteggia fracture-dislocation[J] Pediatric Emergency Care, 2013, 29(3): 406-407.

85. Gourineni P. Oblique in situ screw fixation of stable slipped capital femoral epiphysis [J].Journal of Pediatric Orthopaedics, 2013, 33(2): 135-138.

86. Wright JG, Kocher MS, Sanders JO, et al.Evidence-based pediatric orthopaedics: An introduction, partI [J]. Journal of Pediatric Orthopaedics, 2012, 32(2S): S83-S90.

87. Lee SY, Lee SH, Chung CY, et al. Age-related changes in physical examination and gait parameters in normally developing children and adolescents [J]. Journal of Pediatric Orthopaedics, Part B, 2013, 22(2): 153-157.

88. Oroko MD, Wadia FD, Farrell R, et al. Hypertension as

a complication of circular external fixators [J]. Journal of pediatric orthopaedics. Part B, 2013, 22(3): 270-274.

89. FP Monsell, N R Howells, D Lawniczak, et al. High-energy open tibial fractures in children: treatment with a programmable circular external fixator [J].The Journal of Bone and Joint Surgery. British VolumecBritish Orthopaedic Association , Australian Orthopaedic Association , Canadian Orthopaedic Association, 2012, 94-B(7): 989-993.

90. YuanMing OuYang, YongPing Wang, FengFeng Li, *et al*. Open Release and a hinged external fixator for the treatment of elbow stiffness in young patients [J].Orthopedics, 2012, 35(9): 757-757.

91. Schiedel F, Vogt B, Wacker S, *et al*.Walking ability of children with a hexapod external ring fixator (TSF ?) and foot plate mounting at the lower leg [J].Gait & posture, 2012, 36(3): 500-505.

92. Jaiman A, Belthur MV, Campos CJ, *et al*. Hyperkalemic cardiac arrest in a 14-month-old following spica cast application [J].Journal of Pediatric Orthopedics. Part B, 2012, 21(3): 292-293.

93. The use of a joystick technique facilitates closed reduction and percutaneous fixation of multidirectionally unstable supracondylar humeral fractures in children [J].Journal of Pediatric Orthopedics, 2013, 33(1): 14-19.

94. Jarrett DY, Matheney T, Kleinman PK, *et al*. Imaging SCFE: Diagnosis, treatment and complications [J].Pediatric Radiology, 2013, 43(Suppl.1): S71-S82.

95. Rizkallah J, Schwartz S, Rauch F, *et al*. Evaluation of the severity of malocclusions in children affected by osteogenesis imperfecta with the peer assessment rating and discrepancy indexes [J]. American Journal of Orthodontics and Dentofacial Orthopedics, 2013, 143(3): 336-341.

96. Achievement of gross motor milestones in children with

idiopathic clubfoot treated with the Ponseti method [J].Journal of Pediatric Orthopaedics, 2013, 33(1): 55-58.

97. Pittiruti M. Ultrasound guided central vascular access in neonates, infants and children [J].Current Drug Targets-The International Journal for Timely in-depth Reviews on Drug Targets, 2012, 13(7): 961-969.

98. Butler-O'Hara M, D'Angio CT, Hoey H, *et al*. An evidence-based catheter bundle alters central venous catheter strategy in newborn infants [J]. The Journal of Pediatrics, 2012, 160(6): 972-977.

99. Yang RY, Moineddin R, Filipescu D. *et al*. Increased complexity and complications associated with multiple peripherally inserted central catheter insertions in children: The tip of the iceberg [J]. Journal of Vascular and Interventional Radiology, 2012, 23 (3) : 351-357.